Wer bin ich ohne dich?

Ursula Nuber ist Diplompsychologin und seit 1996 stellvertretende Chefredakteurin der Zeitschrift *Psychologie Heute*. Sie arbeitet als Psychotherapeutin und Paarberaterin in der Nähe von Heidelberg und ist Autorin zahlreicher psychologischer Sachbücher.

Ursula Nuber

Wer bin ich ohne dich?

Warum Frauen depressiv werden – und wie sie zu sich selbst finden

Campus Verlag
Frankfurt/New York

MIX
Papier aus verantwortungsvollen Quellen
FSC® C006701
FSC
www.fsc.org

ISBN 978-3-593-39555-5

Umschlaggestaltung: Anne Strasser, Hamburg
Satz: Campus Verlag GmbH, Frankfurt am Main
Gesetzt aus der Minion Pro und der Myriad Pro.
Druck und Bindung: CPI – Ebner & Spiegel, Ulm
Printed in Germany

Dieses Buch ist auch als E-Book erschienen.
www.campus.de

Inhalt

Vorwort

Es ist eine traurige Tatsache: Frauen erkranken weltweit doppelt so häufig an Depression wie Männer. Seit Jahrzehnten hat sich an diesem Phänomen nichts verändert – die hohe Erkrankungsrate von Frauen scheint wie eingefroren. Das allein müsste schon Anlass zur Sorge geben. Doch das große Depressionsrisiko des weiblichen Geschlechts wird offensichtlich als unvermeidbarer Fakt hingenommen. So eindringlich Experten vor der weiteren Zunahme der Krankheit Depression warnen, so beiläufig wird meist das besondere Risiko der weiblichen Bevölkerung thematisiert.

Grundsätzlich ist das Bedrohliche der Krankheit Depression längst erkannt: Die Forschungsbemühungen sind angesichts der stetig steigenden Diagnosen intensiv und die vorliegenden Erkenntnisse durchaus beeindruckend. Die Lebensbedingungen in der modernen, globalisierten Welt wurden als depressionsfördernd ausgemacht, die biochemischen Veränderungen im Gehirn von depressiv Erkrankten sind bekannt, und auch frühe traumatische Kindheitserfahrungen werden ausführlich als Auslöser der Depression diskutiert. Und natürlich liegen Antworten zur Frage vor, warum Frauen häufiger als Männer erkranken: Frauen reden bereitwilliger mit Ärzten über ihre emotionalen Probleme und werden deshalb häufiger als depressiv diagnostiziert. Frauen leiden in bestimmten Lebensphasen – in der Pubertät, nach der Geburt eines Kindes, in den Wechseljahren – unter hormonellen Störungen, die sich auf ihre seelische Verfassung negativ auswirken. Frauen versuchen Probleme auf selbstschädigende Weise zu lösen. Zugespitzt könnte man aus den Veröffentlichungen schlussfolgern: Wenn Frauen depressiv werden, dann liegt das wahlweise an ihrer Biologie oder an ihren Persönlichkeitseigenschaften.

Die erschöpfte Seele des Menschen ist von allen Seiten durchleuchtet. Doch alle bisherigen Erkenntnisse können nicht befriedigend erklären, warum das Depressionsrisiko für Frauen über viele Jahre hinweg konstant doppelt so hoch ist wie das der Männer. Das Verständnis für und das Wissen über die erschöpfte weibliche Seele sind bei vielen Experten, und daher auch bei den meisten Betroffenen, lückenhaft. Für die betroffenen Frauen hat das unter Umständen fatale Folgen: Sie geraten zu schnell in das »medizinische System«, ihre Symptome werden ausschließlich medikamentös behandelt, oder sie bekommen Behandlungen, die ihnen den Eindruck vermitteln, dass sie so, wie sie sind, nicht in Ordnung sind. Die Chance, dass sie die wirklichen Ursachen der Depression ausfindig machen, ist dann gering.

Burnout adelt, Depression stigmatisiert

In jüngster Zeit ist die brisante Tatsache, dass mehr Frauen als Männer in ihrem Leben mindestens einmal eine depressive Episode erleben, noch mehr in den Hintergrund gerückt. Denn die Medien haben ein scheinbar spannenderes Thema entdeckt: Burnout. Längst ist es keine Schande mehr öffentlich zuzugeben, dass man – aus beruflichen Gründen – an die Grenzen seiner Kraft und Leistungsfähigkeit geraten ist. Zahlreiche Prominente haben in den letzten Jahren öffentlich zugegeben, ausgebrannt und mit ihren Nerven am Ende zu sein: Ralf Rangnick, Trainer beim FC Schalke 04, stellte wegen seelischer und körperlicher Erschöpfung sein Amt zur Verfügung, die Kommunikations- und Politikwissenschaftlerin Miriam Meckel begab sich ausgepowert in eine Klinik, und auch der Starkoch Tim Mälzer, der Skispringer Sven Hannawald, der Bestsellerautor Frank Schätzing, die Sängerin Mariah Carey, die Schauspielerin Renée Zellweger und viele andere bekannten sich dazu, an die Grenzen ihrer seelischen Belastbarkeit geraten zu sein. Allen Betroffenen sind zwei Dinge gemeinsam: Ihre Diagnose lautet »Burnout« – nicht »Depression«. Und sie alle waren, ehe sie ausgebrannt eine Pause einlegen mussten, äußerst erfolgreich und extrem leistungsstark.

Durch die zahlreichen Medienveröffentlichungen bekam die Öffentlichkeit ein ganz bestimmtes Bild davon, was unter einem Burnoutsyndrom zu verstehen ist: Es ist die Krankheit der Manager, der Führungskräfte, der Leistungssportler, der Künstler. Kurz: Burnout ist die Krankheit der Leistungsträger. Wer ausgebrannt ist, muss vorher heftig gebrannt haben. Burnout, so meint der Psychotherapeut Wolfgang Schmidbauer, ist eine Art »Verwundetenabzeichen«. Einfühlsam und voller Verständnis erklärte denn auch Hans-Dieter Hermann, der psychologische Betreuer der Fußballnationalmannschaft, den Rücktritt Ralf Rangnicks mit dem Hinweis auf die enorme Belastung von Fußballtrainern: Sie seien 24 Stunden im Einsatz und trügen eine enorm große Verantwortung – auch für das, was sie kaum beeinflussen könnten.

Auch Frauen, die depressiv erkranken, sind 24 Stunden im Einsatz. Auch sie tragen Verantwortung für viele Menschen und versuchen oftmals, das Unmögliche möglich zu machen und zu beeinflussen, was sie nicht beeinflussen können. Ihr Leben verläuft vielleicht nicht so spektakulär wie das eines Fußballtrainers, für ihren täglichen Marathonlauf bekommen sie keine Medaillen, und sie schreiben über ihre Erfahrungen auch keine Bücher, die zu Bestsellern werden. Weil sie nicht prominent sind, und weil die Leistung, die sie erbringen, von ihnen selbst und auch von anderen meist als selbstverständlich und als »nichts Besonderes« betrachtet wird, erhalten sie, wenn sie am Ende ihrer Kraft sind, nicht die Auszeichnungsdiagnose Burnout. Ihr Problem bekommt ein anderes, weniger schickes Etikett: Depression. Die »Fußballtrainerinnen des Alltags« können nicht auf die einfühlsame Aufmerksamkeit der Öffentlichkeit zählen, sie werden nicht verständnisvoll begleitet, und sie werden auch nicht gelobt für ihre Leistung und ihren tagtäglichen Spagat zwischen Beruf und Familie, Kindern und Karriere.

Anders als Burnout-Erkrankte kommen diese Frauen auch gar nicht auf die Idee, ihre Belastungen an die Öffentlichkeit zu tragen. Im Gegenteil: Niemand soll ihnen die Anstrengung ansehen, niemanden wollen sie mit ihren Sorgen und Problemen belästigen. Sind sie dann irgendwann völlig erschöpft, wissen sie nicht mehr weiter und drohen unter der Last der Verantwortung und der Aufgaben zusammenzubrechen, geben sie meist sich selbst die Schuld: Sie haben sich nicht genug angestrengt, sie haben etwas falsch gemacht, sie haben das Gefühl, »nicht richtig« zu sein. Ihnen fehlt das Verständnis für sich selbst, und oftmals bekommen sie auch von ihrer Umgebung nicht das Mitgefühl, das sie in ihrer Situation dringend nötig hätten. Wo Burnout adelt, stigmatisiert die Depression. Da können Experten noch so oft betonen, dass es keinen Unterschied zwischen diesen beiden Erkrankungen gibt, dass Burnout im Grunde nur den Prozess beschreibt, der in die Depression führt – die Depression hat immer noch ein schlechtes Image. Sich selbst und dem sozialen Umfeld einzugestehen »Ich bin depressiv« ist auch heute noch deutlich schwieriger als zu sagen »Ich leide unter Burnout«.

Natürlich ist es grundsätzlich zu begrüßen, dass seelische Erkrankungen und der Wahnsinn unserer leistungsorientierten Gesellschaft nun unter der Überschrift »Burnout« offener diskutiert werden. Doch leider gerät dabei nicht nur dessen Gemeinsamkeit mit der Krankheit Depression aus dem Blickfeld, es entsteht auch so etwas wie ein Zweiklassensystem seelischer Erkrankungen: hier die hart schuftenden Leistungsträger, dort die Menschen, die – aus welchen Gründen auch immer – zu schwach fürs Leben sind. Diese Entwicklung ist grundsätzlich fatal, für eine bestimmte Gruppe von Betroffenen hat sie jedoch besonders negative Auswirkungen: für depressive oder depressionsgefährdete Frauen. Weil die Scheinwerfer der Öffentlichkeit vor allem das Thema »Burnout« beleuchten, geraten sie noch mehr in den Hintergrund.

Stress und Beziehung: Was Frauen krank macht

Dieses Buch rückt die weibliche Depression in den Mittelpunkt und geht der Frage nach, welche Faktoren tatsächlich für die hohe Erkrankungsrate der Frauen verantwortlich sind. Dabei konzentriert es sich auf zwei Schwerpunkte.

Es will erstens zeigen, dass eine wesentliche Ursache der weiblichen Depression in der Stressbelastung von Frauen liegt, die sich erheblich von der Stressbelastung der Männer unterscheidet. Diese Feststellung zu treffen heißt nicht, die Stressoren, denen Männer ausgesetzt sind, als unbedeutend zu werten. Auch sie stehen unter erheblichem Druck, vor allem berufliche und finanzielle Schwierigkeiten können sie seelisch belasten. Aber es gibt signifikante Unterschiede zwischen dem Stress der Männer und dem Stress der Frauen – Unterschiede, die das erhöhte Risiko von Frauen erklären können. Depression kann selbstverständlich alle chronisch belasteten Menschen treffen; Frauen aber stehen unter sehr viel mehr und ganz besonderem Druck, der in einem Männerleben weniger ausgeprägt ist oder gar nicht existiert. Deshalb ist das weibliche Geschlecht aufgrund der spezifischen Aufgaben und Belastungen extrem gefährdet. Die erste These dieses Buches lautet daher:

> *Die weibliche Depression ist eine Stresserkrankung: Frauen sind spezifischen Stressoren ausgesetzt, die in einem Männerleben nicht so häufig oder gar nicht vorkommen.*

Der zweite Schwerpunkt dieses Buches widmet sich einer Beobachtung, die in der Diskussion um die Entstehung der weiblichen Depression häufig nicht angemessen berücksichtigt und noch seltener richtig gewichtet wird: Den Frauen, die depressiv erkranken, fehlen fast immer stützende, zugewandte, nährende und wärmende Beziehungen zu anderen wichtigen Menschen in ihrem Leben. Spricht man mit betroffenen Frauen darüber, warum sie selbst glauben, dass sie depressiv geworden sind, dann unterscheiden sich ihre Erklärungen deutlich von denen der Experten. Sie erzählen vom Stress in ihrem Alltag und von ihrer Kindheit, die wenig erfreulich war, sie berichten über ihre Sehnsucht nach einer liebevollen, unterstützenden Beziehung. Und meist haben sie, ehe sie krank wurden, einen schweren Verlust erlitten. Dabei kann es sich um den Verlust eines wichtigen Menschen durch Tod oder Trennung handeln, aber auch um einen Verlust im übertragenen Sinn: Wenn es Frauen nicht gelingt, tragfähige, auf Gegenseitigkeit beruhende Beziehungen und Bindungen zu anderen Menschen aufzubauen und aufrechtzuerhalten, dann empfinden sie das nicht nur als persönliches Versagen, sondern auch als tief greifenden Verlust, der sie jeglicher Hoffnung beraubt. Sie spüren, dass sie keinen wirklichen Kontakt zu anderen haben, dass Intimität und Nähe in ihrem Leben fehlen – und sie geben sich die Schuld dafür.

Scheitern Beziehungen oder gelingen sie nicht so, wie Frauen es sich wünschen, übernehmen Frauen die Verantwortung. Sie glauben, dass sie diese Beziehungsprobleme nicht hätten, wenn sie besser, attraktiver, klüger, perfekter wären. Dann würden sie bekommen, was sie ersehnen: Nähe, Zuwendung, Verständnis, Kontakt. Das Misslingen von Beziehungen stimuliert nur noch mehr die Bemühungen um diese. Die Frauen erhöhen ihren Einsatz. Sie sind noch netter, noch rücksichtsvoller, noch hilfsbereiter, und sie vernachlässigen noch bereitwilliger ihre eigenen Bedürfnisse, Standpunkte, Ziele. Vor allem aber unterdrücken sie nach Möglichkeit all ihre »negativen« Impulse. Wut und Ärger, Aggression und Enttäuschung, so glauben sie, dürfen nicht gezeigt werden, denn die harmonische Beziehung zu anderen Menschen ist wichtiger als die eigene Person. Das Eigene – eigene Bedürfnisse, Wünsche, Ärger – wird gehemmt, um die anderen für sich zu gewinnen. Der Preis dafür ist hoch: Der Kontakt zu sich selbst geht verloren.

Häufig wird Frauen ihre starke Orientierung auf andere Menschen als Abhängigkeit, als Unselbstständigkeit und Unreife ausgelegt. Diese Vorwürfe machen sie meist mut- und hilflos. Die Wahrnehmung depressiver Frauen ist: Wären sie selbstständiger und unabhängiger, dann wären sie nicht depressiv. Hätten sie nicht so hohe Ansprüche und Erwartungen an andere Menschen, vor allem an ihre Partner, ginge es ihnen besser. In ihrer Angst, die sich bei vielen Frauen – ausgesprochen oder unausgesprochen – in der Frage ausdrückt »Wer bin ich ohne dich?«, sehen sie bestätigt, dass mit ihnen etwas nicht stimmt. Woher diese Angst kommt und dass sie durchaus nachvollziehbare Gründe hat, wissen die betroffenen Frauen nicht.

Autonomie und Eigenständigkeit gelten in unserer Gesellschaft zu Recht als wichtige Eigenschaften. Übersehen wird dabei aber, dass Beziehungsfähigkeit für alle Menschen – vor allem aber für Frauen – eine ebenso große Bedeutung hat. Fühlen sich Frauen in ihrer Sehnsucht nach verlässlichen, emotionalen Beziehungen abgewertet, werden sie als »abhängig« und »unselbstständig« abgestempelt, müssen sie sich zwangsläufig infrage stellen. Es fällt ihnen dann sehr schwer, ihr Bedürfnis nach »in Beziehung sein« positiv zu bewerten und selbstbewusst dafür zu sorgen, dass es Erfüllung findet. Depressive und depressionsgefährdete Frauen sehen nur die Schattenseite ihrer Sehnsucht nach verlässlichen Beziehungen. Es fehlt ihnen das Bewusstsein und das Verständnis dafür, wie wichtig andere Menschen für sie sind, und dass ihr Leiden in und an Beziehungen nicht ihre Schuld und ihr Unvermögen ist. Und auch Experten, bei denen depressiv erkrankte Frauen Hilfe suchen, ist der Zusammenhang zwischen Beziehungserfahrungen und der Krankheit Depression häufig nicht in seinem ganzen Ausmaß und seiner immensen Bedeutung für die Entstehung der Krankheit bewusst. Die zweite These dieses Buches lautet daher:

> *Die weibliche Depression ist eine Beziehungsstörung: Die Erfahrungen, die Frauen in und mit Beziehungen machen, können eine Depression verursachen.*

Der spezifische Stress der Frauen und ihre Beziehungserfahrungen werden in diesem Buch als Schlüsselfaktoren betrachtet, welche die hohe Erkrankungsrate des weiblichen Geschlechts plausibel erklären können. Denn das Muster

Chronischer Stress + Beziehungsenttäuschung = Depression

findet sich bei vielen Frauen, die am Rande des seelischen Zusammenbruchs balancieren oder bereits depressiv erkrankt sind. Die bisherigen Antworten auf die Frage, warum Frauen häufiger als Männer depressiv erkranken, lassen diese Aspekte zwar nicht unberücksichtigt, schenken ihnen aber nicht die nötige Aufmerksamkeit. Nur eine sehr spezifische, auf weibliches Leben und Erleben zugeschnittene Betrachtungsweise kann dem Phänomen der weiblichen Depression gerecht werden – eine Betrachtungsweise, die dieses Buch konsequent einnimmt. Es ist geschrieben für jene Frauen,

- die tagtäglich mit unzähligen Stresssituationen fertig werden müssen (und denen das oftmals auf bewundernswerte Weise lange Zeit sogar gelingt),
- die nicht Nein sagen, sich nicht abgrenzen können,
- die ihren Ärger und ihre Enttäuschung für sich behalten, weil sie fürchten, sonst nicht mehr geliebt zu werden,
- die glauben, dass sie zu liebesbedürftig und zu anhänglich sind und deshalb versuchen, ihren Wunsch nach Nähe nicht zu zeigen,
- die das Gefühl haben, in ihren Beziehungen emotional zu verhungern und nicht verstehen können, was in ihren Partnern vor sich geht,
- die zu viel essen, zu viel trinken, zu viele Beruhigungsmittel schlucken, zu wenig schlafen,
- die es allen möglichst recht machen wollen, und darüber völlig vergessen, was für sie denn »recht« wäre.

Dieses Buch will Mut machen. Denn Frauen, die bereits an Depression erkrankt oder von ihr »bedroht« sind, brauchen Mut. Sie brauchen Mut, um die Depression nicht durch noch mehr Aktivitäten, noch mehr Leistung, noch mehr Nettsein abzuwehren oder zu ignorieren. Sie brauchen Mut, um sich ganz in Ruhe anzuhören, was die Depression ihnen zu sagen hat. Sie brauchen Mut, sich ihrer Angst vor Veränderung zu stellen. Sie brauchen Mut, die eigene Stimme zu erheben und sich für das eigene, wahre Ich stark zu machen. Denn nur so kann es ihnen gelingen, den depressionsfördernden Bedingungen in ihrem Leben die Schärfe zu nehmen.

*

Ein Hinweis: Das Bild der Depression, das ich in diesem Buch vorstelle, verdanke ich unter anderem meiner langjährigen Erfahrung als Psychotherapeutin und den Gesprächen mit zahlreichen Klientinnen und Klienten. Ihre Erfahrungen fließen hier mit ein. Es ist jedoch selbstverständlich, dass sich die Fallgeschichten in diesem Buch nicht auf reale Personen beziehen. Sie sind alle konstruiert.

Wie gut, dass niemand weiß …
Warum Frauen depressiv werden

Das Märchen vom Rumpelstilzchen

Es war einmal ein Müller, der war arm, aber er hatte eine schöne Tochter. Nun traf es sich, dass er mit dem König zu sprechen kam, und um sich ein Ansehen zu geben, sagte er zu ihm: »Ich habe eine Tochter, die kann Stroh zu Gold spinnen.« Der König sprach zum Müller: »Das ist eine Kunst, die mir wohl gefällt, wenn deine Tochter so geschickt ist, wie du sagst, so bring sie morgen in mein Schloss, da will ich sie auf die Probe stellen.«

Als nun das Mädchen zu ihm gebracht ward, führte er es in eine Kammer, die ganz voll Stroh lag, gab ihr Rad und Haspel und sprach: »Jetzt mache dich an die Arbeit, und wenn du diese Nacht durch bis morgen früh dieses Stroh nicht zu Gold versponnen hast, so musst du sterben.« Darauf schloss er die Kammer selbst zu, und sie blieb allein darin. Da saß nun die arme Müllerstochter und wusste um ihr Leben keinen Rat: Sie verstand gar nichts davon, wie man Stroh zu Gold spinnen konnte, und ihre Angst ward immer größer, dass sie endlich zu weinen anfing. Da ging auf einmal die Türe auf, und trat ein kleines Männchen herein und sprach: »Guten Abend, Jungfer Müllerin, warum weint sie so sehr?« »Ach«, antwortete das Mädchen, »ich soll Stroh zu Gold spinnen und verstehe das nicht.« Sprach das Männchen: »Was gibst du mir, wenn ich dir's spinne?« »Mein Halsband«, sagte das Mädchen. Das Männchen nahm das Halsband, setzte sich vor das Rädchen, und schnurr, schnurr, schnurr, dreimal gezogen, war die Spule voll. Dann steckte es eine andere auf, und schnurr, schnurr, schnurr, dreimal gezogen, war auch die zweite voll: und so ging's fort bis zum Morgen, da war alles Stroh versponnen, und alle Spulen waren voll Gold.

Bei Sonnenaufgang kam schon der König, und als er das Gold erblickte, erstaunte er und freute sich, aber sein Herz ward nur noch geldgieriger. Er ließ die Müllerstochter in eine andere Kammer voll Stroh bringen, die noch viel größer war, und befahl ihr, das auch in einer Nacht zu spinnen, wenn ihr das Leben lieb wäre. Das Mädchen wusste sich nicht zu helfen und weinte, da ging abermals die Türe auf, und das kleine Männchen erschien und sprach: »Was gibst du mir, wenn ich dir das Stroh zu Gold spinne?« »Meinen Ring von dem Finger«, antwortete das Mädchen. Das Männchen nahm den Ring, fing wieder an zu schnurren mit dem Rade und hatte bis zum Morgen alles Stroh zu glänzendem Gold gesponnen. Der König freute sich über die Maßen bei dem Anblick, war aber noch immer nicht Goldes satt, sondern ließ die Müllerstochter in eine noch größere Kammer voll Stroh bringen und sprach: »Die musst du noch in dieser Nacht verspinnen: gelingt dir's aber, so sollst du meine Gemahlin werden.« Wenn's auch eine Müllerstochter ist, dachte er, eine reichere Frau finde ich in der ganzen Welt nicht.« Als das Mädchen allein war, kam das Männchen zum dritten Mal wieder und sprach: »Was gibst du mir, wenn ich dir noch diesmal das Stroh spinne?« »Ich habe nichts mehr, das ich geben könnte«, antwortete das Mädchen. »So versprich mir, wenn du Königin wirst, dein erstes Kind.« »Wer weiss, wie das noch geht«, dachte die Müllerstochter und wusste sich auch in der Not nicht anders zu helfen; sie versprach also dem Männchen, was es verlangte, und das Männchen spann dafür noch einmal das Stroh zu Gold. Und als am Morgen der König kam und alles fand, wie er gewünscht hatte, so hielt er Hochzeit mit ihr, und die schöne Müllerstochter ward eine Königin.

Über ein Jahr brachte sie ein schönes Kind zur Welt und dachte gar nicht mehr an das Männchen, da trat es plötzlich in ihre Kammer und sprach: »Nun gib mir, was du versprochen hast.« Die Königin erschrak und bot dem Männchen alle Reichtümer des Königreichs an, wenn es ihr das Kind lassen wollte: aber das Männchen sprach: »Nein, etwas Lebendes ist mir lieber als alle Schätze der Welt.« Da fing die Königin so an zu jammern und zu weinen, dass das Männchen Mitleiden mit ihr hatte: »Drei Tage will ich dir Zeit lassen«, sprach er, »wenn du bis dahin meinen Namen weißt, so sollst du dein Kind behalten.«

Nun besann sich die Königin die ganze Nacht über auf alle Namen, die sie jemals gehört hatte, und schickte einen Boten über Land, der sollte sich erkundigen weit und breit, was es sonst noch für Namen gäbe. Als am andern Tag das Männchen kam, fing sie an mit Kaspar, Melchior, Balzer, und sagte alle Namen, die sie wusste, nach der Reihe her, aber bei jedem sprach das Männchen: »So heiß ich nicht.« Den zweiten Tag ließ sie in der Nachbarschaft herumfragen, wie die Leute da genannt würden, und sagte dem Männchen die ungewöhnlichsten und seltsamsten Namen vor: »Heißt du vielleicht Rippenbiest oder Hammelswade oder Schnürbein?« Aber es antwortete immer: »So heiß ich nicht.«

Den dritten Tag kam der Bote wieder zurück und erzählte: »Neue Namen habe ich keinen einzigen finden können, aber wie ich an einen hohen Berg um die Waldecke kam, wo Fuchs und Has' sich gute Nacht sagen, so sah ich da ein kleines Haus, und vor dem Haus brannte ein Feuer, und um das Feuer sprang ein gar zu lächerliches Männchen, hüpfte auf einem Bein und schrie:

»Heute back ich,
Morgen brau ich,
Übermorgen hol ich der Königin ihr Kind;
Ach, wie gut ist, dass niemand weiß,
dass ich Rumpelstilzchen heiß!«

Da könnt ihr denken, wie die Königin froh war, als sie den Namen hörte, und als bald hernach das Männchen herein trat und fragte: »Nun, Frau Königin, wie heiß ich?«, fragte sie erst: »Heißest du

Kunz?« »Nein.« »Heißest du Heinz?« »Nein.« »Heißt du etwa Rumpelstilzchen?«

»Das hat dir der Teufel gesagt, das hat dir der Teufel gesagt«, schrie das Männchen und stieß mit dem rechten Fuß vor Zorn so tief in die Erde, dass es bis an den Leib hinein fuhr, dann packte es in seiner Wut den linken Fuß mit beiden Händen und riss sich selbst mitten entzwei.

*

Die Krankheit Depression hat nichts, aber auch gar nichts Märchenhaftes. Und doch beginnt dieses Kapitel über die Situation von depressiv erkrankten Frauen mit einem Märchen. Aus gutem Grund: Denn in der Geschichte von der Müllerstochter und dem erpresserischen Rumpelstilzchen verbergen sich Antworten auf drängende Fragen: Warum werden Frauen depressiv? Warum erkranken Frauen doppelt so häufig wie Männer? Und: Sind die bislang diskutierten Erklärungen hilfreich? Werden sie dem Erleben und den Erfahrungen betroffener Frauen gerecht?

Auf den ersten Blick hat das Märchen vom Rumpelstilzchen natürlich nichts mit der Krankheit Depression zu tun. Vordergründig handelt es von einem Mädchen, das seinem armen Vater zu Willen sein will und für den König aus Stroh Gold spinnen soll. Erfüllt sie diesen Auftrag, so winkt ihr das Glück (der König heiratet sie und macht sie zur Königin), erfüllt sie ihn nicht, wartet der Tod. Als Kind haben wohl die meisten Frauen *Rumpelstilzchen*, wie so viele Märchen, mit Angstlust gehört und gelesen. Sie haben um die Müllerstochter gebangt, und sie haben ihr den Sieg über das böse Männchen von Herzen gegönnt. Natürlich fanden sie es toll und romantisch, dass das arme Mädchen den König für sich gewinnen konnte. Die Moral von der Geschicht' haben sie verstanden: Das Gute siegt, das Böse hat keine Chance.

Doch dieses Märchen hat noch viel mehr zu erzählen: Die Geschichte von der Müllerstochter und dem gierigen Männchen ist auch eine Geschichte über die weibliche Depression – und über den Sieg darüber. Analysiert man *Rumpelstilzchen* unter diesem Gesichtspunkt, werden frappierende Parallelen zwischen den Erfahrungen der Müllerstochter und den Erfahrungen realer Frauen deutlich. Anhand dieser Parallelen lässt sich eindrucksvoll aufzeigen, wie das Leben vieler Frauen heute aussieht – mögen sie nach außen hin noch so emanzipiert und tüchtig erscheinen – und wo mögliche Wurzeln einer depressiven Erkrankung liegen.

Erste Parallele: *Wie die Müllerstochter versuchen auch reale Frauen oft, in ihrem Alltag Stroh zu Gold zu spinnen. Auch sie nehmen unmögliche Aufträge und Herausforderungen an und verlangen von sich selbst Unmögliches.*

Das Verhalten der Müllerstochter dürfte vielen Frauen nicht fremd sein. So wie das Mädchen unbedingt die gestellte Aufgabe erfüllen und den Vater sowie den König nicht enttäuschen möchte, so bemühen sich auch reale Frauen, es den Menschen in ihrem Leben möglichst recht zu machen. Auch sie sagen viel zu häufig »ja, mache ich«, »ja, übernehme ich, »ja, kann ich«, ohne Rücksicht darauf zu nehmen, ob sie wirklich Zeit, Kraft und Lust haben, die Anforderungen und Bedürfnisse anderer zu erfüllen. Und wie die junge Frau im Märchen versuchen sie, ihre Zweifel, Ängste, ihre Erschöpfung und oftmals auch Verzweiflung hinter einer Maske der Tüchtigkeit und Perfektion zu verstecken.

Die 45-jährige Ann-Katrin ist alleinerziehend. Sie steht werktags um 5 Uhr auf, bringt den Haushalt in Ordnung, weckt ihre Tochter, fährt sie zur Schule und beeilt sich dann, zu ihrem Arbeitsplatz zu kommen. Die Mittagszeit verbringt sie mit einkaufen, Behördengängen oder Arztbesuchen. Nach 8 Stunden Arbeit holt sie die Tochter Sandra bei der Oma ab, die sich nach der Schule um die Enkelin kümmert. Dann kocht sie – eine warme Mahlzeit am Tag muss schließlich sein –, spielt mit der Tochter, bringt sie zu Bett. Zu den *Tagesthemen* schaltet sie den Fernseher ein, um zu erfahren, was in der Welt los ist. Manchmal bügelt sie dabei noch. Spätestens um 21 Uhr liegt sie dann selbst im Bett. Lesen, einen spannenden Film anschauen, mit einer Freundin telefonieren – für all das hat sie meist keine Kraft mehr. Lange Zeit hat sie diesen täglichen Ablauf problemlos eingehalten und war auch stolz darauf, dass ihr das gelang. Doch in letzter Zeit hat sie das Gefühl, Blei in den Beinen zu haben. Am liebsten würde sie morgens gar nicht erst aufstehen. Trotz dieser Müdigkeit schläft sie schlecht und der Gedanke, dass ihr Leben sinnlos ist, kommt ihr immer häufiger in den Sinn. Darüber sprechen kann und will sie mit niemandem. Sie glaubt, dass ihr sowieso niemand helfen kann.

Es ist bewundernswert, wie Frauen heute das Leben meistern, das häufig durch vielfältige Aufgaben und Mehrfachbelastungen gekennzeichnet ist. Die meisten sind berufstätig und dadurch finanziell (weitgehend) unabhängig. Sie investieren all ihre Kraft, Energie und Intelligenz in ihren Job, in dem sie oft Hervorragendes leisten. Daneben bemühen sie sich, ihrem Partner (oder ihrer Partnerin) eine verlässliche Gefährtin zu sein, sie sind hauptverantwortlich für die Kindererziehung zuständig, kümmern sich um die Versorgung alter Eltern, organisieren die sozialen Kontakte der Familie, sorgen für eine ausgewogene Ernährung der Familienmitglieder, spielen »Taxifahrerin« für ihre Kinder, sind Gesundheitsexpertin für alle, und wenn sie dann noch Zeit finden, treiben sie Sport, um selbst fit und schlank zu bleiben.

Frauen heute sind beschäftigt, sehr beschäftigt. Und sie sind in dem, was sie tun, meist sehr gut. Sie hätten also allen Grund, selbstbewusst und stolz auf sich selbst zu sein. Aber sind sie das auch? Leider nein. Schaut man hinter die erfolgreiche Fassade einer Frau, stößt man häufig auf sorgsam Verborgenes:

- Da ist die Sorge, all die Aufgaben nicht zu schaffen.
- Da sind die Ängste, nicht beliebt und gut genug zu sein.
- Da sind bohrende Gedanken, ob die Kinder glücklich sind und richtig gefördert werden.
- Da sind die schlaflosen Nächte, in denen die Gedanken kreisen.
- Da sind der Kummer um die Figur und die Ängste vor dem Älterwerden.
- Da ist der Vergleich mit anderen, denen das Leben (scheinbar) besser gelingt.
- Da ist der nagende Ärger, der regelmäßig unterdrückt wird.
- Da sind die eigenen Bedürfnisse, die viel zu kurz kommen.
- Da sind die unerklärliche Traurigkeit und eine Erschöpfung, die nie richtig verschwindet.
- Da ist die aufgestaute Wut, die sich in Nörgeleien und »zickigem« Verhalten oder Ungerechtigkeiten (meist den Kindern gegenüber) entlädt.
- Da sind die immer wiederkehrenden Fragen: »Bin ich liebenswert?« und »Mache ich wirklich alles richtig?«

Wie heißt es im Märchen: »Da saß nun die arme Müllerstochter und wusste keinen Rat. Denn sie verstand gar nichts davon, wie das Stroh zu Gold zu spinnen war, und ihre Angst wurde immer größer.« Nehmen die Anforderungen und damit die Unsicherheit im Leben einer Frau überhand, geht es ihr häufig ebenso. Der eigene hohe Anspruch, es allen recht machen und alle gestellten Aufgaben möglichst perfekt erfüllen zu müssen, setzt sie unter enormen Druck. Dieser Dauerstress aber bleibt nicht folgenlos.

Es kommt zu einer permanenten Ausschüttung von Stresshormonen wie Kortisol und Adrenalin. Der Körper eines gestressten Menschen ist in ständigem Alarmzustand. Und das kann zu vielfältigen Erkrankungen führen, unter anderem eben auch zur Depression.

Dass Depression eine Folge von Stress ist, daran gibt es inzwischen keinen Zweifel mehr. Und da es in einem Frauenleben wahrlich nicht an Stress mangelt, verwundert es nicht, dass Frauen häufiger depressiv erkranken. Natürlich leidet auch das männliche Geschlecht unter Stress, aber es gibt wesentliche Unterschiede zwischen dem Stress der Frauen und dem Stress der Männer (siehe Kapitel »Stroh zu Gold spinnen – Der Stress der Frauen«).

Zweite Parallele: *Die Müllerstochter wird im Märchen von ihrem Vater in eine aussichtslose Situation manövriert und hat keinerlei Möglichkeiten, sich zu wehren. Sie stellt die Autorität des Vaters nicht infrage, und sie klärt seine Lüge, sie könne Stroh zu Gold spinnen, nicht auf. Stattdessen fügt sie sich und spielt das Spiel des Vaters mit. Sie entlarvt den Vater nicht als Hochstapler, sondern opfert zunächst ihren Schmuck und dann sogar noch ihr Kind, um die unmögliche Situation zu bewältigen.*

Wie die Tochter des Müllers wehren sich auch moderne Frauen oft nicht gegen Zumutungen. Auch sie passen sich häufig der Sichtweise und den Forderungen anderer an, verzichten auf Dinge, die ihnen wichtig sind und verlieren dadurch ihr Gespür für ihre eigenen Bedürfnisse. Manchmal zweifeln sie sogar an ihrer eigenen Wahrnehmung: »Vielleicht kann man ja tatsächlich Stroh zu Gold spinnen, und ich bin die Einzige, die das nicht kann?« Und um dieses angebliche Defizit nicht offenkundig werden zu lassen, strengen sie sich fürchterlich an und präsentieren sich anderen als eine Person, die sie gar nicht sind.

Ellen hat sich von der Sekretärin zur Assistentin der Geschäftsleitung hochgearbeitet, ihre zwei Töchter sind erwachsen, leben aber noch zu Hause. Auch die alten Eltern wohnen in der Nähe und werden von ihr unterstützt. Und dann ist da noch ein vielbeschäftigter Ehemann, der gerne sagt, dass hinter jedem starken Mann eine starke Frau steht. Es stimmt: Wann immer er sie braucht, ist Ellen für ihn da. Doch im umgekehrten Fall, wenn sie sich ein offenes Ohr oder eine Schulter zum Anlehnen wünscht, zeigt er wenig Interesse. Ihr Mann braucht Ruhe, wenn er von seiner Arbeit nach Hause kommt. Sie aber möchte mit ihm reden, möchte erfahren, wie es ihm geht, sie will ihm erzählen von sich, von den Kindern, von Freunden, sie will reden über ihren Tag, ihre Sorgen, über ihrer beider Beziehung – aber auf diesem Ohr ist er taub. Beziehungsgespräche hasst er. Auch über sich will er nicht sprechen. Fragt sie ihn »Wie war dein Tag?«, bekommt sie ein knappes »Gut« zur Antwort. Hakt sie dann nach und will wissen, wie das Projekt, das er betreut, so läuft, wird sie ebenso einsilbig abgespeist: »Bestens«. Und auf die ganz allgemeine Frage »Wie geht es dir? Wie fühlst du dich?« kommt eine Gegenfrage: »Was meinst du damit?«

Ellen will emotionale Nähe, doch nur selten gelingt es ihr, die gefühlte Distanz zu ihrem Mann zu verringern. Manchmal ist ihr zum Schreien zumute. Dann würde sie ihn am liebsten schütteln, ihm sagen, dass sie so nicht weiter kann, dass er sich nun endlich mal um sie kümmern soll. Aber natürlich tut sie das nicht. Auf keinen Fall will sie die Kontrolle verlieren und ihre Gefühle zu sehr zeigen. Denn dann wäre sie ja noch verletzlicher.

Seit etwa einem Jahr leidet Ellen unter starken Rückenschmerzen. Alle dagegen unternommenen Maßnahmen waren bislang erfolglos.

Die Müllerstochter im Märchen würde durch Widerstand und Auflehnung ihr Leben verlieren. Wenn moderne Frauen sagen: »Ich soll Stroh zu Gold spinnen? Ich kann und will das nicht!« – was verlieren sie dann? Zwar droht ihnen nicht der Tod, wenn sie

Anforderungen nicht erfüllen, aber doch etwas ähnlich Erschreckendes: Liebesentzug. Wohl jede Frau kennt die Befürchtung, dass sie durch unangepasstes, aufbegehrendes, kritisierendes Verhalten die Zuneigung, die Anerkennung, die Liebe anderer Menschen verlieren könnte – und das kommt für manche Frauen dem Tod nahe. Vor allem wenn für sie »eine Beziehung wichtiger als ein Ich« ist, wie die amerikanische Psychologin Harriet Lerner meint. Ist die Angst vor Zurückweisung zu groß, stellt eine Frau lieber keine Ansprüche, die andere möglicherweise verärgern könnten. Lieber gibt sie nach, lenkt »um des lieben Friedens willen« ein oder schluckt eine kritische Bemerkung hinunter, weil die Angelegenheit nun so wichtig auch wieder nicht ist. Sie fürchtet, dem Konflikt, der entstehen könnte, nicht gewachsen zu sein. Sie glaubt, dass sie es nicht aushält, wenn andere, ihr nahe stehende Menschen sich von ihr abwenden, sie mit Schweigen bestrafen oder schlecht von ihr denken. Denn wer ist sie denn ohne den oder die anderen, die so wichtig für sie sind? Wie soll sie es aushalten, wenn sich eine wertvolle Person enttäuscht von ihr abwendet?

Vor allem in ihren Partnerschaften und in ihren Beziehungen zu Freunden und engen Familienmitgliedern haben Frauen häufig Angst, dass sie so, wie sie wirklich sind, nicht auf Akzeptanz stoßen – und bemühen sich deshalb, anderen zu gefallen, sie nicht zu verärgern, sie nicht zu enttäuschen. Die Frage »Wer bin ich ohne dich?« steckt – meist unbewusst – hinter dem Bemühen vieler Frauen, perfekt zu sein, alles richtig zu machen, möglichst »Ja« und nicht »Nein« zu sagen, nett zu sein, nicht negativ aufzufallen, am besten überhaupt nicht aufzufallen. Um die Anerkennung anderer nicht zu verlieren, dürfen sie es auf keinen Fall riskieren, diese zu verärgern. Gefühle wie Aggression, Wut, Enttäuschung sind »gefährlich« und müssen zurückgehalten, ja, dürfen gar nicht erst gespürt werden. Frauen verleugnen oft ihre wahren Gedanken und Empfindungen, weil sie glauben, dass diese bei anderen nicht gut ankommen. Lieber präsentieren sie ihrer Umwelt ein »falsches Selbst«, als das Risiko einzugehen, mit ihrem »wahren Selbst«, abgelehnt zu werden.

Doch dafür bezahlen sie auf Dauer einen hohen Preis. Wenn eine Frau sich bemüht, dass kein Konflikt ihre Beziehungswelt in Unordnung bringt, wird sie ihre eigenen Gefühle, ihre Gedanken, ihre Bedürfnisse mit der Zeit immer weniger wahrnehmen und ausdrücken können. »Je ›netter‹ wir sind, desto größer wird das Vorratslager an unbewusster Wut und Aggression, das wir ansammeln«, so Harriet Lerner. Ist dieses Vorratslager überfüllt, muss ein Ventil für all die angestauten Gefühle gefunden werden, die Wut muss sich entladen – und trifft, weil die wichtigen Mitmenschen geschont werden, die Frauen selbst. Die Anschuldigungen und Vorwürfe, die sie gegen sich selbst richten, gelten eigentlich anderen: dem Partner, von dem sie sich im Stich gelassen fühlen; der Freundin, die sie nur anruft, wenn sie was von ihnen will; der alten Mutter, die immer noch bevormundet. Doch die wirklichen Verursacher der Wut bekommen von dieser nichts zu spüren. Sie werden geschont, denn sie sollen durch kein »Fehlverhalten« vergrault oder verärgert werden.

Die Müllerstochter im Märchen muss um ihr Leben fürchten, wenn sie dem Vater und dem König nicht zu Willen ist. Reale Frauen fürchten um die Zuwendung anderer, wenn sie zu eigenwillig, zu störrisch, zu egoistisch sind. Gelingt es nicht, aus Stroh Gold zu spinnen, droht im Märchen der Tod. Im realen Leben verlieren Frauen oft ihre Lebendigkeit und nicht selten sich selbst. In letzter Konsequenz droht die Depression.

Dritte Parallele: *Die Müllerstochter hat in ihrer Not keinen Ansprechpartner. Ihre Tränen sieht – außer dem Männchen – niemand: Weder der Vater noch der König bekommen mit, welche Not die junge Frau leidet. Und weit und breit ist kein tröstendes, verständnisvolles Wesen zu sehen.*

Nicht selten erleben Frauen in ihrem Alltag ähnliche Situationen. Erschöpft und überlastet bräuchten sie dringend eine Schulter zum Anlehnen, ein liebevolles Wort und emotionale Unterstützung. Doch dort, wo sie dies in der Regel suchen, in ihrem nahen Umfeld, finden sie es nicht – jedenfalls nicht so, wie sie es sich wünschen. Weil sie regelmäßig in ihrem Wunsch nach Nähe enttäuscht werden, ziehen sie sich zurück und unterdrücken ihre Gefühle, um weiter funktionieren zu können. Sie versuchen, sich nichts anmerken zu lassen – und merken deshalb lange selbst nicht, wie es wirklich um sie steht.

> Eigentlich führen Britta und Gerd eine glückliche Ehe. Sie sagt, er sei ihr Traummann, und auch er hat in ihr seine Traumfrau gefunden, wie er ihr – auf Anfrage – gerne bestätigt. Dennoch fühlt sie sich oftmals ungeliebt und völlig allein gelassen. Wenn es ihr nicht gut geht, wenn sie die Nähe und das Gespräch mit ihrem Mann sucht, dann stößt sie meist auf Unverständnis. Was sie denn habe, es gehe ihr doch gut. Er wirft ihr vor, sie sei zu bedürftig und zu klammernd. Sie glaubt ihm und denkt, dass mit ihr etwas nicht in Ordnung ist. Sie kann ja selbst nicht verstehen, warum sie so viel Nähe braucht.

Weil Beziehungen für Frauen existenziell wichtig sind, riskieren sie nichts, was diese infrage stellen könnte. Gelingt ihnen aber trotz größter Bemühungen und Rücksichtnahme auf den oder die anderen nicht, was sie sich so sehnlich wünschen – liebevolle Unterstützung, emotionale Nähe –, geben sie sich selbst die Schuld. Sie müssen etwas falsch machen, wenn ihre Partnerschaft nicht glücklich, wenn der Ehemann mürrisch und abweisend ist und die Kinder schwierig sind. Sie verurteilen sich als inkompetent und wertlos, grübeln über ihr Versagen und fühlen sich unendlich allein.

Depressive Frauen nehmen sich selbst automatisch in die Verantwortung und suchen die Schuld bei sich, wenn sich ihre Hoffnungen nicht erfüllen. Den Betroffenen gelingt es meist nicht, für Veränderungen zu ihren Gunsten zu sorgen oder sich gar aus für sie unbefriedigenden Beziehungen zu lösen. Wie die Müllerstochter, die sich nicht aus der für sie gefährlichen Situation befreien konnte, verharren auch depressive Frauen oftmals in Situationen, die für sie alles andere als gesund sind. Sie werden zu Gefangenen unbefriedigender Situationen, weil sie nicht erkennen, wie sehr ihre Ängste vor Ablehnung und Zurückweisung zu Fesseln werden, die ein positives Handeln in eigener Sache unmöglich machen.

Vierte Parallele: *Die Hochzeit der Müllerstochter mit dem König ist nur scheinbar ein Happy End. Das Mädchen hat zwar alles getan, was ihr möglich war, doch ihre Hoffnung, sich damit ein Leben in Ruhe und Geborgenheit gesichert zu haben, erfüllt sich nicht. Die Müllerstochter unterschätzt die Gefahr des Männchens: Sie erkennt nicht die Bedrohung, die von ihm ausgeht, sie hofft, dass der Kelch an ihr vorübergehen wird und sie die Erpressung aussitzen kann. Doch dann taucht das Männchen wieder auf…*

Auch reale Frauen wollen oft lange Zeit nicht wahrhaben, wie gefährlich ihr Verhalten für ihre seelische Gesundheit ist. Sie wollen nicht realisieren, dass sie ein ernsthaftes Problem haben. Mit aller, manchmal mit letzter Kraft bewältigen sie ihren Alltag. Ihr Unglücklichsein und ihre Erschöpfung erklären sie sich mit zu wenig Schlaf, zu viel Arbeit, zu wenig Freizeit. Sie verschließen die Augen vor Warnzeichen, bekämpfen ihre Schlaflosigkeit, ihre Migräne, ihre Rückenbeschwerden oder ihre Einsamkeit wahlweise mit Beruhigungs- oder Schmerzmitteln, Alkohol, Essen oder Arbeit. Sie hoffen auf die nächsten freien Tage, den nächsten Urlaub, damit sie mal wieder richtig ausschlafen und sich erholen können. »Wenn ich nur mal wieder eine längere Pause machen könnte, wäre alles wieder im Lot«, sagen sie und ignorieren Gefühle und Gedanken, die ihnen anderes signalisieren. Sie fühlen sich unvollständig, sind zutiefst unglücklich, aber sie wollen nicht wissen, was wirklich mit ihnen los ist. So wie die Müllerstochter verleugnet, dass es das Männchen und seine Forderung gibt, so leben auch Frauen, die depressionsgefährdet sind, in der Verleugnung.

Zwei Jahre nach ihrer Scheidung verliebt sich die 42-jährige Imke in einen ebenfalls geschiedenen Mann. Dessen 15-jährige Tochter lebt bei ihm. Von Anfang an spürt sie die Eifersucht des Mädchens, glaubt aber, dass sich das schon legen wird. Auch wenn es ihr immer wieder weh tut, zurückstecken zu müssen, versteht sie, dass ihr Freund in Konflikt- und Entscheidungssituationen zur Tochter hält. Diese hat schließlich viel mitgemacht. Fühlt Imke sich ausgeschlossen und einsam, schimpft sie mit sich selbst oder macht ihre berufliche Belastung für ihre depressive Stimmung verantwortlich. Sie hat schließlich zwei Jobs, denn nach der Scheidung reicht das Geld hinten und vorne nicht. Nach 8 Stunden im Sekretariat einer Anwaltskanzlei jobbt sie noch in einer Kneipe. Sie glaubt: »Wenn ich weniger arbeiten könnte, oder wenn ich mehr Wertschätzung in der Arbeit bekommen würde, ginge es mir besser.« Dass ihr Freund, der ziemlich ordentlich verdient, sie finanziell nicht entlasten kann, leuchtet ihr ein: Er hat ja die Tochter!

Fünfte Parallele: *Wie reagiert die Königin auf den Besuch des Männchens und seine Forderung,* ihr *das Kind auszuhändigen? Sie erschrickt fürchterlich und versucht, sich mit all ihren Reichtümern freizukaufen. Doch das Männchen lässt sich nicht mit »Reichtümern« abspeisen, es will etwas »Lebendiges«.*

So wie die Königin versucht sich freizukaufen, so bieten auch reale Frauen ihre Reichtümer an. Sie strengen sich noch mehr an, um ihre Ziele zu erreichen und die Erwartungen, die andere real oder vermeintlich an sie stellen, zu erfüllen. Sie verdoppeln ihren Einsatz. Noch immer wollen sie ihre Situation nicht wahrhaben.

Auch Imke glaubt, dass sie die Schwierigkeiten in der kleinen Patchworkfamilie in den Griff bekommen kann, wenn sie sich um die Zuneigung der Tochter ihres Freundes bemüht. Regelmäßig bringt sie ihr Geschenke mit (die immer teurer werden), regelmäßig schweigt sie, wenn ihr Freund sie in die zweite Reihe schiebt. Sie schluckt ihren Ärger und ihre Enttäuschung hinunter, wenn er einen geplanten Konzertbesuch, einen Wochenendtrip, einen Museumsbesuch oder einen gemütlichen Abend bei ihr kurzfristig absagt, weil seine Tochter ihn braucht oder andere Pläne mit ihm hat. Merkt der Freund dann doch, dass etwas mit ihr nicht stimmt, wiegelt sie ab: »Es ist nichts, ich habe nur mal wieder Migräne.« Und die hat sie tatsächlich. Oft so stark, dass sie den Notarzt holen muss.

In einer Interviewstudie der Psychotherapeutin Rita Schreiber mit depressiven Frauen, die im Kapitel »›Ich bin doch nicht depressiv!‹ Wie Frauen sich ihre Krankheit erklären« ausführlich Erwähnung findet, beschrieben diese ihren Zustand folgendermaßen: »Ich bin verloren gegangen«, »Ich fühle mich getrennt von anderen«, »Ich weiß nicht mehr, wer ich bin«, »Ich fühle mich wie im Nebel«, »Ich bin in einem dunklen Loch gefangen, isoliert vom Rest der Welt«. Diese Gefühle machten ihnen große Angst. Diese Angst war so intensiv und real, dass sie alles versuchten, um ihr zu entkommen – wie die Königin im Märchen versuchten sie sich freizukaufen, indem sie all ihren Reichtum einsetzten: noch besser sein, noch liebenswürdiger sein, noch perfekter sein, noch mehr arbeiten, noch mehr den eigenen Willen vor den anderen verbergen. Sie schluckten Medikamente, stürzten sich in Arbeit, bemühten sich, ihre hochgesteckten Ziele trotz der Lähmung, die sie befallen hatte, doch noch zu erreichen. Sie boten, wie die Königin, alles, was sie hatten.

Doch im wirklichen Leben und wie im Märchen funktioniert dieser Schachzug nicht. Gegen das Männchen beziehungsweise gegen die Depression hilft kein Aktionismus. Wie das Männchen will auch die Depression etwas »Lebendiges«.

Sechste Parallele: *Als die Königin merkt, dass das Männchen sich nicht abspeisen und nicht vertreiben lässt, ist sie verzweifelt. So verzweifelt, dass das Männchen sogar Mitleid mit ihr bekommt. Drei Tage Gnadenfrist gibt es ihr.*

Wie die Königin nehmen nun auch die depressiv erkrankten Frauen ihre unendliche Traurigkeit und ihre Verzweiflung wahr. Sie verspüren eine bleierne Müdigkeit, können sich über nichts mehr freuen. Viele depressive Frauen wissen nicht, wie sie durch den Tag kommen sollen. Wie sollen sie die Einkäufe erledigen, die Kinder betreuen, wie sollen sie es ins Büro schaffen, wie das Abendessen auf den Tisch zaubern? Bei manchen ist die Lähmung so extrem, dass sie nur noch ihre Ruhe haben wollen. Manche denken an den Tod, nicht unbedingt, weil sie sterben wollen, sondern weil sie dann endlich befreit wären von der bedrückenden Passivität und dem Zwang, sich zusammenreißen zu müssen.

In einen ähnlich gefährlichen Zustand geriet auch Imke nach etwa drei Jahren. Als sie eines Abends völlig erschöpft von einem anstrengenden Arbeitstag zu Hause in der Küche saß, hatte sie das Gefühl, dass sie die Herrschaft über ihre Muskulatur verloren hatte. Alles an ihr war schwer, sie konnte kaum den Kopf oben halten, geschweige denn aufstehen. Als das Telefon klingelte, war es ihr unmöglich, den Arm zu bewegen, um es zu sich zu holen. Der Freund, der sie stundenlang nicht erreichte, verschaffte sich schließlich mit seinem Schlüssel Zugang zu ihrer Wohnung. Er fand sie völlig erstarrt auf dem Stuhl sitzend, wie eine Statue, die unfähig war, auf ihn zu reagieren. Er brachte sie zum Hausarzt – und dieser wies sie in eine psychosomatische Klinik ein. Diagnose: Depression.

Im realen Leben einer Frau ist das Rumpelstilzchen ein Repräsentant für ihren enormen Willen, ihre eigenen hohen Maßstäbe von einer »guten« Frau zu erfüllen. Das Männchen ist immer dann vorhanden, wenn eine Frau die Zähne zusammenbeißt, Ja sagt, wo sie Nein meint, wenn sie grundsätzlich zuerst an andere und an sich selbst zuletzt denkt, wenn sie ihre Ängste und ihre Schwächen um keinen Preis zeigen will, wenn sie sich über ihre körperlichen Beschwerden und die Signale ihrer Seele hinwegsetzt.

Frauen mit einem »Männchen« in ihrem Leben versuchen immer wieder, all ihre Kräfte zu mobilisieren und verstärken ihre Bemühungen, wenn sie fürchten, schwach zu werden. Sie sind noch freundlicher, noch fleißiger, noch hilfsbereiter – nur um wieder und wieder feststellen zu müssen: Ich schaffe nicht, was ich schaffen will.

Wie die Müllerstochter glauben viele Frauen, sie würden irgendwie davonkommen. Sie hoffen, der Preis würde doch nicht von ihnen verlangt. Aber dann will die Erschöpfung irgendwann nicht mehr weichen, auch nicht nach einem verlängerten Wochenende oder einem Urlaub. Irgendwann steht das »Männchen« vor der Tür und lässt sich nicht mehr fortschicken. Es kommt zum Zusammenbruch: Unerklärliche Weinkrämpfe, Migräneanfälle, ein Hörsturz oder eine völlige Lähmung der Willenskraft setzen die betroffene Frau dann schachmatt. Nichts geht mehr. Nichts macht ihr mehr Freude, tiefe Hoffnungslosigkeit ergreift sie. Irgendwann ist sie nicht einmal mehr zu den einfachsten Handlungen fähig.

Wie die Müllerstochter zunächst ihre Halskette, dann den Ring und schließlich ihr Kind opfert, so opfern Frauen oftmals über viele Etappen erst ihre Energie, dann ihren Mut und schließlich das Wertvollste, das sie haben: sich selbst.

Es gibt Grund zur Annahme, dass viele Frauen die drohende Depression ahnen, aber nicht wahrhaben wollen. Sie führen die körperlichen Symptome und die Stimmungsschwankungen auf ihre momentane Überforderung oder auf das prämenstruelle Syndrom zurück, auf beginnende Wechseljahrsbeschwerden, auf den ausgefallenen Sommerurlaub, auf das Wetter oder auf ihre mangelnde Selbstdisziplin. Doch irgendwann können sie den Schatten, der auf ihrem Leben liegt, nicht mehr ignorieren. Irgendwann sind sie nicht mehr in der Lage, so zu tun, als wäre alles in Ordnung. Sie müssen erkennen, dass ihre Batterien erschöpft sind, dass sie keinen Sinn mehr sehen in ihrem Tun, dass sie sich hilflos und ohnmächtig fühlen. Das ist dann die Situation, in der sie meist den Namen des »Männchens« erfahren: Es heißt nicht »Heinz« und auch nicht »Kunz«, es heißt nicht momentane Erschöpfung und auch nicht Überarbeitung, es heißt nicht Schlafstörung und auch nicht Burnout – es heißt *Depression*.

*

Der Königin im Märchen gelingt es, den Bann des Männchens zu brechen. Sie kann die Chance, die es ihm gibt, nutzen, indem sie alle Hebel in Bewegung setzt, um den wahren Namen des Männchens ausfindig zu machen.

Vor dieser Aufgabe stehen auch reale Frauen – auch sie müssen den richtigen Namen dessen ausfindig machen, was über ihr Leben regiert. Sie müssen sich der Wahrheit stellen und erkennen, woher ihre Stimmungsschwankungen, ihre Ängste, ihre Verzweiflung wirklich kommen: Weil sie zu viele unmögliche Aufträge angenommen haben, weil sie zu bereitwillig die Bedürfnisse und Wünsche anderer erfüllen wollten, weil sie ihre eigenen Gefühle zum Schweigen gebracht haben, weil sie in unglücklichen Beziehungen leben, sind sie nun in dieser gefährlichen Situation. Zu große Selbstverleugnung und tiefe Enttäuschungen haben das Rumpelstilzchen auf den Plan gerufen. Erst wenn Frauen den wahren Namen dieses Männchens herausfinden und sich der Wahrheit stellen, können sie sich selbst wiederfinden.

Wege in die Depression
Die üblichen Verdächtigen

Die Krankheit Depression, so sagen Experten, ist längst zu einer Volkskrankheit geworden. Immer mehr Menschen leiden an dieser psychischen Störung. Und grundsätzlich ist niemand vor ihr geschützt. Die Depression kennt keine Altersgrenzen (schon kleine Kinder können betroffen sein), keine sozialen Unterschiede, und auch ein Leben in Sicherheit und Wohlstand schützt nicht vor ihr. Die Weltgesundheitsorganisation (WHO) schlägt Alarm: Nach ihren Berechnungen wird die Depression im Jahr 2020 weltweit die zweithäufigste Erkrankung nach den Herz-Kreislauf-Erkrankungen sein. Eine erschreckende Aussicht. Denn die Depression stellt eine Behinderung dar, die die Lebensqualität der Betroffenen stark herabsetzt. »Selbst wenn man alle Infektionskrankheiten, alle Krankheiten des Muskel-Skelett-Systems oder alle Herz-Kreislauf-Krankheiten zusammennimmt, erreichen diese Krankheitsgruppen jeweils nicht das Ausmaß der Beeinträchtigung, wie es die Krankheit Depression alleine verursacht«, schreibt ein Autorenteam um den Mediziner Hermann Spießl. Für diese Forscher gibt es keinen Zweifel: »Durch keine andere Erkrankung gehen in den Industrieländern mehr gesunde Lebensjahre verloren.«

Geht diese Entwicklung so weiter, kann die Ausbreitung der Depression nicht gestoppt werden, dann ist vor allem die Lebensqualität von Frauen ernsthaft gefährdet. Denn wie zahlreiche Statistiken von Krankenkassen und Gesundheitsorganisationen belegen: Frauen erkranken doppelt so häufig wie Männer an Depression. Die Zahlen sprechen eine erschreckend eindeutige Sprache:

- In Deutschland sind derzeit 5 Millionen Frauen von dieser Diagnose betroffen – und 2,8 Millionen Männer. Eine Auswertung der Gesundheitsreporte der gesetzlichen Krankenkassen durch die Bundespsychotherapeutenkammer für das Jahr 2010 zeigt, dass Depressionen in allen Altersgruppen vor allem Frauen treffen, wobei am häufigsten Frauen im mittleren Lebensalter, zwischen 30 und 50 Jahren, erkranken.

- Eine Studie des britischen *National Health Service* aus dem Jahr 2007 belegt, dass ein Viertel der Frauen zwischen 45 und 54 Jahren an einer seelischen Erkrankung leidet. Als Erklärung geben die britischen Forscher an, dass diese Frauen es als zunehmend schwierig empfinden, Beruf und Familie gleichermaßen gerecht zu werden. Sie seien unglücklicher als frühere Generationen, weil die Erwartungen, die andere an sie und sie selbst an sich haben, enorm gestiegen seien.

- Ein Report aus den USA beschäftigt sich mit dem Paradox des sinkenden weiblichen Glücks (*The paradox of declining female happiness*). Die Wissenschaftler werteten dafür sechs große internationale Studien aus und stellten fest: Obwohl sich das Leben der westlichen Frauen in den letzten drei bis vier Jahrzehnten objektiv deutlich verbessert hat, zeigen die Messungen, dass das subjektive Wohlbefinden der Frauen im Vergleich zu dem der Männer damit nicht Schritt halten konnte: In den vergangenen vier Jahrzehnten sind Frauen immer unglücklicher geworden.

- Eine schottische Studie mit 15-jährigen Mädchen zeigt einen erschreckenden Trend. Waren im Jahr 1987 »nur« 19 Prozent der Mädchen in dieser Altersgruppe an Depressionen oder Ängsten erkrankt, so stieg ihr Anteil bis zum Jahr 2006 auf 44 Prozent. Zum Vergleich: Die Erkrankungsrate der 15-jährigen Jungen lag bei 21 Prozent.

- Etwa zwei Drittel aller depressiven Patienten, die von Psychiatern behandelt werden, sind Frauen. Entsprechend nehmen auch mehr Frauen als Männer Medikamente gegen Depressionen ein. Frauen erhielten im Schnitt mit 10,5 Tagesrationen deutlich mehr Antidepressiva als Männer, die Medikamente für sechs Tage verschrieben bekamen.

Kann man aus diesen Zahlen schlussfolgern, dass Frauen besonders anfällig für seelische Störungen und Männer das psychisch robustere Geschlecht sind? Nein. Diese Schlussfolgerung ist eindeutig nicht zulässig. Denn: Psychische Störungen sind in der Bevölkerung annähernd gleich verteilt.

Sowohl Männer als auch Frauen erkranken gleichermaßen an Schizophrenie oder Psychosen. Und auch die schwerste Form der Depression, die bipolare Ausprägung, betrifft beide Geschlechter in ähnlichem Ausmaß. Wer an der bipolaren Depression erkrankt, erlebt nicht nur depressive, sondern auch manische Phasen. Typisch für manische Episoden sind im Gegensatz dazu ein übermäßiger Tatendrang, euphorische Stimmung, fehlendes Schlafbedürfnis und der Zwang, übermäßig viel Geld auszugeben.

Bipolare Depressionen, Schizophrenien und Psychosen treffen also beide Geschlechter gleichermaßen. Deutliche Geschlechtsunterschiede finden sich nur bei der sogenannten unipolaren Depression (auch Dysthymie genannt). Von ihr sind Frauen doppelt so häufig betroffen wie Männer. Diese Depressionsform ist gekennzeichnet durch Symptome wie

- verminderten Antrieb oder gesteigerte Müdigkeit,
- depressive Stimmung in einem ungewöhnlichen Ausmaß, die fast jeden Tag und mindestens über zwei Wochen hinweg auftritt,
- Verlust an Interessen, keinerlei Freude mehr an Tätigkeiten, die einem früher mal Spaß und Befriedigung gebracht haben,
- Verlust des Selbstvertrauens und des Selbstwertgefühls,
- Selbstvorwürfe und Selbstzweifel,
- Konzentrationsschwäche,
- Schlafstörungen,
- Appetitverlust oder gesteigerter Appetit.

Dass Frauen in erster Linie an der unipolaren Depression erkranken, ist eine Tatsache, die so gar nicht zu dem Bild passen will, das Frauen heute in der Gesellschaft abgeben. Sie sind doch die Tüchtigen, die Starken, die Widerstandsfähigen, die Problemlöserinnen, die Sorgenden. Sie sind doch für andere da, wenn diese sie brauchen, sie kümmern sich um Partner, Kinder, Freunde, Kollegen, alte Eltern, wenn diese Sorgen haben oder Unterstützung brauchen. Warum sind ausgerechnet sie, die doch so kompetent und stark wirken, so gefährdet?

Sucht man in der Fachliteratur nach den Ursachen für das hohe Depressionsrisiko von Frauen, stößt man auf die immer gleichen Erklärungen.

Verzerrte Diagnosen

Immer wieder äußern Experten Zweifel daran, ob Frauen wirklich depressiver sind als Männer. Sie glauben, dass die Diagnosen der Ärzte verzerrt sind. So ist beispielsweise auf der Internetseite des »Kompetenznetz Depression« zu lesen: »Frauen sprechen eher über ihre Ängste und Stimmungsschwankungen und werden eher als depressiv eingeordnet, während bei Männern oft organische Ursachen vermutet werden. Das unterschiedliche Verhalten der Geschlechter und das unterschiedliche Diagnoseverhalten der Ärzte spielen also möglicherweise eine Rolle.« In der Tat gibt es Hinweise darauf, dass diese Annahme nicht aus der Luft gegriffen ist. So kamen amerikanische Wissenschaftler in einer Untersuchung an über 23 000 Patienten zu dem Schluss, dass Mediziner überdurchschnittlich häufig depressive Erkrankungen bei Frauen diagnostizieren, während sie bei Männern entsprechende Symptome übersehen oder mit einer anderen Diagnose belegen. Tatsächlich machen es Männer den Ärzten oft schwer, die Anzeichen einer Depression rechtzeitig zu erkennen: Das als »stark« geltende Geschlecht will sich nicht schwach zeigen und neigt deshalb dazu, depressive Symptome zu verleugnen. Männer suchen erst dann einen Arzt auf, wenn sie ihm »handfeste« Symptome – wie Magenschmerzen, Herzbeschwerden oder Ähnliches – präsentieren können. Oder sie ertränken ihren Kummer in Alkohol oder verschaffen sich durch aggressives Verhalten Erleichterung vom seelischen Druck.

Frauen dagegen achten mehr auf ihre Befindlichkeit, unterdrücken »negative« Gefühle nicht, und es fällt ihnen leichter, darüber zu sprechen. Sie scheuen sich nicht, dem Arzt gegenüber ihre Ängste, ihre Niedergeschlagenheit oder andere seelische Probleme zu offenbaren. Und sie sind auch eher bereit psychotherapeutische Hilfe in Anspruch zu nehmen als Männer. Frauen, so nennen das die Experten, haben eine höhere »emotionale Expressivität« als Männer. Dazu kommt, dass Mediziner die Depression für eine eher weibliche Krankheit halten und Männer seltener nach Symptomen fragen, die typisch für eine Depression sind.

Hier soll angeblich ein altes Geschlechtsrollenstereotyp am Werk sein, wonach unter Medizinern die Frauen eher als schwach, ängstlich, sensibel und anfällig für Krankheiten gelten, während sie Männer eher als seelisch stabil und körperlich belastbar einschätzen. »Entsprechend wird bei Frauen auch schneller eine Depression diagnostiziert beziehungsweise werden Frauen schneller zu einer Fachperson verwiesen«, schreibt der Schweizer Psychologieprofessor Guy Bodenmann.

Sicher gibt es dieses unterschiedliche Krankheitsverhalten. Sicher neigen Männer dazu, Befindlichkeitsstörungen als körperliche Beschwerden zu maskieren. Und sicher sind Frauen aufmerksamer, was ihre seelischen Probleme angeht. Doch reicht diese Erklärung aus, um diese deutlich höheren Erkrankungsraten von Frauen zu erklären? Wohl kaum. Dieser Ansicht sind auch die meisten Depressionsexperten und verweisen deshalb gerne auf die biologischen Unterschiede zwischen Mann und Frau.

Die Rolle der Hormone

Schon immer wurde die stärkere Anfälligkeit von Frauen für seelische Probleme ihrem Körper zugeschrieben. So meinte im Jahr 1848 ein gewisser Thomas Coutts Morison: »Es herrscht Übereinstimmung darüber, dass die mentale Entfremdung häufiger unter Frauen vorkommt als unter Männern … weil in der Frau eine Bandbreite von Ursachen existiert, wie Störungen der Menstruation, Schwangerschaft, Niederkunft, Stillen, welche natürlich speziell für das Geschlecht sind.« Wer glaubt, dass sich die Zeiten inzwischen geändert haben und Frauen nicht mehr auf ihre Biologie reduziert werden, irrt, wie eine Äußerung des *National Institute of Mental Health* aus dem Jahr 2008 zeigt: »Die biologischen und hormonellen Veränderungen, die während der Pubertät passieren, sind für die hohen Depressionsraten unter adoleszenten Mädchen verantwortlich.« Auch das »Kompetenznetz Depression« macht die weibliche Biologie für das höhere Depressionsrisiko verantwortlich. Auf dessen Internetseite heißt es: »Der Geschlechterunterschied ist teilweise auch hormonell bedingt. So sind Frauen in Zeiten mit großen Hormonschwankungen anfälliger für eine Depression: vor der Menstruation oder nach einer Geburt. Beim prämenstruellen Syndrom treten depressive und dysphorische Symptome immer nur vor der Menstruation auf. Die Anfälligkeit scheint genetisch veranlagt zu sein und durch Umwelteinflüsse verstärkt zu werden.« Und weiter: »Viele Frauen leiden im Wochenbett an einer depressiven Verstimmung, doch meistens handelt es sich um eine kurzlebige Erscheinung, den ›Baby Blues‹. Erst wenn die Symptome über einen längeren Zeitraum andauern, handelt es sich um eine ernsthafte Wochenbettdepression.«

Auf einer anderen Internetseite zum Thema Depression (www.depressionen-depression.net) wird noch eine weitere Erklärung angeboten. Dort heißt es: »Die Forschung geht heute davon aus, dass die Neurotransmitter in unserem Gehirn unterschiedlich auf Stress- oder Sexualhormone reagieren. Zudem scheint tatsächlich eine höhere Vulnerabilität für Depressionen bei Frauen zu bestehen. Dies bedeutet, dass Frauen anfälliger für depressive Erkrankungen sind. Zudem scheint der unterschiedliche Hirnstoffwechsel einen Einfluss auf den Krankheitsverlauf und die Dauer zu haben. Und schließlich dürfte die genetisch begründete Reaktionsweise der Frauen auf Stress noch ein weiterer Faktor sein.« Auch der Depressionsforscher Ulrich Hegerl, Professor für Psychiatrie und Psychotherapie, macht das »hormonelle Chaos« in bestimmten Lebensabschnitten der Frau verantwortlich.

Hauptverantwortlich für die weibliche Depression sollen danach also die Geschlechtshormone sein. Sie beeinflussen nach Meinung vieler Experten vor allem in der Pubertät, nach der Geburt eines Kindes, vor dem Einsetzen der Menstruation oder in den Wechseljahren das seelische Wohlbefinden von Frauen. Lässt man sich auf diese Argumentation ein, findet man in der Fachliteratur zunächst durchaus einleuchtende Fakten.

Pubertät: Die Phase der Pubertät scheint ein wichtiger Wendepunkt für die weibliche Gesundheit zu sein. So ist vielfach belegt, dass die Geschlechtsunterschiede im Auftreten depressiver Störungen zum ersten Mal in der Pubertät zu beobachten sind. Vor der Adoleszenz haben Jungen die größeren psychischen Auffälligkeiten: Verhaltensprobleme, Sprachschwierigkeiten, Autismus und Asperger, ADHS, Bettnässen und Einkoten sind Störungen, die vor allem bei Jungen beobachtet werden. Auch Depressionen treten vor der Pubertät beim männlichen Geschlecht häufiger auf als bei Mädchen. Nach der Pubertät allerdings dreht sich das Verhältnis um: Nun sind es die Mädchen, die deutlich häufiger unter Depressionen leiden. Das bestätigt neben vielen anderen auch eine Studie, die der Psychologe Nicholas Allen an der University of Melbourne durchgeführt hat: »Bei Kindern sind klinische Depressionen höchst selten. In der Adoleszenz aber, vor allem im Alter von 12 bis 14 Jahren, finden wir eine drastische Häufung. Rund 20 Prozent der jetzt 18- bis 19-Jährigen in unserer Studie haben mindestens eine Episode durchlebt.« Wie Allen feststellt, decken sich seine Ergebnisse mit denen anderer Forscher. Er zieht daraus die Schlussfolgerung: »In einer Zeitspanne von wenigen Jahren geschieht etwas, das viele junge Menschen anfällig für Depression macht.« Im Alter von rund 16 Jahren, so Allen, ist »die doppelte Häufigkeit der Depression bei Frauen bereits erreicht.«

Was aber geschieht in dieser besagten Zeitspanne? Anders als viele seiner Kollegen erliegt Nicholas Allen nicht der Versuchung, die dramatischen Veränderungen in der Pubertät ausschließlich auf die hormonellen Vorgänge im jugendlichen weiblichen Körper zurückzuführen. Er sieht eine wesentliche Ursache im Familienklima: »Wir wissen jetzt: Je stärker das Zusammenleben von Konflikten geprägt ist und je weniger emotionale Wärme, positive Haltung und Unterstützung vorhanden sind, desto eher finden wir klinische Depression.«

Hier taucht ein erster Hinweis darauf auf, dass Depression beim weiblichen Geschlecht im weitesten Sinn mit *Beziehungsstörungen* zu tun haben kann. Mädchen scheinen mehr als heranwachsende junge Männer auf gute, enge Beziehungen angewiesen zu sein, sie reagieren sensibler auf Schwierigkeiten in nahen Beziehungen.

Andere Forscher weisen darauf hin, dass die körperlichen Veränderungen in der Pubertät eine Rolle spielen könnten: In diesem Alter beginnen Mädchen, ihr Aussehen mit den veröffentlichten Bildern zu vergleichen, was zu Körperunzufriedenheit und Essstörungen führen kann. Und auch der tatsächlich ausgeübte oder vermeintliche Zwang von Eltern und Gesellschaft, die weibliche Geschlechtsrolle übernehmen zu müssen, mag ein Grund sein, warum Mädchen in der Pubertät häufiger depressive Reaktionen zeigen als Jungen.

Schwangerschaft und Geburt: Viele Frauen erleben nach der Geburt eines Kindes den sogenannten Baby Blues. Schätzungsweise 50 bis 80 Prozent aller jungen Mütter sind davon betroffen. Beim Baby Blues handelt es sich normalerweise um eine leichte depressive Verstimmung, die meist wenige Tage nach der Entbindung einer Frau die Freude an allem, auch am Kind, nimmt. Meist verschwindet dieser Grauschleier nach etwa zwei Wochen wieder.

Einige junge Mütter sind allerdings schwerer betroffen, sie gleiten in eine tiefe Depression, die mehrere Wochen oder gar Monate anhalten kann. Oftmals waren diese Frauen bereits vor der Geburt ihres Kindes zu irgendeinem Zeitpunkt ihres Lebens depressiv.

Auch für den Baby Blues machen Mediziner die Hormone verantwortlich: Die nach einer Geburt starken Veränderungen im Hormonspiegel scheinen ihnen das Stimmungstief erklären zu können. So verringert sich einige Stunden nach der Geburt die Konzentration der zwei wichtigsten Schwangerschaftshormone Östrogen und Progesteron, auch die Werte des Schilddrüsenhormons sinken. Diese dramatischen Veränderungen muss der weibliche Körper verkraften, was natürlich nicht ohne Folgen bleibt. Doch einen klaren Beleg für diese Hypothese gibt es nicht, ein eindeutiger Zusammenhang zwischen Hormonstatus und Depression konnte bislang nicht gefunden werden. Zwar weiß man, dass Hormone einen Einfluss darauf haben, wie Neurotransmitter vom Nervensystem genutzt werden. Neurotransmitter sind Chemikalien im Gehirn und im Nervensystem, die unsere Stimmung beeinflussen. Die Geschlechtshormone Östrogen, Progesteron und auch das Schilddrüsenhormon haben einen Einfluss auf die Neurotransmitter Serotonin, Dopamin und Noradrenalin – und diese wiederum spielen eine bedeutende Rolle bei der Entstehung der Depression.

Für den kurz andauernden Baby Blues nach einer Geburt mag der Hormonzyklus wirklich verantwortlich sein – aber es reicht nicht als Erklärung dafür, warum manche junge Mütter ernsthaft depressiv erkranken. Schlimmer noch: Diese Erklärung reduziert Frauen auf unzulässige Weise auf ihre Biologie. Die Verfechter der Hormonthese vernachlässigen die sozialen Umstände, in denen eine schwangere Frau und später die junge Mutter lebt. Es spielt eine große Rolle, ob sich die werdende Mutter auf ihr Kind freuen kann, ob sie schon einmal abgetrieben hat, ob sie vom

Kindsvater im Stich gelassen wird oder ob die Schwangerschaft bei ihm auf Ablehnung stößt und sie das Gefühl hat, für das Kind ganz allein verantwortlich zu sein. Dass die Partnerbeziehung, in der eine werdende Mutter lebt, von großer Bedeutung ist, konnten Wissenschaftler in einer Studie nachweisen: Jene Mütter, die nach der Geburt eine Depression entwickelten, hatten Beziehungen zu Männern, die ihnen emotional kühl und indifferent erschienen.

Die Psychoanalytikerin Marianne Leuzinger-Bohleber, Direktorin des Sigmund-Freud-Instituts in Frankfurt am Main, schließt den Einfluss hormoneller Veränderungen auf den Baby Blues nicht aus, meint aber: »Auch Umweltfaktoren wie die Vereinzelung der jungen Mütter, die fehlende Großfamilienstruktur und schwache Bindungsstrukturen haben Einfluss auf die Entwicklung einer Depression nach der Geburt eines Kindes.«

Wieder wird deutlich: Auch ein Baby Blues kann durch starken Stress und durch belastende Beziehungserfahrungen ausgelöst werden.

Prämenstruelles Syndrom (PMS): Schätzungsweise drei von vier Frauen leiden Monat für Monat unter dem prämenstruellen Syndrom. Sie klagen über heftige Kopf- oder Bauchschmerzen, sind extrem gereizt, schnell aus der Ruhe zu bringen und viele überkommt das »große Heulen«. Von ihrer Umgebung, meist den männlichen Partnern, werden sie dann als »zickig« wahrgenommen oder als zeitweise nicht ganz zurechnungsfähig. Dies führt dazu, dass Frauen selbst glauben, in den Tagen vor den Tagen eine andere zu sein – eine Frau, die sie nicht sein wollen, die ihnen schwach und ausgeliefert erscheint. Und obwohl die Symptome nach Einsetzen der Periode schnell wieder verschwinden, sind die meisten Frauen bereit, die Hormone für ihren belastenden emotionalen Zustand verantwortlich zu machen.

Wie beim Baby Blues spielen sicherlich auch beim prämenstruellen Syndrom die Hormone eine Rolle. Aber auch hier können hormonelle Veränderungen nicht alleine das höhere Depressionsrisiko von Frauen erklären. Die Ausprägung des PMS hängt ebenfalls vom sozialen Umfeld, vor allem von der Qualität naher Beziehungen ab. In den Tagen vor den Tagen sind Frauen sensibler und empfindlicher – und diese verstärkte Achtsamkeit lässt sie vorhandene Beziehungsschwierigkeiten und Sorgen intensiver wahrnehmen. Möglicherweise gelingt es ihnen zu anderen Zeiten, ihr Unbehagen besser zu kontrollieren und sich abzulenken. Doch wenn sie durch die hormonellen Vorgänge im Vorfeld der Menstruation emotional geschwächt sind, bringen sie die Kraft nicht mehr auf, sich über Missstände in ihrem Umfeld oder über ihr Unglücklichsein zu täuschen. Ist das Umfeld jedoch positiv, dann können sie die körperlichen und seelischen Veränderungen besser akzeptieren, und die Tage vor den Tagen haben dann keine längerfristigen seelischen Auswirkungen. So waren in einer Untersuchung mit 150 verheirateten Frauen prämenstruelle Symptome deutlich seltener oder schwächer ausgeprägt, wenn die Frauen ihre Ehe als »glücklich« bezeichneten. Und auch in lesbischen Beziehungen empfinden Frauen die Tage vor den Tagen als nicht so belastend und stimmungsverändernd wie dies Frauen in unglücklichen Partnerschaften tun (siehe Kapitel »Lesbische Liebe – Mehr Verständnis, weniger Stress«).

Beim prämenstruellen Syndrom handelt es sich um ein psychosomatisches Phänomen: Körperliche Vorgänge – hier Hormonschwankungen – beeinflussen das seelische Befinden. Aber die Stärke und Dauer dieser Beeinflussung hängt vom seelischen Stress ab, den eine Frau tagtäglich in ihrem Leben bewältigen muss.

Menopause: Frauen, die in die Wechseljahre kommen, berichten häufig von depressiven Verstimmungen. Und auch hier meinen

Mediziner einen Zusammenhang zwischen den hormonellen Veränderungen in dieser Lebensphase und der weiblichen Depression herstellen zu können. Wie aber ist zu erklären, dass nicht jede Frau, die in die Wechseljahre kommt, depressiv erkrankt? Wie eine Studie zeigt, bewältigt über ein Drittel aller Frauen das Älterwerden ohne größere körperliche oder seelische Einbrüche, weil sie bewusst gegensteuern. Sie treiben Sport, ernähren sich vernünftig, rauchen nicht. Ein weiteres Drittel der Frauen über 50 ignoriert die Wechseljahre einfach. Sie leben nicht sonderlich gesundheitsbewusst und sie machen sich nicht allzu viele Gedanken über die Veränderungen, die das Älterwerden so mit sich bringt. Im Gegenteil: Sie erleben das Ende ihrer »aktiven Weiblichkeit« als Befreiung. Oft sehen sie nun für sich eine Chance, befreit von der Sorge für die Familie, noch einmal richtig durchzustarten.

Nur ein Drittel scheint tatsächlich unter den Wechseljahrsbeschwerden zu leiden. Diese Frauen registrieren jede körperliche Veränderung und jedes Unwohlsein und nehmen häufig Medikamente oder Hormonpräparate. Vor allem Frauen, die sich jahrzehntelang nur über ihre Familie und Kinder definiert haben, fallen häufig in ein tiefes Loch. Nach dem Auszug der Kinder wissen sie oft nicht, welchen Sinn ihr Leben noch hat. Sie leiden am Empty-Nest-Syndrom. Der Auszug der erwachsenen Kinder aus dem Elternhaus fällt zeitlich häufig mit dem Beginn der Wechseljahre zusammen. Ebenso gibt es in dieser Phase oft weitere Stresssituationen: Die alten Eltern werden hilfs- und pflegebedürftig, die Frau selbst oder der Partner muss gesundheitliche Einschränkungen verkraften, möglicherweise gibt es mit dem Ende der Berufstätigkeit auch finanzielle Probleme. Betrachtet man die Situation von Frauen in der Menopause, dürfen die sozialen Umstände nicht vernachlässigt werden: Neben dem Bildungsniveau und dem sozioökonomischen Status beeinflussen vor allem zwei Faktoren den Umgang mit den Wechseljahren.

1. *Das Rollenverständnis:* Berufstätigkeit hat sich in vielen Studien als ein Schutzfaktor herausgestellt. Frauen, die aus der traditionellen Rolle ausbrechen und damit weniger abhängig von den Zuwendungen durch den Partner und die Kinder sind, werden mit den Wechseljahren besser fertig als Frauen mit traditionell weiblichem Rollenverhalten.

2. *Die Rolle der Gesellschaft:* Wie Frauen mit den Wechseljahren umgehen, hängt auch davon ab, wie die Gesellschaft der älter werdenden Frau begegnet. Isabella Heuser, Professorin für Psychiatrie an der Berliner Charité, beobachtet seit langem, dass gerade die Altersgruppe der 40- bis 60-jährigen Frauen stark depressionsgefährdet ist, weil die Gesellschaft diesen Frauen mit Ignoranz begegnet. »Diese Frauen … beklagen immer wieder das Gleiche: Mit zunehmendem Alter erfahren sie – ganz im Gegensatz zu Männern – weniger Anerkennung, weniger Beachtung und das in allen Bereichen der Gesellschaft. Und das scheint unabhängig davon zu sein, wie erfolgreich sie bisher gewesen sind: in der Familie oder im Beruf oder in beidem sogar! Das ist eine ungeheure psychische Belastung, das kann depressiv machen.« Zwar räumt Isabella Heuser ein, dass hormonelle Veränderungen eine gewisse Rolle spielen, sie ist aber überzeugt, dass die Depression »auch ein Resultat der vielfältigen Belastungen (ist), denen Frauen ein Leben lang ausgesetzt sind.« Selbst die Experten des »Kompetenznetzes Depression« müssen auf der bereits erwähnten Internetseite einräumen: »Ob Frauen während oder nach der Menopause (Wechseljahre) anfälliger für eine Depression sind, ließ sich bis jetzt nicht abschließend klären.«

*

Fasst man den Erkenntnisstand zum Thema »Hormone und weibliche Depression« zusammen, dann muss man feststellen: Es gibt keine überzeugenden Belege für den Zusammenhang zwischen hormonellen Veränderungen in Pubertät, Schwangerschaft, in den Tagen vor den Tagen, in den Wechseljahren und der Entstehung einer depressiven Erkrankung. Schwankungen im weiblichen Hormonhaushalt sind normal und können zu Befindlichkeitsstörungen führen. Diese sind aber meist kurzfristiger Natur und wachsen sich nur dann zu einer handfesten Depression aus, wenn andere Faktoren hinzukommen. Die sozialen Lebensumstände einer Frau, ihre Beziehungserfahrungen und ihre Alltagsbelastung dürfen nicht außer Acht gelassen werden. Frauen sind nicht per se durch ihren Hormonhaushalt das biologisch schwache Geschlecht. Die Biologie der Frau ist, wenn überhaupt, nur ein Puzzlesteinchen im Ursachenbild der weiblichen Depression.

Sind es die Gene?

Fragt man nach den Ursachen der Depression, bekommt man von der Wissenschaft in jüngster Zeit nicht nur den Hinweis auf die angeblich wichtige Rolle weiblicher Hormone, sondern erfährt auch von einer weiteren möglichen biologischen Ursache: dem Depressionsgen. Dieses soll verantwortlich dafür sein, dass ein Mensch unter besonders belastenden Lebensumständen eine Depression entwickelt. Tatsächlich kommt Depression gehäuft in Familien vor und das Risiko zu erkranken ist größer, wenn bereits ein Elternteil oder ein Geschwister erkrankt ist. Doch was für Hormone gilt, gilt auch für Gene: Das genetische Risiko erklärt nur einen Teil der Geschichte. Genetische Faktoren sind höchstens für ein Drittel der Erkrankung zuständig. Die anderen zwei Drittel sind auf andere Einflüsse zurückzuführen.

Ob eine Frau mit genetischem Risiko auch wirklich depressiv wird, hängt davon ab, was in ihrem Leben geschieht. Fast jeder,

der depressiv erkrankt, hat ein ernsthaftes Stresserlebnis hinter sich. Frauen mit einem genetischen Risiko für Depression reagieren möglicherweise auf der biologischen Ebene stärker auf Stress, und diese Reaktion mag eine Rolle spielen bei der Erkrankung. Ist vom genetischen Einfluss auf die Entstehung einer Depression die Rede, muss also unbedingt danach gefragt werden, welche Umstände die Gene »anschalten«. Die Psychoanalytikerin Marianne Leuzinger-Bohleber meint dazu: »Sicher kann man eine genetische Komponente nicht leugnen. Aber die Frage ist doch: Wann entfalten diese Gene ihre Wirkung? Verursachen biologische Prozesse die Depression – oder ist es nicht eher umgekehrt? Verändern nicht chronische Depressionen auch neurobiologische Prozesse? Veranlagung alleine erklärt die Entstehung von Depressionen nicht. Immer spielen Umweltfaktoren eine wichtige Rolle. Monokausale Erklärungen greifen zu kurz.«

Vor allem Art und Qualität zwischenmenschlicher Beziehungen scheinen einen starken Einfluss darauf zu haben, ob eine genetische Vorbelastung zu einer Depression führt. Der Arzt und Psychotherapeut Joachim Bauer weist darauf hin, dass »Bedrohung, Überforderung, insbesondere aber Gefährdung oder Entzug bedeutsamer Beziehungen« zahlreiche Gene aktivieren können, die dann die Stressreaktion des Körpers in Gang setzen. So belegen Studien, wie Bauer erklärt, »dass das erstmalige Auftreten einer depressiven Phase im Leben eines Menschen fast immer durch ein schweres Belastungs- oder Verlustereignis ausgelöst wird.« Diese Stresserfahrungen aktivieren bestimmte Gene, erst dadurch wächst das Erkrankungsrisiko und auch das Risiko für Rückfälle und für die Chronifizierung der Depression, wie Bauer ausführt: »Weitere, nach einer ersten Phase auftretende depressive Episoden werden dann möglicherweise durch harmlose Belastungsereignisse ausgelöst. Am Ende kann es sogar ohne konkreten Auslöser zu depressiven Erkrankungen kommen. Dies ist ein weiteres Beispiel dafür, wie einmalige Genaktivierungen einen biologischen ›Fingerabdruck‹ hinterlassen können.«

Typisch Frau

Neben den Hinweisen auf biologische oder genetische Faktoren taucht in der Literatur noch regelmäßig eine weitere Erklärung auf: Das höhere Depressionsrisiko von Frauen liegt demnach in ihrer Persönlichkeit begründet. Und hier werden vor allem folgende, angeblich »typische« Eigenschaften von Frauen genannt:

- ihr Attributionsstil,
- ihr mangelndes Vertrauen in die eigene Selbstwirksamkeit,
- ihre Neigung zum Grübeln.

Der besondere »Attributionsstil« von Frauen: Wenn einem etwas Schlimmes zustößt, fragt man ganz automatisch nach dem »Warum«: Warum bin ich krank geworden? Warum hat mich mein Partner verlassen? Warum habe ich den Job verloren? Warum hatte ich diesen Unfall? Welche Antworten man sich auf diese Fragen gibt, hängt vom eigenen Denkstil ab, also von der Art und Weise, wie man auf die Welt blickt. Wie man Geschehnisse interpretiert und was man von sich selbst hält, ist von großer Bedeutung bei der Entwicklung von seelischer Widerstandsfähigkeit (die Psychologie spricht von »Resilienz«). Passiert etwas Unvorhergesehenes, Erschütterndes, neigen viele Menschen meist zu mentalen Abkürzungen. Um die Ursachen herauszufinden, um eine Erklärung für das Geschehen zu finden, bilden sie sehr schnell – oft zu schnell – Annahmen über sich und die Welt.

Depressive Menschen neigen nun noch mehr als andere zu diesen mentalen Abkürzungen – und werden von ihnen häufig in die Irre geführt. Sie verfangen sich in der »kognitiven Triade der Depression«, wie es Aaron Beck, der Begründer der Kognitiven Verhaltenstherapie, genannt hat. Das heißt: Sie personalisieren, sie generalisieren, sie katastrophisieren. Wer diese drei Denkstile anwendet, glaubt automatisch, dass er selbst das Problem verursacht hat, dass es andauern wird und unveränderbar ist und dass auch andere Bereiche seines Lebens davon betroffen sein werden. Er wertet die Krise, in die er geraten ist, als persönliches Versagen, glaubt, dass es an seinen mangelnden Fähigkeiten liegt und dass er auch in Zukunft vom Pech verfolgt sein wird. Wer ein berufliches Projekt in den Sand gesetzt hat, sagt sich dann zum Beispiel: »Das war eine dumme Idee von mir, ich war ein Idiot zu denken, dass ich mich selbstständig und etwas aus meinem Leben machen kann. Mir wird nie wieder etwas gelingen.« Nicht depressive Menschen pflegen dagegen einen optimistischeren Erklärungsstil. Im Fall des gescheiterten beruflichen Projektes würden sie wahrscheinlich denken: »Die Idee war gut. Es war Pech, dass in der Nähe ein ähnlicher Laden aufgemacht hat. Ich sollte die Idee an anderer Stelle verwirklichen.« Eine unbestrittene Erkenntnis der Depressionsforschung lautet: Menschen, die kognitiv flexibel reagieren und in keine der genannten Denkfallen geraten, sind vor Depressionen geschützt.

Nun aber wird behauptet, dass die »kognitive Triade« bei Frauen häufiger anzutreffen sei als bei Männern. Weil ihr Selbstwert, so die Erklärung der Wissenschaftler, stark von anderen Menschen und deren Anerkennung abhängt, neigen sie dazu, sich selbst abzuwerten, anderen und der Zukunft zu misstrauen. Frauen haben nach dieser Erklärung eine abhängige Persönlichkeitsstruktur, ziehen ihren Selbstwert aus zwischenmenschlichen Beziehungen und haben ein großes Bedürfnis nach sicheren Bindungen und sozialer Unterstützung. Belastende zwischenmenschliche Ereignisse haben deshalb bei Frauen eine stärkere depressionsauslösende Wirkung, weil sie sich sehr viel mehr Gedanken darüber machen und sich schnell in die Verantwortung nehmen. Männer dagegen besitzen eine autonomere Persönlichkeit, die sie unabhängiger von anderen, deren Verhalten und deren Meinungen macht.

Frauen, so die Annahme der Depressionsforschung, neigen zu einem Denk- und Attributionsstil, der sie dazu verleitet, sich schnell und bereitwillig in die Verantwortung zu nehmen und in die Falle der kognitiven Triade zu geraten. Der Psychologe Guy Bodenmann von der Universität Fribourg hat mit Paaren eine Studie durchgeführt, welche die unterschiedlichen Denkstile der Geschlechter bestätigt:

70 Paaren wurde gesagt, sie würden an einem »Paar-Intelligenztest« teilnehmen. In Wirklichkeit handelte es sich jedoch um einen Test, der den Umgang mit Stress messen sollte. Das Paar bearbeitete getrennt voneinander einen angeblichen Intelligenztest. Über eine Gegensprechanlage konnten sie sich über die Aufgaben austauschen. Um Botschaften senden und empfangen zu können, mussten sie einen Code eingeben. Wenn einer der Partner dreimal hintereinander die Gegensprechanlage falsch bediente, wurde der Test abgebrochen. An dieser Stelle hatten die Forscher aber Fehlerquellen eingebaut. Die Versuchsleiter manipulierten die Fehlerleistung und wiesen einmal der Frau, einmal dem Mann die angebliche Schuld am Testabbruch zu. Wie reagierten die Teilnehmer auf ihren angeblichen Misserfolg? Wie veränderte sich ihre Befindlichkeit?

Vor der Testphase unterschieden sich Männer und Frauen in ihren Stimmungswerten nicht. Doch bereits während des Tests erlebten sich die Frauen als deutlich deprimierter – ein Unterschied, der auch nach dem Ende des Tests und dem Misserfolg stark ausgeprägt war. Diesen Geschlechterunterschied führten Bodenmann und sein Team auf den unterschiedlichen kognitiven Verarbeitungsstil von Männern und Frauen zurück. So war es den Frauen sehr wichtig, den Partner im Test nicht zu blamieren, während die Männer das Ziel verfolgten, sich selbst in gutem Licht darzustellen und die eigene Blamage zu vermeiden. Durch ihre Orientierung am Partner setzten sich die Frauen aber sehr viel mehr unter Stress.

Ein weiterer Unterschied: Gefragt, wie sie ihren Misserfolg im Test begründen, nannten Frauen ihre »Ungeschicklichkeit« und ihre »Unfähigkeit, mit technischen Geräten umzugehen«. Lag der Misserfolg in der Verantwortung der Männer, dann erklärten diese, Schuld sei ihre Tagesverfassung, sie hätten sich nicht genug angestrengt, oder sie gaben der Partnerin die Schuld: Sie sei zu ungeschickt oder einfach zu dumm in technischen Angelegenheiten.

Dieses Experiment zeigt, dass Frauen in Stresssituationen für sie ungünstig reagieren. Sie übernehmen die Verantwortung, auch wenn sie gar keine haben und machen sich selbst Vorwürfe. Diese Beobachtung ist nicht von der Hand zu weisen – aber sie ist nicht die ganze Wahrheit. Was die Forscher nämlich außer Acht lassen ist die Frage, *warum* Frauen sich so verhalten. Hätten sie nicht nur das fehlende Selbstwertgefühl und die mangelnde Autonomie der Frauen im Blick, würden sie möglicherweise feststellen, dass Frauen gute Gründe haben, sich in Stresssituationen eher auf ihr Gegenüber einzustellen.

Das weibliche Geschlecht besitzt ein anderes Stressbewältigungsmuster als das männliche, und das bewirkt, dass sie nicht »flüchten oder kämpfen« wie Männer das tun, sondern dass sie ihre Aufmerksamkeit auf funktionierende positive Beziehungen legen – und bereit sind, dafür eine Menge zu tun. Frauen sind nicht per se das abhängige, das bedürftige, das angepasste Geschlecht das »autonome Selbst« der Männer ist dem »Beziehungsselbst« der Frauen nicht grundsätzlich überlegen. Es ist daher oft fatal, wenn Frauen sich mit aller Kraft um mehr Autonomie bemühen und versuchen, ihr Bedürfnis nach verlässlichen Beziehungen nicht überzubewerten. Denn wie zu zeigen sein wird, ist es weniger ihre Orientierung auf Beziehungen, die Frauen depressiv werden lässt – von größerer Bedeutung sind die Erfahrungen, die sie in den für sie so wichtigen Beziehungen machen und dass sie erleben müssen, dass ihr Wunsch nach Nähe und Intimität ihnen als Abhängigkeit und Unselbstständigkeit ausgelegt wird.

Frauen fehlt das Vertrauen in die eigene Selbstwirksamkeit: Ein weiteres, angeblich typisch weibliches Phänomen soll ebenfalls für die Depressionsanfälligkeit von Frauen verantwortlich sein: Ihr mangelndes Vertrauen in die eigene Selbstwirksamkeit. Wer Selbstwirksamkeit besitzt, der glaubt daran, seine Ziele aus eigener Kraft erreichen und Situationen durch eigenes Handeln beeinflussen zu können. Das Ausmaß der Selbstwirksamkeit beeinflusst, wie motiviert und überzeugt man an Aufgaben und Herausforderungen herangeht. Menschen mit einer hohen Selbstwirksamkeit nähern sich einer Herausforderung oder schwierigen Aufgabe mit der Haltung »Das schaffe ich schon«. Sie versinken nicht in Hoffnungs- und Hilflosigkeit, sondern sind überzeugt, dass sie sowohl Dinge in der äußeren Welt beeinflussen (externale Selbstwirksamkeit) als auch ihre innere Welt, ihre Gefühle, kontrollieren können (internale Selbstwirksamkeit).

Diese Fähigkeit ist aus zwei Gründen von großer Wichtigkeit. Wer glaubt, sein Leben und die Lebensumstände unter Kontrolle zu haben, geht grundsätzlich zuversichtlicher durch den Tag als jemand, der sich als hilflos und beeinflussbar empfindet. Und wenn eine Person daran glaubt, dass sie auch mit schwierigen Situationen fertig werden kann, dann wird sie Herausforderungen tatsächlich unbeschadeter überstehen als jemand, der von sich selbst in dieser Hinsicht weniger erwartet.

Frauen verfügen in der Tat oft über wenig Vertrauen in die eigene Handlungsfähigkeit. Das Gefühl der Hilf- und Hoffnungslosigkeit beherrscht sie häufiger als Männer, weshalb Experten manchmal von der weiblichen Depression als der »Hoffnungslosigkeitsdepression« sprechen. Diese entsteht, wenn ein angestrebtes wichtiges Ziel nicht erreicht werden kann oder wenn man glaubt, dass etwas Schlimmes passieren wird und man selbst keine Möglichkeiten besitzt, auf diese erwarteten negativen Entwicklungen Einfluss zu nehmen. Müssen Frauen häufig die Erfahrung machen, dass sie wichtige Ereignisse nicht kontrollieren und bedeutsame Beziehungen nicht aktiv gestalten können, fühlen sie sich ausgeliefert und inkompetent. Sie glauben nicht mehr an ihre eigenen Fähigkeiten und Kompetenzen und fühlen sich wertlos. Sie grübeln dann über ihr Versagen, versinken in ihren Sorgen und sehen oft keinen Ausweg mehr. Sie werden depressiv.

Das Gefühl »Alles hat keinen Sinn«, »Ich kann gar nichts machen, ich bin hilflos« ist typisch für alle depressiv Erkrankten. »Erlernte Hilflosigkeit«, so der Sozialpsychologe Martin Seligman, ist ein wichtiges Merkmal der Depression. Sie entsteht, »wenn ein Individuum lernt, dass seine Reaktionen unabhängig von Verstärkungen sind; insofern legt das Modell nahe, als Ursache für Depression die Überzeugung anzusehen, dass Reagieren zwecklos ist.« Aufgrund von negativen Erfahrungen entsteht der Eindruck, keinerlei Kontrolle über eine Situation oder über Menschen zu haben. Alle Menschen, die lang andauernd dieses Gefühl der Ohnmacht erleben, haben ein hohes Risiko, depressiv zu werden.

Es ist nicht von der Hand zu weisen, dass Frauen häufiger als Männer das Gefühl der Hilflosigkeit überfällt und dass sie glauben, keinen Einfluss auf Situationen oder Menschen zu haben. Doch auch dieser Geschlechterunterschied ist nicht auf die Persönlichkeit von Frauen zurückzuführen. Wie Seligman gezeigt hat, wird Hilflosigkeit *erlernt* – und Frauen scheinen mehr einschlägige Lernerfahrungen machen zu müssen. Wie die Wissenschaftlerin Susan A. Hurst in Gesprächen mit depressiven Frauen herausfand, fühlten sich alle von wichtigen Personen in ihrem Leben respektlos behandelt und im Stich gelassen. Das führte bei den Frauen zu dem Gefühl, dass es niemanden gab, der sich um sie und ihre Probleme kümmerte. Sie glaubten, keinerlei Kontrolle über ihr Leben mehr zu haben. Aufgrund des bisher Erlebten fürchteten sie, dass nichts ihre Situation zum Besseren verändern kann. Diese Frauen fühlten sich völlig demoralisiert. Hier klingt erneut an, wie wichtig Beziehungen im Leben von Frauen sind und wie deren Vorhandensein und deren Qualität Einfluss nimmt auf die seelische Gesundheit.

Frauen grübeln zu viel: Übereinstimmend taucht in der Literatur zum Thema »Frauen und Depression« der Hinweis auf, dass Frauen mit negativen Ereignissen und Gefühlen selbstwertschädlich umgehen: Sie neigen zum Grübeln. Grübeln aber kann ein direkter Weg in die Depression sein.

Die amerikanische Psychologin Susan Nolen-Hoeksema erforscht seit über 20 Jahren den Zusammenhang von Grübeln und Depression und stellt immer wieder fest: Frauen grübeln deutlich mehr als Männer. Sie machen sich zu viele Gedanken über sich und ihr Leben. Vor allem wenn ihnen etwas nicht gelungen ist oder sie einen Fehler gemacht haben, quälen sie sich mit typischen Grübeleien wie »Warum bringe ich nur nichts auf die Reihe?«, »Warum schaffe ich es nicht, mein Leben besser in den Griff zu bekommen?«, »Warum nur ist mir dieser Fehler unterlaufen?«, »Warum gelingt anderen das Leben besser?«.

Frauen denken aber nicht nur unentwegt darüber nach, was ihnen passiert ist oder was sie angeblich falsch gemacht haben, sie grübeln auch deutlich mehr über die Probleme anderer Menschen. Sie sorgen sich um das Kind, das in der Schule gemobbt wird, und fragen sich, ob sie daran schuld sind, weil sie nicht genug Zeit mit Sohn oder Tochter verbringen; sie sorgen sich um den Gesundheitszustand der alten Eltern und grübeln, was werden soll, wenn diese mal nicht mehr selbstständig leben können; sie sorgen sich um die Freundin, die in ihrer Ehe unglücklich ist. Das alles fördert nicht die Stimmung. Grübeln macht niedergeschlagen – und diese Niedergeschlagenheit kann unter Umständen in eine Depression umschlagen. Vor allem wenn Frauen aus Stresssituationen nicht mehr herausfinden, sind sie in Gefahr.

Ein kleines, eher banales Beispiel verdeutlicht, wie man durch Grübeln in die Stressfalle geraten kann: Eine Mutter sieht, wie ihr Kind seinem Ball nachläuft, auf die Straße gerät, stolpert und hinfällt. Gleichzeitig nimmt sie aus den Augenwinkeln ein Auto wahr. Sie erschrickt fürchterlich, ihr Gehirn empfängt das Signal: »Gefahr!« und schüttet eine Kaskade an Stresshormonen aus, unter anderem die Hormone Kortisol und Adrenalin. Reaktionsschnell rennt die Mutter zu ihrem Kind und zerrt es gerade noch rechtzeitig von der Straße – Gefahr gebannt, die Situation ist unter Kontrolle. Die Mutter entspannt sich. Normalerweise. Denn nun kann es passieren, dass sie sich von der Vorstellung, wie gefährlich die Situation für ihr Kind gewesen ist, nicht lösen kann. Dann macht sie sich Vorwürfe und ihre Gedanken kreisen ständig um das Geschehene: »Ich hätte besser aufpassen müssen. Wenn dem Kind etwas zugestoßen wäre! Ich bin keine gute Mutter.« Kann sie diese Gedanken nicht stoppen, bleibt ihr Körper in der Stressreaktion hängen, die Stresshormone bleiben auf hohem Niveau. Hält diese Grübelei an, ist eine depressive Verstimmung, wenn nicht gar eine Depression mit Krankheitswert eine mögliche Folge.

Dass depressive Menschen aus einer anfangs notwendigen und verständlichen Stressreaktion nicht mehr herausfinden, also Stress nicht angemessen verarbeiten, belegen Studien: Danach haben depressiv Erkrankte einen erhöhten Spiegel des Stresshormons Kortisol im Blut, was auf eine schlechte Stressverarbeitung hinweist. Während sich der Kortisolspiegel bei gesunden Menschen nach einer stressigen Situation immer wieder normalisiert, herrscht im Gehirn von Depressiven eine Art Daueralarm.

In den meisten Veröffentlichungen wird der Eindruck erweckt, dass das viele Grübeln ein Fehler, eine Macke der Frauen sei, die sie mit geeignetem Training abstellen könnten. Doch damit tut man Frauen Unrecht. Denn wenn man genau nachfragt, worüber sie sich Gedanken machen, kommt man nicht umhin festzustellen: Frauen haben tatsächlich sehr viel mehr Grund zum Grübeln als Männer, weil es in ihrem Leben mehr Anlässe zur Sorge gibt. Zudem können sie nicht wegsehen, wenn sie merken, dass jemand Hilfe, Zuwendung und Unterstützung benötigt. Sie können nicht wegsehen, wenn die Kinder Ärger in der Schule haben, ein Elternteil pflegebedürftig wird, ein Freund in eine persönliche Krise gerät, die Nachbarin Unterstützung benötigt oder der Partner Ärger im Beruf hat. Frauen haben längere soziale Antennen als Männer, sensibel nehmen sie Leid und Nöte anderer wahr. Die Sorgen der Mitmenschen werden schnell zu ihren Sorgen. Zudem leisten sie »Beziehungsarbeit«. Das Motto »Ich will, dass es dir/euch gut geht!« prägt ihr Handeln. Sie fühlen sich für das Klima in Partnerschaft und Familie und für das Wohl der anderen zuständig.

Berücksichtigt man dann noch, dass Frauen aufgrund ihrer Lernerfahrungen weniger Vertrauen in die eigene Selbstwirksamkeit besitzen und sich in Stresssituationen dadurch oft ohnmächtig fühlen, dann wird deutlich, dass es nicht am Unvermögen der Frauen liegt, mit Stress angemessen fertig zu werden. Susan Nolen-Hoeskema schreibt: »Frauen tragen eine Trias von Verletzlichkeiten im Vergleich zu Männern: mehr chronischen

Stress, eine größere Neigung zum Grübeln, wenn im Stress, und ein geringeres Gefühl der Kontrolle über ihr eigenes Leben. Diese Variablen hängen miteinander zusammen.«

Die frühe Kindheit: Ein Faktor, der bei keiner depressiven Erkrankung übersehen werden darf, sind die Umstände, unter denen ein betroffener Mensch aufwachsen musste. Unter Depressionsexperten herrscht in diesem Punkt zweifelsfreie Übereinstimmung: Negative Erfahrungen der frühen Kindheit können für die Entwicklung einer Depression verantwortlich sein. Dies gilt für Frauen wie für Männer gleichermaßen.

Die Art und Weise, wie ein kleines Kind seine nahe Umwelt erlebt, ob es sich geliebt oder vernachlässigt fühlt, ob es Förderung und Unterstützung erfährt oder Missbrauch und Gewalt erlebt, spielt eine entscheidende Rolle dabei, ob es später als Erwachsener selbstbewusst und frei von Depression leben kann. Das, was ein Kind in den ersten Lebensjahren erlebt und erfährt, kann im späteren Leben zu ganz spezifischen seelischen Problemen führen. So ist die Wahrscheinlichkeit, eine psychische oder psychosomatische Erkrankung zu entwickeln, für jene Menschen um das 5- bis 20fache erhöht, deren frühe Kindheit stark belastet war.

Emotionale Vernachlässigung ist der Hauptrisikofaktor für spätere gesundheitliche und psychische Probleme, darin sind sich Experten einig. Als emotional vernachlässigt gilt ein Kind dann, wenn es von seinen engsten Bezugspersonen ignoriert, abgelehnt oder abgewertet wird, wenn die Eltern es überfordern, überbehüten, es in seinem Erkundungsdrang einengen oder es zur Befriedigung eigener Bedürfnisse missbrauchen. Auch wenn ein Kind nicht angemessen gefördert und ihm kindgerechte Erfahrungen verwehrt werden, spricht man von emotionaler Vernachlässigung.

Die Forschung zum Einfluss frühkindlicher negativer Erfahrungen auf die Entwicklung depressiver Erkrankungen lässt keinen Zweifel daran, dass frühkindlicher Stress ein starker Risikofaktor ist. Studien zeigen, dass Menschen, die in ihrer frühen Kindheit großem Stress ausgesetzt waren, auch als Erwachsene noch einen erhöhten Stresshormonspiegel aufweisen und überdurchschnittlich häufig unter Depressionen leiden. Frühe negative Erfahrungen hinterlassen, so haben Neuropsychologen festgestellt, eine »biologische Narbe«, einen »biologischen Fingerabdruck« im Gehirn, der den betroffenen Menschen sensibler auf weitere Belastungen reagieren lässt. Ein in seiner Kindheit emotional vernachlässigter Mensch wird mit hoher Wahrscheinlichkeit sein Leben lang Schwierigkeiten haben, mit Stresssituationen angemessen umzugehen und stabile, sichere Bindungen zu anderen Menschen aufzubauen. Denn all die verunsichernden und schmerzhaften Erfahrungen, die er als kleines Kind machen musste, führen zu einem Grundgefühl, das sein gesamtes Leben beeinflussen kann: dem Gefühl der Hilf- und Hoffnungslosigkeit.

Dass dieses Gefühl durch frühe Lernerfahrungen entsteht, hat der Psychiater und Psychoanalytiker John Bowlby in seiner »Bindungstheorie« eindrucksvoll aufgezeigt. Wie Bowlby erklärte, ist ein Mensch vor allem dann gefährdet, im späteren Leben an Depression zu erkranken, wenn er in seinen frühen Jahren »die bittere Erfahrung gemacht (hat), nie eine stabile und sichere Beziehung zu seinen Eltern erreicht zu haben, obwohl er sich immer wieder darum bemühte und auch sein Bestes tat, um ihre Forderungen und vielleicht unrealistischen Erwartungen zu erfüllen. Diese Kindheitserfahrungen führen dazu, dass er eine starke Neigung entwickelt, jeden Verlust, den er später erleiden mag, als ein weiteres eigenes Versagen bei der Herstellung oder Aufrechterhaltung einer stabilen affektiven Beziehung zu deuten.« Negative

Erlebnisse in den ersten Lebensjahren, so Bowlby, führen dazu, dass ein Mensch ein »Modell seiner selbst als unliebenswert und unerwünscht entwickelt und ein Modell seiner Bindungsfiguren als wahrscheinlich nicht verfügbar oder zurückweisend oder strafend. Wann immer ihm ein Unglück zustößt, erwartet ein solcher Mensch daher nicht, dass andere hilfreich sind, sondern vielmehr, dass sie feindselig und zurückweisend sind.«

Bindungsforscher nehmen an, dass die ersten drei Lebensjahre für die Entwicklung eines sicheren Bindungsstils ganz entscheidend sind. Macht das Kind in diesem Zeitraum keine oder nur wenige positive Erfahrungen mit der bemutternden Person, dann kann das unter Umständen fatale Folgen haben. Denn die Beziehungsregeln, die es in dieser Zeit lernt, sind nur schwer zu verändern und können es für den Rest seines Lebens beeinflussen – im Guten wie im Schlechten.

Fehlte es beispielsweise einer Frau in ihrer Kindheit an Stabilität und Sicherheit, war das emotionale Klima in der Familie kalt und unberechenbar, dann hat sie möglicherweise ein Grundgefühl entwickelt, von allen Menschen verlassen und ganz auf sich allein gestellt zu sein. Sie fühlt sich schnell im Stich gelassen, vor allem in Liebesbeziehungen. Sie glaubt nicht, dass andere verlässlich für sie da sein können, und neigt deshalb zu anklammerndem, kontrollierendem Verhalten. Allein wenn der Partner nur distanziert oder abwesend wirkt, kann das schon die alten Ängste aktivieren. Frauen mit einem solchen Kindheitsmuster neigen zu extremer Eifersucht, können Trennungen kaum ertragen und wittern sehr schnell Untreue. Um diese negativen Gefühle zu vermeiden, gehen sie aus Selbstschutz oftmals keine engen Beziehungen ein und sorgen von sich aus immer wieder für emotionale oder auch räumliche Distanz. Das Gefühl der Verlassenheit entsteht meist sehr früh, noch ehe das Kind sprechen kann. Betroffene Frauen haben deshalb oftmals keine konkreten Erinnerungen an früher und können sich ihre ständige Furcht, verlassen zu werden, nicht erklären.

> Corinna ist eine erfolgreiche Sozialarbeiterin. Im Jugendamt ihrer Stadt ist sie zuständig für die Betreuung von adoptionswilligen Paaren und Pflegeeltern. Sie weiß, was Kinder brauchen, damit sie gedeihen und sich entfalten können. Sie selbst hatte eine glückliche Kindheit, ihre Eltern, so erzählte sie lange Zeit, waren etwas Besonderes. Der bewunderte Vater war aus beruflichen Gründen viel unterwegs, die attraktive und lebenslustige Mutter überließ Corinna und ihren um zwei Jahre jüngeren Bruder meist der Obhut eines Kindermädchens. Kam der Vater von seinen Reisen zurück, war die kleine Tochter schon Tage vorher vor Glück ganz aufgeregt. Sie konnte es gar nicht erwarten, bis der Vater wieder da war. Wenn er die Tür aufschloss, stürmte sie ihm entgegen und wurde von im ebenso stürmisch begrüßt. Er hob sie hoch, schleuderte sie durch die Luft, küsste sie, setzte sie wieder auf die Erde – und wandte sich dann mit großer Leidenschaft seiner Ehefrau zu. Diese wurde mit Geschenken überschüttet, und den Kindern schenkte der Vater keine Beachtung mehr. Diese regelmäßige Enttäuschung führte bei Corinna dazu, dass sie sich schnell und heftig in »interessante« Männer verlieben konnte, dass sie aber gleichzeitig vor einer engeren Bindung regelmäßig zurückschreckte. Nach mehreren an ihrem Verhalten gescheiterten Beziehungen kam sie mit schweren Depressionen in die Therapie: Sie fühlte sich ungeliebt, im Stich gelassen und fürchtete, den Rest ihres Lebens alleine verbringen zu müssen.

Musste eine Frau als Kind zu wenig Liebe und Fürsorge verkraften, glaubt sie möglicherweise auch im späteren Leben oft, für niemanden auf der Welt wirklich wichtig zu sein. Ein tiefes Gefühl der Leere führt zu hohen Ansprüchen an andere: Was auch immer diese anbieten – es reicht nicht. Der Ursprung dieses verzweifelten Gefühls liegt in der Einsamkeit, die das kleine Kind bewältigen musste. Die Bezugsperson, meist die Mutter, war zwar anwesend, hat sich aber nicht angemessen um das Kind gekümmert. Sie hat ihm nicht die Aufmerksamkeit, Zärtlichkeit und Bewunderung geschenkt, die es gebraucht hätte, um sich geliebt und wertgeschätzt zu empfinden. Frauen mit diesen frühen Erfahrungen fühlen sich häufig zu abweisenden, wenig herzlichen Menschen hingezogen und haben in diesen Beziehungen wiederum das altvertraute Gefühl: Ich bin nichts wert.

Das Gefühl der Wertlosigkeit ist meist auch der Grund, wenn sich eine Frau bereitwillig in die zweite Reihe stellt und sich den Bedürfnissen und Geboten anderer Menschen anpasst. Weil sie früh gelernt hat, dass die eigenen Bedürfnisse, Wünsche und Ideen nicht gefragt sind, meint sie auch als Erwachsene, keine Erlaubnis für das eigene Wünschen und Wollen zu haben. Sie wuchs mit Eltern auf, die ihr keinerlei Freiraum ließen, sie vernachlässigten oder bedrohten, wenn sie nicht die elterlichen Erwartungen genau erfüllte. Als Kind erkannte sie schnell, dass sie nur dann in Frieden leben konnte, wenn sie sich möglichst unsichtbar machte und mit großer Einfühlung erspürte, was die Eltern brauchten und wollten. Darin erlangte sie eine solche Perfektion, dass sie als Erwachsene oft ihre eigenen Wünsche und Bedürfnisse nicht mehr kennt. Sie passt sich bereitwillig anderen an, will ihnen gefallen und möglichst alles recht machen. Sie neigt dazu, ihr Licht unter den Scheffel zu stellen, weil sie fürchtet, von anderen als egoistisch, angeberisch und eitel angesehen zu werden.

Überzogene Erwartungen an sich selbst können ebenfalls eine Folge negativer Kindheitserfahrungen sein. Viele Frauen sind extrem leistungsorientiert, das Tun bestimmt ihr Leben. Sie glauben, wenn sie sich nur genug anstrengen, könnten sie perfekt sein und würden dann endlich die Anerkennung bekommen, nach der sie sich so sehr sehnen. Diese Frauen stehen unter starkem Druck, sie können nicht locker lassen, sind sich und anderen gegenüber äußerst kritisch und legen die Messlatte für sich selbst immer höher. Die Ursprünge liegen häufig in einem überzogenen Leistungsanspruch der Eltern, die sich selbst gegenüber hohe Maßstäbe hatten oder ihrem Kind immer das Beste abverlangten (wobei das Beste nie gut genug war).

Frühe Kindheitserfahrungen spielen also ganz sicher eine wichtige Rolle bei der Entstehung der Depression – und das gilt für beide Geschlechter. Allerdings zeigt sich die Depression der Männer auf andere Weise als die der Frauen. Sozialpsychologen unterscheiden zwischen einer sogenannten »soziotropen« und einer »autonomen« Reaktion. Für Menschen mit einer soziotropen Persönlichkeit haben Beziehungen einen enorm hohen Stellenwert. Sie sind stark von anderen und deren Anerkennung abhängig, belastende zwischenmenschliche Probleme können bei ihnen schneller eine Depression auslösen als bei Menschen mit autonomer Persönlichkeit, die auf emotionale Unabhängigkeit bedacht sind.

Die soziotrope Form der Depression ist häufiger als die autonome, und Experten verorten sie vor allem beim weiblichen Geschlecht. Hat eine Frau in ihrer Kindheit wenig Fürsorglichkeit und Aufmerksamkeit erfahren, versucht sie später in ihren Partnerschaften ihr Bedürfnis nach Nähe zu befriedigen, indem sie bedingungslos für den Partner oder auch für andere Familienmitglieder da ist. Sie verlangt nichts für sich und hofft, dass sie sich durch ihre Unterstützung bei anderen unentbehrlich machen kann. Solange sie gebraucht wird, kann sie ihre Angst vor dem Verlassenwerden in Schach halten. Sie würde alles tun, nur damit die Beziehung funktioniert oder die Familie zusammenbleibt. Weil sie bereits als Kind gelernt hat, dass sie nicht mit Liebe überschüttet wird, ist sie oftmals auch sehr lange bereit, Kälte, Zurückweisung und Lieblosigkeit in ihren Beziehungen hinzunehmen. Sie hofft auf Veränderung und glaubt, wenn sie es dem oder den anderen recht macht, wird sich eines Tages schon alles zum Guten verändern.

Zudem sind depressive Frauen schnell bereit, die Verantwortung zu übernehmen, wenn irgendetwas in der Beziehung, in der Familie oder in Freundschaften nicht rund läuft. Sie glauben, es sei allein ihre Aufgabe, dafür zu sorgen, dass die Beziehung funktioniert. »In engen Beziehungen ist es meine Verantwortung, den anderen glücklich zu machen« oder »Ich glaube, ich muss mich in ganz bestimmter Weise verhalten, um den Partner zu erfreuen« – das sind typische Aussagen von depressiven Frauen. Menschen mit soziotroper Depression reagieren auf den Verlust von Beziehungen depressiv.

Autonom-depressive Menschen, unter denen mehrheitlich Männer sind, suchen Anerkennung weniger in Beziehungen. Für sie zählen Leistung und das Gefühl, unabhängig von anderen existieren zu können. Die Bedürfnisse anderer werden eher ignoriert, nicht zuletzt aus der Angst heraus, dass zu viel Nähe nur Enttäuschung bedeutet. Während eine soziotrope Persönlichkeit auf Beziehungsschwierigkeiten und -abbrüche heftig reagiert, ist es für eine autonome Persönlichkeit sehr viel dramatischer, wenn sie scheitert oder Misserfolge verkraften muss. Diese Menschen reagieren auf solche Lebenserfahrungen häufig mit Aggression, Alkohol- und Drogenmissbrauch oder Arbeitswut.

Was also macht Frauen depressiv?

Will eine Frau herausfinden, warum sie depressiv geworden ist und warum es so große Geschlechtsunterschiede bei der unipolaren Depression gibt, hatte sie bisher die Wahl zwischen folgenden Erklärungsmodellen:

1. Sie ist selbst schuld an der Diagnose Depression, weil sie zu offen und bereitwillig Ärzten gegenüber ihre Befindlichkeitsstörung zugibt und dadurch die Mediziner regelrecht zur Diagnose Depression verleitet.

2. Vorgänge in ihrem Körper werden als Auslöser für depressive Stimmungen verantwortlich gemacht. Ob prämenstruelles Syndrom, postnatale Depression oder Wechseljahre – wenn die Hormone verrückt spielen, dann reagiert auch die betroffene Frau verrückt. Die Schlussfolgerung, dass sie in bestimmten Phasen ihres Lebens nicht wirklich ernst genommen werden kann, liegt dann auf der Hand. Aber das ist nicht weiter schlimm, so die weit verbreitete Botschaft, denn mit geeigneten Medikamenten, die den Hormonhaushalt wieder ausgleichen, lässt sich das Problem lösen. Diese Medikalisierung der Krankheit Depression führt dazu, dass die betroffenen Frauen selbst (und auch ihre Partner und Familienangehörigen) dazu neigen, die Probleme nicht ernst zu nehmen, sondern auf »besondere Umstände« zu schieben: »Mir geht es nicht gut, weil ich meine Periode habe, weil ich in die Wechseljahre komme, weil es Winter wird…« Die betroffenen Frauen erklären ihr Unglücklichsein, ihren Ärger, ihre Ungeduld, ihre Schlaflosigkeit, ihre Fressanfälle oder ihre Kopfschmerzen mit hormonellen Vorgängen in ihrem Körper. Unterstützt von Experten pathologisieren sie ihr Unglücklichsein und lassen sich oftmals allzu bereitwillig darauf ein, das Problem mit Medikamenten zu lösen.

3. Eine andere Ursachenvermutung sieht in gewissen Persönlichkeitseigenschaften von Frauen ein erhöhtes Risiko: Frauen machen sich zu viele Sorgen, sie grübeln zu viel, haben ein zu geringes Selbstwertgefühl, sind zu dünnhäutig, nehmen zu schnell etwas persönlich.

4. Fast alle depressiv Erkrankten, gleichgültig ob Mann oder Frau, mussten in ihrer Kindheit negative Erfahrungen verkraften und bringen von daher eine besondere Verletzlichkeit mit.

All diese Erklärungen sind nicht falsch. Die genannten Faktoren spielen bei der Entstehung einer Depression in der Tat eine Rolle. Aber die Frage, warum das Depressionsrisiko von Frauen doppelt so hoch ist wie das der Männer, können sie nicht befriedigend beantworten. Depressionsforscher gehen heute davon aus, dass bei der Entstehung einer depressiven Erkrankung *biologische*, *psychische* und *soziale* Faktoren zusammenwirken. Zieht man dieses bio-psycho-soziale Modell auch bei der Frage nach den Entstehungsbedingungen der weiblichen Depression heran, wird deutlich, dass biologische Faktoren (Hormone, Gene) und psychologische Aspekte (frühe Kindheit, Persönlichkeitseigenschaften) alleine die hohe Erkrankungsrate von Frauen nicht erklären können. Es müssen die sozialen Aspekte mitberücksichtigt werden. Und gerade diese geraten bei der Diskussion der weiblichen Depression meist in den Hintergrund.

Erst wenn besondere Lebensumstände (Stresserfahrungen oder Erfahrungen in Beziehungen) zu eventuell vorhandenen Verletzlichkeiten (traumatische Kindheitserfahrungen, hormonelle Schwankungen) hinzukommen, kann sich eine Depression entwickeln. Anders ausgedrückt: Ob hormonelle Veränderungen, genetische Veranlagungen oder weibliche Persönlichkeitseigenschaften eine Depression auslösen oder nicht, hängt entscheidend vom Ausmaß des erlebten Stresses und der Qualität von Bindungen ab. So wird deutlich, warum nicht jede Frau in »hormonell kritischen« Lebensphasen eine Depression entwickelt und warum Frauen mit einer schweren Kindheit im späteren Leben wiederum seelisch gesund und widerstandsfähig sind.

Es sind nicht die Hormone, es ist nicht die Genetik, es sind nicht typisch weibliche Eigenschaften, die die Frauen depressiv werden lassen. Ausschlaggebend sind vielmehr ihre Erfahrungen, die sie in Beziehungen machen, und es sind die vielfältigen, spezifisch weiblichen Stresserlebnisse, die sie irgendwann nicht mehr verkraften können. Eine glückliche Frau kann unter Hormonschwankungen leiden, ohne depressiv zu werden. Eine unglückliche Frau aber kann durch verrückt spielende Hormone ihre letzte Kraft verlieren und deshalb durch den Verlust von Beziehungen oder durch den Verlust der Hoffnung auf Unterstützung depressiv werden. Vor allem, wenn der Stress in ihrem Leben das Normalmaß längst überschritten hat.

»Ich bin doch nicht depressiv!«

Wie Frauen sich ihre Krankheit erklären

Bekommt eine Frau von ihrem Hausarzt oder einer Psychotherapeutin die Diagnose Depression, reagiert sie meistens mit Abwehr: »Ich bin doch nicht depressiv!«, »Ich bin doch nicht verrückt!« Diese Reaktion ist verständlich, denn die Krankheit Depression hat trotz aller Aufklärung darüber immer noch ein negatives Image. Auch wenn über depressive Prominente wie die Fußballer Robert Enke und Sebastian Deisler ausführlich berichtet wird und man inzwischen sehr viel mehr über die Depression weiß, fällt es Betroffenen immer noch sehr schwer, diese Diagnose zu akzeptieren. Depressiv sein, das bedeutet für die meisten: Ich bin schwach, ich habe die an mich gestellten Anforderungen nicht geschafft, vielleicht auch: Ich habe eine Macke. Und Fragen tauchen auf: Wie soll ich es meinem Arbeitgeber, meinen Kollegen und Kolleginnen sagen, wie reagiert die Familie? Werden sie mich noch als »normal« betrachten?

Auch die Psychologin und Autorin Merle Leonhardt hat sich zunächst gegen die Diagnose Depression gewehrt, wie sie in ihrem Buch *Als meine Seele dunkel wurde* beschreibt: »Bitte?! Ich habe doch keine Depression. Das wüsste ich. … Kleinere Stimmungseinbrüche hat doch jeder … Mein unstabiles Selbstwertempfinden hoffte ich ja unter ›normal‹ abheften zu können und abgesehen von den Zeiten, in denen ich mich fremd in meiner Haut fühlte, fühlte ich mich wohl bis großartig. Gut, da war die immer wiederkehrende Angst, aber das war wohl eher eine Sorge.

›Angst‹ wäre eigentlich schon übertrieben. Und irgendwelche Sorgen macht sich doch jeder …«

Frauen, die den Namen des Schattens erfahren, der sich auf ihr Leben gelegt hat, begreifen diese Diagnose als Niederlage. Sie fühlen sich als Versagerinnen, weil ihnen nicht gelingt, was anderen keine Mühe zu machen scheint: ein glückliches Leben zu führen. Sie suchen die Schuld bei sich, sie glauben, dass sie sich nur noch mehr anstrengen und bemühen müssen, um die Depression zu bewältigen. Die meisten Frauen, die an Depression erkranken, wissen zwar, dass diese seelische Erkrankung längst ein Massenphänomen geworden ist. Dennoch fühlen sie sich, wenn es sie trifft, zunächst allein und isoliert.

Die Betroffenen können sich oft lange nicht erklären, was mit ihnen los ist. Und ebenfalls lange dauert es meist, bis sie effektive Hilfe bekommen. Diese traurige Tatsache gilt für alle Erkrankten, Männer wie Frauen. Nach einer Studie des Max-Planck-Instituts für Psychiatrie in München erhalten nur knapp 30 Prozent aller Depressiven die richtige Diagnose und eine optimale Behandlung, andere Schätzungen gehen von bis zu 50 Prozent falsch behandelter Fälle aus. Folgende Gründe sind dafür verantwortlich: Noch immer sind Hausärzte nicht ausreichend über depressive Erkrankungen informiert und stellen deshalb falsche Diagnosen. Hinzu kommt aber auch, dass die Erkrankten selbst eine Depression nicht als Krankheit, sondern als Schwäche ansehen, derer man sich schämen muss. Daher präsentieren sie dem Arzt häufig sozial akzeptierte Symptome wie chronische Erschöpfung, Schlaflosigkeit, Migräne, Magenbeschwerden, Rückenschmerzen und vieles mehr. Und noch ein weiterer Grund verhindert oft, dass der behandelnde Arzt die Depression eines Patienten erkennt: Ein großer Teil der Betroffenen, schätzungsweise 30 Prozent, hat keine der typischen Depressionssymptome. Diese Erkrankten sind nicht antriebsgehemmt, freudlos, passiv, wie gelähmt und verlangsamt in ihren Handlungen und ihrem Denken, sondern zeigen auf den ersten Blick ein für Depressionen untypisches Bild: Sie sind rastlos, treten selbstbewusst auf, sind leistungsorientiert und bemüht, einen guten Eindruck zu hinterlassen. Oft wird bei ihnen zunächst eine Erschöpfung wegen Überarbeitung oder ein Burnoutsyndrom diagnostiziert.

Andrea ist eine erfolgreiche PR Frau in einem großen Unternehmen der IT-Branche. Sie ist beruflich sehr viel unterwegs, auch im Ausland. Ihr Leben ist spannend. Wenn da nur nicht ihre ständigen Rückenschmerzen wären. Seit über zwei Jahren sucht sie verschiedene Ärzte auf, um sich endlich wieder frei bewegen und nachts durchschlafen zu können. Die bisher eingesammelten Diagnosen lauten: Bandscheibenvorwölbung, Bandscheibenvorfall, Blockade des Iliosakralgelenks, massive Verspannung. Die Behandlungen reichen von der Verschreibung von Schmerzmitteln, Krankengymnastik, Osteopathie, zwei Klinikaufenthalten (einer in einer orthopädischen, einer in einer Schmerzklinik) bis hin zur Empfehlung einer Bandscheibenoperation. Erst sehr spät kam eine Schmerztherapeutin auf die Idee, dass sich hinter der selbstbewussten, erfolgsorientierten Fassade eine depressive Frau verstecken könnte. Sie verschrieb ihr ein Antidepressivum. Dieses wirkte. Andrea war plötzlich schmerzfrei und konnte auch wieder schlafen. Als die Ärztin ihr klar machte, dass Medikamente nur das Symptom, aber nicht die Ursachen behandeln können, entschloss sich Andrea zu einer Psychotherapie. Nach über zwei Jahren Ärztehopping und ununterbrochenen Schmerzen ist sie nun weitgehend schmerzfrei.

Wenn Depressive zu spät Hilfe bekommen, kann das also an den »blinden Flecken« der Mediziner liegen, aber es spielt auch eine Rolle, dass die Betroffenen selbst oft nicht wissen, was mit ihnen los ist. Sie sind zutiefst verunsichert und können sich die Veränderungen, die sie erleben, nicht erklären.

Dass der Zustand der Verwirrung oftmals so lange andauert, liegt sicher auch daran, dass sich die Depressionsforschung bislang wenig dafür interessiert hat, was in den Betroffenen selbst vorgeht und welche persönlichen Theorien sie über ihren seelischen Zustand haben. So ist wenig bekannt darüber, was depressive Frauen selbst über das denken, was mit ihnen passiert. Sie wurden selten explizit danach gefragt und noch seltener haben sie sich selbst zu Wort gemeldet. Natürlich, es wurde und wird viel geforscht zum Thema »Frauen und Depression«, aber erstaunlich gering war bislang das Interesse an den eigenen Erklärungen von Frauen für ihr Erleben. Zwei Ausnahmen stammen von der amerikanischen Wissenschaftlerin Rita Schreiber und den finnischen Forschern Irmeli Laitinen und Elizabeth Ettorre. Sie führten mit betroffenen Frauen verschiedenen Alters ausführliche Interviews. Diese Frauen hatten allesamt eine Depression durchgemacht – und überstanden. Wie sie ihre Depression erlebten und was sie als die Ursachen dafür betrachten, schilderten sie den Wissenschaftlern in ausführlichen Gesprächen.

Auch in diesen Beschreibungen tauchen die typischen Symptome der Depression auf. Doch darüber hinaus erfährt man noch sehr viel mehr, was für das Verständnis der weiblichen Depression ungemein wichtig ist. So unterschiedlich die Frauen auch waren, in ihren Äußerungen gibt es erstaunliche Gemeinsamkeiten. Die Befragten sprachen über

- ihre anfängliche Verständnislosigkeit,
- ihre Kindheit,
- ihre konfliktreichen Beziehungen,
- Probleme am Arbeitsplatz,
- ihre Erwartungen an sich selbst,
- ihre Sorge für und um andere,
- ihre falschen Entscheidungen.

Verständnislosigkeit: Was geschieht mit mir?

Es ist ein wesentliches Merkmal der Depression, dass die Betroffenen sich selbst ihren Zustand nicht erklären können. Frauen, die aus dem Dunkel der Depression herausgefunden haben, fühlten sich während ihrer Krankheit wie im Nebel, erlebten ihre Beziehungen als konfliktreich, erschöpften sich in der Sorge um andere. Sie kannten sich selbst nicht mehr. Eine unendliche Traurigkeit hatte sich ihrer bemächtigt, sie fühlten sich bleiern müde, hatten das Gefühl, als seien ihre Gefühle eingefroren. Da waren keine Tränen, aber da war auch kein Lachen. »Wenn mich Freunde einluden, hatte ich immer eine Ausrede, warum ich nicht gehen konnte. Ich ging nicht zum Friseur oder so etwas. Das war zu anstrengend. Ich kümmerte mich nicht darum, wie ich aussah. Es war nicht wichtig«, erinnert sich eine Betroffene an die Zeit ihrer Depression.

Wie die Frauen in den Gesprächen mit den Wissenschaftlerinnen zugaben, hatten sie zu Beginn der Erkrankung das Gefühl, unvollständig zu sein. Sie fühlten sich nicht »ganz«, glaubten, wesentliche Seiten von sich nicht leben zu können. Allerdings wussten sie auch nicht, um welche Seiten es sich handelte. Die Frauen verstanden ihr Unwohlsein und ihre Unzufriedenheit nicht und konnten sich nicht erklären, warum sie in ihrem Leben keinen Sinn mehr sahen. Sie hatten wenig Verständnis für sich selbst. Eine Frau, Mutter eines sechsjährigen Kindes, erinnerte sich an dieses Gefühl der Sinnlosigkeit und ihre Verunsicherung: »Ich fühlte mich ängstlich, etwas nagte an mir all die Zeit und verlangte meine Aufmerksamkeit, aber ich wusste nicht, was es war … Ich wusste einfach nicht, was da mit mir passierte. Ich wusste nur, dass ich mich schrecklich fühlte und unglücklich und verängstigt … Und ich fühlte mich nicht ganz.« Ähnlich formulierte es eine andere Befragte: »Ich wusste nicht, was ich tun sollte. Ich wusste, ich musste was tun, aber zunächst wusste ich nicht was.« Die Frauen hatten das Gefühl, die Kontrolle über ihr Leben verloren zu haben und sahen sich nicht in der Lage, den Prozess zu stoppen.

Immer wieder tauchen in den Erzählungen der Frauen bildhafte Beschreibungen ihrer Situation auf: »Ich bin verloren gegangen, ich sehe mich getrennt von anderen, befinde mich auf einer Wolke, verloren im Meer, in einem tiefen Loch gefangen, vom Rest der Welt getrennt.« Manche dachten auch ständig ans Sterben, wussten aber zugleich, dass sie das eigentlich gar nicht wollten. Allerdings hielten sie den Tod oft für einfacher als das Leben. »Ich überlegte immer mal wieder: Wie einfach es wäre zu sterben! Aber eigentlich hatte ich keine ernsthaften Selbstmordgedanken, ich wollte nur verschwinden«, meinte eine von Rita Schreiber befragte Frau. Viele sagten, sie seien unfähig gewesen, durch den Tag zu kommen und fürchteten, dass das nun immer so bleiben würde.

All das machte ihnen große Angst. Diese Angst versuchten die Frauen zunächst zu ignorieren oder durch Aktionismus zu vertreiben: Sie arbeiteten noch mehr, sie strengten sich noch mehr an, sie waren noch hilfsbereiter, noch netter, noch perfekter.

Die Kindheit: Wie ich wurde, was ich bin

Die Frauen erzählten von ihren Eltern, die ihre kindlichen Bedürfnisse nicht erfüllen konnten. Einige meinten, ihre Eltern seien emotional kalt gewesen, man hätte von ihnen erwartet, dass sie ihre Gefühle kontrollieren, und sie hätten auch keine Vorbilder gehabt, wie man mit Gefühlen umgeht, weil ihre Eltern dazu selbst nicht in der Lage gewesen seien. Die Mutter einer befragten Frau beging Selbstmord, als sie 20 Jahre alt war. »Ich weiß nicht, warum meine Mutter sich umbrachte, aber im Rückblick glaube ich, sie war schrecklich depressiv, und wir wussten das nicht.«

Andere Frauen kamen aus Familien, in denen sie mit Drogenmissbrauch oder körperlicher, auch sexueller Gewalt konfrontiert waren. Im Nachhinein sehen sie einen Zusammenhang mit ihrer Erkrankung, doch als sie mitten in der Depression steckten, konnten sie nicht erkennen, was diese frühen Erfahrungen mit ihrer gegenwärtigen Situation zu tun haben könnten.

Über extreme Erfahrungen in der Kindheit berichtete eine weitere Frau: »Ich bin sehr unsicher und ängstlich. Ich habe permanent Angst … vor Messern. Mein Vater hat einen Suizidversuch unternommen. Er lag auf der Wohnzimmercouch und drohte, sich mit einem Messer umzubringen. Ich bin in einer schlimmen Situation aufgewachsen als Kind, und ich habe oft schon daran gedacht, mich selbst zu töten.«

Nachdem sie ihre Depression überwunden hatte, sah eine befragte Frau einen Zusammenhang zwischen ihrer Mutter und ihrem Ehemann: »Mein Mann ist wie meine Mutter. Meine Mutter hatte feste Ansichten und sonderbare Regeln.« Diese mütterliche Strenge habe bei ihr dazu geführt, dass sie leicht zu manipulieren sei. »Wenn ich eine Meinung habe, kann ich sie schnell ändern, weil ich Angst vor Streit habe. Dann gebe ich auf.«

Konfliktreiche Beziehungen

Die interviewten Frauen schilderten ihre Ehen und Partnerschaften, aber auch ihre Beziehungen am Arbeitsplatz als belastet. Sie erlebten diese als Stress, als ständige Herausforderung und als etwas, das ihr Selbstwertgefühl schmälerte. Die Beziehungen waren ein ständiger Quell der Sorge, ihre Gedanken kreisten ständig darum. So meinte eine der Interviewten: »Mein Hauptgefühl ist das Gefühl der Ohnmacht und der Hilflosigkeit. Ich habe im Grunde nichts zu sagen, nichts zu bestimmen, meine Gefühle und Bedürfnisse zählen nicht. Mein Mann ist nur friedlich, wenn ich alles tue, was er will, dann kann er allerdings auch mal sehr nett sein. Aber wehe, ich bin anderer Meinung, oder er möchte etwas anderes.«

Eine andere Frau meinte: »Ich habe das Gefühl, seit Jahren, ich bin der allerunwichtigste Mensch, alle anderen Menschen sind wichtiger. Ich komme immer zum Schluss. Egal wo, in der Familie, bei den Freunden, am Arbeitsplatz.«

Einige Frauen lebten in Scheidung oder hatten bereits eine Scheidung hinter sich; eine Frau versuchte seit längerem, sich aus einer unglücklichen Beziehung zu befreien, schaffte es aber bislang nicht: »Ich bin dabei, mich scheiden zu lassen, aber es kostet mich alle meine Kraft. Bislang kann ich es nicht tun, ich bin nicht in der Lage dazu.«

Andere Frauen berichten über die Untreue des Partners: »Es ist ein schrecklicher Schock aus einem Tagtraum aufzuwachen und zu erkennen, dass mein Ehemann eine andere Frau hat, eine Arbeitskollegin. Ich bin so verbittert und wütend. Ich könnte ihn umbringen.« Und eine andere, ebenfalls betrogene Ehefrau meinte: »Ich fühle mich betrogen. Ich habe für die Familie gesorgt. Er arbeitete. Aber heute weiß ich, dass er nicht nur gearbeitet hat. Er war bei einer anderen Frau. Ich packte ihm die Koffer und bügelte seine Hemden. Ich war eine Dienerin.«

Zwei der befragten Frauen erlebten physische Gewalt und lebten in ständiger Angst vor dem Ehemann. »Am Anfang war es Liebe. Nun sind wir seit neun Jahren zusammen. Er ist sehr dominant, und er schlägt mich. Und meine Söhne sind nicht glücklich, wenn sie mich mit den blauen Flecken sehen. Er ist ihr Stiefvater, und ich muss mich zweiteilen. Ich kann diesen Mann nicht verlassen, und meine Söhne bemühen sich so um mich.«

Zwei Frauen berichten, dass ihr Partner zu viel Alkohol trinke und sie deshalb in finanzielle Nöte geraten seien, wieder andere erzählten von mangelnder Unterstützung durch den Partner. »Ich wollte noch ein Kind, und er sagte, wenn du das willst, musst du ganz alleine dafür sorgen. Und das traute ich mir nicht zu. Ich war lange Zeit sehr traurig darüber, dass ich kein weiteres Kind haben sollte.«

Probleme am Arbeitsplatz

Konflikte mit anderen Menschen bezogen sich jedoch nicht nur auf Partnerschaft und Familie. Die ehemals depressiven Frauen sprachen auch von Schwierigkeiten am Arbeitsplatz oder im Studium. Einige Frauen hatten nach langer Berufstätigkeit ihren Arbeitsplatz verloren und litten sehr unter der Angst, keinen passenden Job mehr zu finden.

Warum Arbeitslosigkeit ein hohes Risiko für die Depression darstellt, erklären Psychologen mit dem Kontrollverlust, den eine arbeitslose Person erlebt. Sie fühlt sich hilf- und machtlos, ist den Entscheidungen anderer ausgeliefert und verliert eine wichtige Quelle der Anerkennung und Selbstbestätigung. Andere Probleme am Arbeitsplatz, die aus Sicht der Frauen für die Depression verantwortlich sind: Eine Frau musste wegen Burnout und Alkoholproblemen ihren Arbeitsplatz räumen und wieder eine andere, die in einem Männerjob tätig war, gab auf, weil sie sich gegen die Männerwelt nicht mehr länger durchsetzen konnte und wollte. Sie fühlte sich diskriminiert und bei Beförderungen systematisch übersehen. Eine weitere Frau wurde am Arbeitsplatz von den Kollegen gemobbt und fühlte sich außer Stande, weiter ihre Arbeit zu tun. Einen Suizidversuch hatte sie bereits überlebt und meinte dazu: »Ich war genervt von mir, weil ich das nicht schaffte (den Suizid), und ich schämte mich. Noch nicht mal das bringe ich zuwege, wie auch so viel anderes nicht.«

Rollenerwartungen

Als sie depressiv wurden, so erkannten die interviewten Frauen im Rückblick, lebten sie nach den Erwartungen der anderen. Sie versuchten einem Idealbild zu entsprechen, das sie verinnerlicht hatten und von dem sie glaubten, dass andere von ihnen die Erfüllung dieses Ideals erwarteten. Sie bemühten sich, eine gute Tochter, eine gute Mutter, eine gute Ehefrau, eine gute Schwester, eine gute Freundin zu sein. Die Erwartungen anderer zu erfüllen, war ein wichtiges Ziel im Leben dieser Frauen, es gab ihrem Leben einen Sinn. Dass es aber vor allem anstrengend und ein aussichtsloses Unterfangen war, realisierten die betroffenen Frauen oft lange Zeit nicht. Mussten sie trotz aller Bemühungen dann irgendwann einsehen, dass sie ihre hochgesteckten Ziele nicht erreichen konnten, gaben sie sich selbst die Schuld. So meinte eine der Befragten: »Ich habe nicht die Kraft, so zu sein, wie ich sein sollte. Ich bin keine gute Mutter, ich erfülle das Mutterbild nicht, das ich im Kopf habe. Ich habe keinerlei Fähigkeiten oder Ressourcen.«

Sorge für und um andere

Für die befragten Frauen war es selbstverständlich, dass sie das eigene Leben den Bedürfnissen anderer unterordneten. Es gehörte zu ihrem Selbstverständnis, sich um andere zu kümmern: um kranke Angehörige, um ein Enkelkind, um die alten Eltern, um den hilfsbedürftigen Nachbarn. Rückblickend wundert es sie nicht, dass sich all diese Zusatzaufgaben auf Dauer nicht mit ihren ohnehin vorhandenen Aufgaben in Beruf und Familie vereinbaren ließen. So meint eine der Befragten: »Heute ist es mir klar! Aber damals konnte ich nicht erkennen, wie unmöglich das alles war. Ich dachte, es läge an mir, dass ich nicht gut genug bin.« Und eine andere Befragte gab zu: »Ich hatte das Gefühl für richtig und falsch verloren. Ich wusste nicht, was ich für mich machen darf oder wie viel ich für andere tun muss.« Eine weitere Frau erinnert sich, dass sie sich über die Sorge für andere völlig aus dem Blick verloren hatte: »Ich war unsichtbar, ein Neutrum. Ich wollte jeden erfreuen, meine Eltern, meinen Ehemann. Auf deren Bedürfnisse achtete ich, doch mit mir selbst war ich extrem kritisch und verlangte sehr viel von mir.«

Falsche Entscheidungen

Übereinstimmend erzählten die befragten Frauen, dass sie in ihrem Leben mindestens eine gravierend falsche Entscheidung getroffen hatten. Sie führten das auf ihre Unsicherheit, ihre psychische Instabilität, auf ihre fehlenden sozialen Fähigkeiten und ihr schwaches Selbstwertgefühl zurück. Tatsächlich könnte ihr negatives Selbstbild die Erklärung sein: Weil sie von sich selbst keine hohe Meinung und ein falsches Bild hatten, weil sie ihre Möglichkeiten und Fähigkeiten nicht kannten, stellten sie die Weichen in ihrem Leben falsch. Sie entschieden sich in dem eng gesteckten Rahmen dessen, was sie für richtig hielten. Sie wählten zum Beispiel Männer, die sie nicht liebten, die aber Sicherheit und Zuwendung, Stabilität und Wohlstand zu geben schienen – all das, was sie als Kind nicht bekommen hatten und in ihrem Leben sehr vermissten. Sie benutzten die Ehe oft, um aus unglücklichen Verhältnissen herauszukommen. Irgendwann aber erkannten sie, dass dieser Deal nicht aufging. Obwohl sie sich anpassten, obwohl sie versuchten, alles richtig zu machen, bekamen sie nicht, was sie sich wünschten: Geborgenheit, Unterstützung, ein befriedigendes Leben.

Doch auch hierfür suchten die Frauen die Schuld bei sich. Sie glaubten beispielsweise, dass sie für ihre Einsamkeitsgefühle verantwortlich sind, ebenso wie für ihre Selbstunsicherheit. Sie warfen sich vor, schon immer »anders« gewesen zu sein, nicht gelernt zu haben, wie das Leben geht. Sie fühlten sich als Versagerinnen.

Depressive Frauen, so zeigen diese beiden Studien, mögen von unterschiedlicher sozialer Herkunft, unterschiedlichen Alters und unterschiedlich gebildet sein – aber die Gründe, warum sie depressiv erkranken und wie sie das depressive Erleben schildern, sind ähnlich:

- Sie leben häufig in Beziehungen, in denen sie sich nicht gut aufgehoben fühlen.
- Gleichzeitig bemühen sie sich sehr darum, es dem Partner, aber auch anderen wichtigen Personen in ihrem Leben recht zu machen. Sie wollen deren Erwartungen – die oftmals auch ihre eigenen sind – erfüllen. Sie wollen ihrem Idealbild möglichst nahe kommen, einem Idealbild, das aus ihrer Sicht nur darin bestehen kann, möglichst perfekt zu sein.
- Merken sie, dass sie diese Ziele nicht erreichen können, suchen sie die Schuld bei sich selbst. Sie halten sich für unfähig, glauben, dass mit ihnen etwas nicht stimmt, und strengen sich noch mehr an. Irgendwann aber sind sie am Ende ihrer Kraft und wissen nicht mehr weiter. Hilflosigkeit und Ohnmachtsgefühle beherrschen sie, ohne dass sie wüssten, wie sie in diese schlimme Lage geraten sind.

Die Berichte dieser Frauen über ihr Leben vor der Depression und welche Erklärungen sie für ihre depressive Erkrankung finden, sind besorgniserregend, denn sie zeigen, wie sehr sich diese Frauen in die Pflicht nehmen: Sie sprechen von großen Selbstzweifeln und ihrem schwachen Selbstwertgefühl, sie sprechen davon, dass sie es unbedingt anderen recht machen wollen, weil sie dann hoffen, deren Zuwendung und Anerkennung zu bekommen, sie sprechen von den falschen Entscheidungen in ihrem Leben, weil sie sich selbst wenig zugetraut haben, und sie sprechen von ihrer schwierigen Kindheit und von Beziehungen, in denen sie sich alleingelassen und einsam fühlen.

Die Antworten der befragten Frauen auf die Frage »Warum sind Sie depressiv geworden?« zeigen, dass die hohe Erkrankungsrate des weiblichen Geschlechts durchaus nachvollziehbare Ursachen hat und es zu kurz greift, dafür ausschließlich biologische Vorgänge oder gar verzerrte Diagnosen der Ärzte verantwortlich zu machen. Frauen fällt das Leben schwer, weil sie selbst zu viel von sich erwarten. Wer immer funktionieren will, wer immer freundlich und nett sein möchte, wer meint, sich immer um andere kümmern zu müssen, wer meint, dass er nicht gesehen wird, wenn er die Bedürfnisse anderer nicht erfüllt – der bricht irgendwann unter diesen hohen Erwartungen zusammen. Die Depression der Frauen ist in vielen Fällen das Ergebnis überzogener Erwartungen an sich selbst, gepaart mit viel zu großer Nachsicht für andere.

»Es belastet mich schon sehr, dass alles an mir hängen bleibt«, sagt eine 41-Jährige. Neben ihrem Halbtagsjob versorgt sie ihren 11-jährigen Sohn und ist für Haushalt, Garten und die alte Mutter zuständig. Ihr Mann hat eine 50-Stunden-Woche und ist sportlich sehr aktiv. »Das braucht er als Ausgleich«, meint sie verständnisvoll. Dass er deswegen an drei Abenden pro Woche erst um 21 Uhr nach Hause kommt, nimmt sie hin. Dass sie unter der Belastung und dem Alleinsein leidet, kreidet sie sich selbst an: »Ich bin manchmal richtig aggressiv mir gegenüber, weil ich nicht besser zurecht komme, und ich frage mich, was nur falsch an mir ist.« Dass ihre Aggression zum Teil ein nicht auszuhaltendes Ausmaß annimmt, gibt sie erst nach vielen Therapiegesprächen zu: »Ich verletze mich dann selbst, ich ritze mir die Haut auf.« Und schiebt gleich die Erklärung nach: »Ich bin doch nicht normal.« Wodurch ihre Aggression ausgelöst ist, wem sie eigentlich gilt, darf sie nicht spüren.

So wie dieser Frau ergeht es den meisten depressiv erkrankten Frauen. Sie erkennen nicht, wie depressionsfördernd die Umstände sind, in denen sie leben; sie sehen nicht, dass der Stress in ihrem Leben extreme Ausmaße angenommen hat, sondern bemühen sich unablässig, die Anforderungen dennoch zu erfüllen. Sie wollen nicht spüren und wahrhaben, warum es ihnen nicht gut geht, wo die wirklichen Gründe dafür liegen. Wie die Müllerstochter bemühen sie sich, aus Stroh Gold zu spinnen, akzeptieren die unmöglichsten Aufgaben und suchen die Verantwortung bei sich, wenn sie nicht so funktionieren, wie sie es von sich erwarten.

Der besondere Stress der Frauen und ihre spezifischen Erfahrungen mit sich und anderen wichtigen Menschen in ihrem Leben sollen im Folgenden genauer betrachtet werden. Denn hierin liegt die Antwort auf die Frage, warum Frauen häufiger als Männer depressiv erkranken.

Stroh zu Gold spinnen
Der Stress der Frauen

Bei der Frage, was für die allgemeine Zunahme der Depressionserkrankungen – und zwar für beide Geschlechter – verantwortlich ist, lenken Experten zunehmend ihr Augenmerk auf Ursachen, die außerhalb des Individuums liegen. Danach sind es vor allem gesellschaftliche Veränderungen, die das Leben anstrengender und schwieriger machen. Die meisten Menschen stehen heute unter enormem Zeitdruck, sind gezwungen, mehrere Dinge gleichzeitig zu erledigen, verspüren auch in der Freizeit Stress und haben zunehmend das Gefühl, ihr Leben nicht mehr unter Kontrolle zu haben.

Als Gewährsmann für die These von der depressionsfördernden Gesellschaft gilt der französische Soziologe Alain Ehrenberg, der in seinem Buch *Das erschöpfte Selbst* die modernen Lebensbedingungen mit ihren vielfältigen Herausforderungen als große Gefahr für die seelische Gesundheit identifiziert hat. Er hält die Menschen für überfordert, sie kapitulieren seelisch vor den Anforderungen der modernen Gesellschaft. »Welchen Bereich man sich auch ansieht (Unternehmen, Schule, Familie), die Welt hat neue Regeln«, schreibt Ehrenberg. »Es geht nicht mehr um Gehorsam, Disziplin und Konformität mit der Moral, sondern um Flexibilität, Veränderung, schnelle Reaktion und dergleichen. Selbstbeherrschung, psychische und affektive Flexibilität, Handlungsfähigkeit: Jeder muss sich beständig an eine Welt anpassen, die eben ihre Beständigkeit verliert, an eine instabile, provisorische Welt mit hin und her verlaufenden Strömungen und Bahnen. Die Klarheit des sozialen und politischen Spiels hat sich verloren. Die institutionellen Transformationen vermitteln den Eindruck, dass jeder, auch der Einfachste und Zerbrechlichste, die Aufgabe, alles zu wählen und alles zu entscheiden, auf sich nehmen muss.«

Eigenverantwortlichkeit ist das Gebot unserer Zeit. Doch gleichzeitig stößt eigenverantwortliches Handeln permanent an Grenzen. Wie sollen Beruf und Familie gleichermaßen zu ihrem Recht kommen, wenn keine ausreichenden Betreuungsplätze für Kinder, keine Ganztagsschulen, keine passenden Teilzeitstellen angeboten werden? Wie soll das persönliche Glück gelingen, wenn der Einzelne von der Vielzahl an Wahlmöglichkeiten überfordert ist und gar nicht mehr weiß, was ihn persönlich glücklich machen könnte, was der Sinn seines Lebens ist? Diese Überforderung, so Ehrenberg, erschöpft das Selbst und ist für die Zunahme der Depressionserkrankungen verantwortlich. Wer glaubt: »Ich schaffe es nicht, ich werde meinen eigenen Ansprüchen und den Ansprüchen anderer (tatsächlichen oder vermeintlichen) nicht mehr gerecht«, der läuft Gefahr, depressiv zu werden. Der französische Soziologe zeichnet ein düsteres Zukunftsszenario: »Wir werden mehr und mehr mit Psychopharmaka leben, die die Stimmung verbessern, die Selbstbeherrschung erhöhen und vielleicht auch die Schrecken der Existenz abmildern.«

Ähnlich argumentiert auch die Psychoanalytikerin Marianne Leuzinger-Bohleber. Auch sie sieht die Gründe für die Zunahme der Depressionskranken vor allem in gesellschaftlichen Bedingungen. »Die Depression ist eine Krankheit des Sinns und der Lebensfreude. Beides – Sinn und Lebensfreude – ist in der heutigen Zeit schwerer denn je zu finden. Man braucht sich nur die politische Lage in Deutschland anzuschauen: Die Arbeitslosigkeit ist hoch, der Sozialstaat bricht zusammen, alte Rezepte versagen, Bindungen zerbrechen. Das alles sind Faktoren, die Depressionen auslösen können. Wer depressiv wird, reagiert sensibel auf die moderne Entwurzelung.«

Permanente Überforderung, ein Mangel an Sinn und Lebensfreude – diese gesellschaftliche Situation ist für Männer und Frauen gleichermaßen belastend und kann folglich nicht die deutlich höhere Erkrankungsrate der Frauen erklären. Dennoch ist es wichtig, bei der Ursachenforschung den Stress als eine wichtige Erklärung heranzuziehen. Denn es scheint, dass zu den für alle Geschlechter gleichermaßen anstrengenden und erschöpfenden gesellschaftlichen Bedingungen für Frauen noch ganz besondere Stressfaktoren hinzukommen.

Elena arbeitet 4 Stunden täglich in einer Autobahnraststätte an der Kasse. Dieser Arbeitsplatz ist 50 Kilometer von ihrer Wohnung entfernt, sie ist also täglich 100 Kilometer unterwegs, für die sie, je nach Verkehrsaufkommen, zwischen 50 Minuten und knapp zwei Stunden benötigt. Das wäre noch in Ordnung, wäre ihr Arbeitstag dann zu Ende. Aber sie hat täglich noch zwei bis drei Putzstellen. Für die 4 Kinder im Alter zwischen 8 und 15 Jahren reicht das Geld hinten und vorne nicht. Kommt sie dann am Abend spät nach Hause, warten die Kinder schon ungeduldig auf das Abendessen. Ihr Mann ist tagsüber zu Hause, weil er in seiner Fabrik meist die Nachtschicht übernimmt, und bereitet manchmal schon etwas vor. Aber das ist eher selten, schließlich muss auch er seinen Schlaf bekommen. Und so kümmert sich Elena am Abend auch noch um die schulischen Sorgen ihrer Kinder. Ziemlich lange konnte Elena die tägliche Plackerei gut wegstecken. Doch in letzter Zeit hat sie quälende Schlafstörungen. Sie kann kaum mehr eine Nacht ungestört durchschlafen, und am Morgen fällt es ihr unendlich schwer, aus dem Bett zu kommen. Sie fühlt sich erschlagen und hat das Gefühl, dass Bleigewichte ihren Körper zu Boden ziehen.

Selbst wenn es in einem Frauenleben mehr Unterstützung durch Partner oder Familienangehörige gibt, frisst der Alltag mit seinen Verpflichtungen das Leben von Frauen auf. Ihr Tag wird häufig durch die Bedürfnisse anderer geregelt. Frauen, so emanzipiert sie auch sein mögen, sind auch heute noch oft in einem immerwährenden Zyklus des Weiblichen gefangen: Kindererziehung, Haushalt managen, Hausaufgaben überwachen, bügeln, waschen, putzen, kranke und alte Familienmitglieder pflegen – diese Aufgaben lasten meist auf den Schultern der Frauen und sind nie erledigt. Hinzu kommt: Es handelt sich dabei um Aufgaben, für die es wenig Wertschätzung und Anerkennung gibt. Frauen können nie wissen, ob sie diese Aufgaben erwartungsgemäß und gut erfüllen. Es gibt keine klaren Kriterien, an denen sie ablesen können, ob sie genug getan haben, ob das, was sie leisten, auch ausreichend ist. So sind sie versucht, sich an einem imaginären, meist überaus hohen Standard zu orientieren – und das führt zu dem belastenden Gefühl, nicht gut genug zu sein. Denn die gesellschaftlichen Botschaften, die sich an Frauen richten, sind unbarmherzig. Sie reden ihnen ein, dass sie alles haben können – einen Beruf, eine Partnerschaft, eine Familie –, verschweigen ihnen aber, welche Kosten damit verbunden sind und dass sie die Hauptlast alleine tragen müssen. So glauben Frauen an die Machbarkeit eines in allen Bereichen erfolgreichen Lebens und geben sich selbst die Schuld, wenn sich das Erhoffte nicht einstellt.

Dass dieses Leben auch durch noch so großen Einsatz nicht erreicht werden kann, wird deutlich, wenn man sich die besonderen Stressfaktoren, wie sie vorrangig im Leben von Frauen vorkommen, vor Augen führt. Der Stress der Frauen unterscheidet sich deutlich vom Stress der Männer. Deren Belastungen sollen hier nicht heruntergespielt werden. Aber es gibt eine Fülle von Stressoren, die nur für Frauen gelten, nur für Frauen eine Gesundheitsgefährdung darstellen – und eine Depression auslösen können.

Stressfaktor: Zeit

Frauen sind zeitlich mehr belastet als Männer. Sie verbringen deutlich mehr Zeit mit Berufstätigkeit, Hausarbeit, Kindererziehung und der Betreuung älterer Familienmitglieder als Männer. Studien belegen immer wieder, dass vor allem die Tätigkeiten kochen, putzen, Wäsche waschen immer noch als Domäne der Frau angesehen werden und sie auch die Hauptverantwortung in Sachen Kindererziehung trägt. Wer jetzt denkt, dass Männer sich dieses Ungleichgewichts bewusst sind (und ihren Frauen Anerkennung für ihre Mehrarbeit geben), wird durch eine Umfrage der Gesellschaft für Konsumforschung eines Besseren belehrt. 208 Mütter und Väter mit Kindern im Vorschulalter wurden zu ihrem Engagement für Haushalt und Kinderbetreuung befragt. Danach waren die meisten Familienväter der Meinung, dass in puncto Haushalt bei ihnen Gleichberechtigung herrsche. Knapp 40 Prozent der befragten Väter, die Kinder unter sechs Jahren haben, gaben an, sie erledigten genauso viele Aufgaben im Haushalt wie ihre Partnerin. Die Frauen der Familie sahen das allerdings oft etwas anders: Von den befragten Müttern bestätigten nur rund 26 Prozent, ihr Partner packe zu Hause genauso mit an wie sie selbst. Eine Diskrepanz, die auch andere Studien zeigen: Spätestens nach der Geburt des ersten Kindes wird aus vormals durchaus partnerschaftlichen Ehen eine traditionelle Ehe und aus einer gleichberechtigten, emanzipierten Frau ein gestresste berufstätige Frau mit hoher Doppelbelastung oder eine unzufriedene Hausfrau und Mutter, die der Familie zuliebe ihre Berufstätigkeit aufgegeben hat.

Häufig hört man den Vorwurf (und oftmals machen Frauen sich diesen selbst), dass Frauen selbst schuld seien an diesem Ungleichgewicht: Sie bräuchten ihre Männer doch einfach nur mehr heranziehen zu Haushalt und Kindererziehung. Sie könnten doch dafür sorgen, dass Männer ihren Teil und ihre Pflichten erledigen. Viele Frauen sagen dann entweder »Ich bin doch nicht die Erzieherin meines Mannes« oder sie verweisen darauf, dass all ihre Bemühungen nicht fruchten. Klagen wie diese sind typisch: »Wie oft soll ich ihm noch sagen, dass er auch mal das Kochen übernehmen soll?«, »Wie oft soll ich ihm noch sagen, dass er früher nach Hause kommen soll, damit er die Kinder zu Bett bringen kann?«, »Wie oft soll ich ihm noch sagen, dass ich am Ende eines langen Tages gerne mit ihm entspannt reden würde?«

Bekommen Frauen darauf keine Resonanz, haben sie das Gefühl, dass sie keine Veränderungen bewirken können, und Resignation macht sich breit. Nach außen hin scheinen die Frauen zufrieden, doch innerlich sind sie nach wie vor angespannt und gestresst.

Dass Frauen oftmals tatsächlich auf Granit beißen, wenn sie in ihren Beziehungen für mehr Ausgewogenheit sorgen wollen, haben vor einigen Jahren niederländische Forscher bestätigt. Sie fanden heraus: Dass Frauen ihre Interessen, Wünsche und Bedürfnisse so schlecht durchsetzen, liegt unter anderem an den Strategien, mit denen Frauen versuchen, Veränderungen zu erreichen. Weil sie den offenen Konflikt scheuen, weil sie keinen Ärger machen wollen (siehe dazu auch das Unterkapitel »Nur keinen Ärger machen«), arbeiten sie mit wenig erfolgreichen, indirekten Strategien. Vorsichtiges Taktieren, versteckte Kritik, Winke mit dem Zaunpfahl sollen auf lange Sicht Veränderungen bewirken. Die meisten Frauen wollen Streit vermeiden und versuchen, dem Partner ihre Wünsche in homöopathischen Dosen zu verabreichen. Abwarten ist eine weitere weibliche Veränderungsstrategie. Die Frauen hoffen, allein durch Geduld eine Veränderung zu erreichen, was jedoch meistens nicht erfolgreich ist.

Auch Männer nutzen diese Strategie des Abwartens – allerdings sind sie damit deutlich effektiver als die Frauen. Sie verhalten sich einfach passiv und sorgen durch ihr Nichtstun dafür, dass weiterhin alles beim Alten bleibt. In der niederländischen Studie gab ein Mann zu: »Ich mache nichts. Ich sitze still da, und dann ist es ihre Pflicht, nach den Kindern zu schauen. Ich reagiere einfach nicht. Im Allgemeinen akzeptiert sie das.« Und ein anderer meinte: »Wenn meine Mutter ärgerlich war, sagte ich auch nichts. Ich ging einfach meinen Weg, und das mache ich auch mit meiner Frau. Ich reagiere einfach nicht. Ich will es nicht hören, was sie zu sagen hat, und ich höre es nicht.«

Eine dritte Strategie der Männer ist ebenfalls erfolgreich: argumentieren. Viele Männer versuchen ihre Frauen davon zu überzeugen, dass alles, so wie es ist, in Ordnung sei. Mit guten Argumenten führen sie ihnen vor Augen, dass ihre Situation durchaus Vorteile habe, dass ihre Forderungen unvernünftig seien und sie keinen Grund zur Unzufriedenheit hätten. Auf die Gefühle der Frauen gehen sie dabei allerdings nicht ein und sorgen deshalb bei ihren Partnerinnen für Verwirrung, wie die niederländische Befragung zeigt: »Er denkt, ich sehe das alles nicht richtig. Er erinnert mich an dieses und jenes, und ich denke dann: Ja, er hat ja recht! Aber dann merke ich, dass das mit meinen Gefühlen nicht übereinstimmt, dass er darauf gar nicht eingeht und dass das mit den Fakten wenig zu tun hat. Aber dann denke ich, es ist alles meine Schuld.«

Der Stress der Mehrfachbelastung, der chronische Zeitmangel und die permanente Überlastung müssen nicht zwangsläufig in eine Depression führen. Wenn eine Frau von ihrem Partner oder anderen wichtigen Menschen Anerkennung für ihre Leistung bekommt, wenn sie mit ihren berechtigten Forderungen gehört wird und das Gefühl hat, in einer Beziehung aufgehoben zu sein und Wertschätzung zu erfahren, kann sie durchaus die Kraft für die vielfältigen Aufgaben aufbringen. Hat sie dagegen das Gefühl, gegen eine Wand zu reden, nicht wahrgenommen zu werden oder spürt sie, dass ihr Einsatz für selbstverständlich gehalten wird, hat sie kaum Chancen, ihre Batterien aufzuladen. Kommt dann noch hinzu, dass sie sich isoliert und alleingelassen fühlt und glaubt, sich auf niemandem in ihrem Leben wirklich verlassen zu können, dann kann das Übermaß an Belastung auf direktem Weg in die Depression führen. Irgendwann wird das Gefühl, die Dinge nicht mehr unter Kontrolle zu haben und den Umständen ausgeliefert zu sein, übermächtig, Hilflosigkeit macht sich breit. Und Hilflosigkeit wiederum ist ein wesentliches Merkmal der Depression.

Stressfaktor: Verheiratet sein

Wie Studien zeigen, sind verheiratete Männer sehr viel weniger von Depression betroffen als unverheiratete. Verheiratete Frauen dagegen erkranken öfter an depressiven Störungen als ledige. Sie berichten sehr häufig von ehelichen Spannungen und von Unzufriedenheit mit ihrer Beziehung. Auseinandersetzungen, Untreue des Partners oder dessen Unverständnis bedeuten für Frauen größeren Stress als für Männer. Und Frauen scheinen unter Auseinandersetzungen und anhaltenden Beziehungsproblemen mehr zu leiden als ihre Partner. So konnte in zahlreichen Studien immer wieder belegt werden, dass es einen messbaren Zusammenhang gibt zwischen Beziehungsstress und körperlichen Symptomen. Wie schon erwähnt, erleben glücklich verheiratete Frauen im Vergleich zu unglücklich verheirateten prämenstruelle Symptome deutlich seltener oder als schwächer ausgeprägt. Eine unglückliche Ehe kann für Frauen also ein gravierendes psychisches Gesundheitsrisiko darstellen: In unglücklichen Ehen sind Frauen deutlich häufiger als Männer in Gefahr depressiv zu erkranken.

Die Ehe scheint also einen gewissen Schutz für Männer, aber nicht für Frauen zu bieten.

Männer äußern häufiger als Frauen, dass sie sich von ihrer Partnerin verstanden fühlen und Bestätigung und Zuwendung bekommen. Für Ehemänner ist ihre Frau oftmals ihre einzige Vertraute. Wie sehr Männer die Frau an ihrer Seite brauchen, zeigen mehrere Langzeitstudien aus verschiedenen Ländern: Im Vergleich zu verheirateten Männern haben verwitwete Männer ein höheres Sterberisiko. Für Witwen konnte dies nicht nachgewiesen werden. Die Wissenschaftler Henk Schutt und Margaret und Wolfgang Stroebe, die diese Thematik seit vielen Jahren erforschen, stellen fest, dass »Witwer im Vergleich zu Witwen in der Tat besonders gefährdet sind«. Die Forscher erklären sich dieses erstaunliche Ergebnis mit der schützenden Wirkung, die eine feste Beziehung für Männer hat. Emotionale Unterstützung und Fürsorge bekommen sie hauptsächlich von ihrer Frau – und wenn diese Frau aus ihrem Leben verschwindet, hinterlässt sie eine empfindliche Lücke. Frauen dagegen nennen in den einschlägigen Studien nur selten ihren Angetrauten als ihre Vertrauensperson. Sie finden bei ihren Männern nicht die gewünschte starke Schulter, das Zuhören und das Verständnis, das sie bräuchten. Deshalb sind wohl eine Trennung oder gar der Tod des Partners – bei all dem Leid, das diese Schicksalsschläge natürlich verursachen –, offensichtlich für Frauen keine so gewaltigen Stressfaktoren, dass sie die Gesundheit gravierend beschädigen würden.

Stressfaktor: Mutterschaft

Studien zeigen: Allein die Tatsache, ein kleines Kind versorgen zu müssen, ist ein wesentlicher Faktor für die Entstehung einer Depression bei Frauen. Der Grund dafür mag in vielen Fällen in einer tiefen Enttäuschung liegen. Die meisten jungen Paare gründen eine Familie in der festen Überzeugung, sich die Aufgaben partnerschaftlich zu teilen. Doch die Realität sieht anders aus. Nach der Geburt des Kindes lebt die alte traditionelle Rollenteilung wieder auf. Die Frau bleibt zu Hause, der Mann wird zum Alleinversorger. Die jungen Mütter sind gezwungen, ihre Lebens- und Berufspläne für unbestimmte Zeit auf Eis zu legen – und sie fühlen sich oft mit der Kindererziehung überfordert und alleingelassen.

Zudem glauben Mütter heute, eine Supermutter sein zu müssen. Sie wollen alles richtig und perfekt machen, denn sie sind überzeugt, dass das Wohl, der Erfolg und die seelische Gesundheit ihres Kindes allein in ihren Händen liegt. Natürlich ist eine Mutter (und selbstverständlich auch der Vater) in hohem Maße für ihre Kinder und deren Entwicklung verantwortlich. Aber die Ansprüche, die Mütter an sich selbst stellen, sind häufig viel zu überzogen und nicht zu erfüllen. Mütter heute wollen perfekt sein, sie wollen keine Fehler machen, sie wollen Supermütter für Superkinder sein, sie wollen sich und der Welt zeigen, dass sie alles wunderbar im Griff haben.

Eine Mutter mit zwei halbwüchsigen und zwei bereits erwachsenen Kindern ist nach längerer Auszeit wieder berufstätig. Die Arbeit macht ihr Freude, sie merkt aber, dass sie verlernt hat, sich in der Berufswelt zu positionieren. Ihr fehlt die Kampfbereitschaft, sie spürt, dass sie den Kollegen gegenüber ins Hintertreffen gerät. Sie will nicht ihre Ellenbogen einsetzen, das liegt ihr nicht. Aber gleichzeitig fragt sie sich, ob sie ihren Kindern ein gutes Vorbild ist. Müsste sie sich nicht mehr durchsetzen, sich kämpferischer zeigen? Sollte sie sich weniger zurückziehen und sich gegen Widerstände besser behaupten? Sie sorgt sich dabei weniger um sich als um ihre Kinder. Die sind nun in dem Alter, in dem sie ins Berufsleben starten. Wie soll ihnen das gelingen, wenn ihre Mutter ihnen kein gutes Vorbild ist, wie sie meint. Kann sie ihnen den nötigen

Biss mitgeben? Der Vater, der vor Jahren die Familie verlassen hat, könnte das. Allein fühlt sie sich dieser Herausforderung nicht gewachsen, glaubt aber, sie bewältigen zu müssen.

Mutterschaft ist heute von Beginn an mit hohen Erwartungen belegt – und diese Erwartungen hat es zu früheren Zeit so noch nicht gegeben. Wie die französische Philosophin Elisabeth Badinter feststellt, brauchen Frauen heute mehr Zeit und Energie, um zwei Kinder großzuziehen, als vor 50 Jahren Mütter für sechs Kinder benötigten. »Es beginnt gleich nach der Geburt mit einem enormen Aufwand. Neuerdings muss eine gute Mutter jederzeit zum Stillen bereit sein, wann immer das Kind danach verlangt. Das heißt, sie steht dem Baby von Anfang an Tag und Nacht zur Verfügung, und das Kind bekommt seinen Platz im elterlichen Ehebett zwischen den Erwachsenen.«

Mütter wollen keine Erziehungsfehler machen, sie wollen ihre Kinder nach Kräften fördern. Nur noch selten wird der Nachwuchs nach draußen zum Spielen geschickt oder mit den Geschwistern und Nachbarskindern für Stunden sich selbst überlassen. Heute wird von einer Mutter erwartet, dass sie den Lernerfolg ihres Kindes überwacht und durch tatkräftigen Einsatz fördert und ihm als »Taxifahrerin« zur Verfügung steht. Denn wie soll das Kind sonst zu seinen diversen Terminen (Fußballtraining, Musikstunde, Nachhilfeunterricht, Fechten …) kommen?

Mutterschaft ist zu einem Beruf geworden, der viel Wissen und Expertentum verlangt, aber wenig Anerkennung bringt. Was Mütter tun, wird als selbstverständlich betrachtet. Erschwerend kommt hinzu, dass die meisten Frauen diesen Beruf meist zusätzlich zu ihrer Erwerbstätigkeit ausüben – was zu innerer Zerrissenheit und einem permanent schlechten Gewissen führt. Viele berufstätige Mütter stehen ständig unter Strom und Zeitnot und glauben, weder ihrem Kind noch ihrem Beruf wirklich gerecht werden zu können. Das, was sie tun und was sie zustande bringen, ist weit entfernt von ihrem Idealbild. So sehr sie sich auch anstrengen, sie müssen immer wieder realisieren, dass sie ihren eigenen hohen Ansprüchen nicht gerecht werden können. Auf lange Sicht haben die mit dieser Erkenntnis verbundenen Schuldgefühle Folgen: Wer sich ständig schuldig und ungenügend fühlt, verliert irgendwann das Gefühl für den eigenen Wert.

Mutterschaft, so die Ideologie, soll Frauen Erfüllung und Freude bringen. Die Realität sieht jedoch in den meisten Fällen anders aus. Viele Mütter balancieren am Rande des Nervenzusammenbruchs, fühlen sich inkompetent und überfordert. Sie glauben, dass andere Mütter besser sind, dass es ihnen leichter fällt, die Herausforderungen der Mutterschaft zu erfüllen. In der Regel sprechen sie nicht über ihre Gefühle der Unzulänglichkeit und über ihr Unglück. Sie verbergen ihre Verzweiflung vor anderen – und ertragen ihre Last schweigend. Doch die Überzeugung, eine schlechte Mutter zu sein, lässt sie nicht mehr los und kann in die Depression führen.

Stressfaktor: Alleinerziehend sein

Privilegierte Frauen, die von ihren Partnern, Eltern oder Schwiegereltern unterstützt werden oder sich Unterstützung durch Tagesmütter oder eine Kinderfrau leisten können, mögen ihrem Mutterideal noch am nächsten kommen. Aber nicht jede Frau kann die Last der Mutterschaft auf mehrere Schultern verteilen. In besonderem Maße von der Mutterideologie betroffen sind alleinerziehende Mütter. Sie müssen nicht nur den schwierigen Spagat zwischen Kind und Beruf meist alleine bewältigen, sie haben zudem oft finanzielle Schwierigkeiten, fühlen sich gesellschaftlich an den Rand gedrängt, haben nur eingeschränkte berufliche Möglichkeiten. Nicht selten müssen sie mit dem Vater ihrer Kinder um den Unterhalt streiten.

Armut ist ein weiterer großer Risikofaktor für weibliche Depression. In Deutschland waren im Jahr 2009 12,6 Millionen Menschen von Armut bedroht. Neben Arbeitslosen gehörten vor allem Alleinerziehende zu dieser Gruppe, deren Mitglieder vor allem weiblich waren. Es ist nicht nur die finanzielle Not, die Alleinerziehenden zusetzt – Frauen, die in ungesicherten Verhältnissen leben, leiden unter Kontrollverlust, sie können die Situation nicht beeinflussen, sie haben chronische Belastungen wie unsichere Wohnverhältnisse, die alleinige Verantwortung für die Kinder, unsichere Arbeitsplätze und so weiter. Auch das soziale Netzwerk lässt diese Frauen oft im Stich.

In einer Untersuchung, der Düsseldorfer Alleinerziehendenstudie, wurden über 500 alleinerziehende Mütter und ihre Kinder befragt. Diese Mütter hatten im Vergleich zu Müttern aus intakten Familien deutlich weniger Einkommen zur Verfügung, und sie litten häufiger unter Depressionen. Besonders belastet waren jene Mütter, die ihr Kind ohne die Unterstützung eines anderen Familienmitglieds oder einer Tagesmutter großzogen.

Stressfaktor: Beziehungsarbeit

Frauen fühlen sich für das Klima in Partnerschaft und Familie zuständig. Sie haben zudem sehr viel längere soziale Antennen als Männer. Das führt dazu, dass sie schneller und häufiger wahrnehmen, wenn andere Probleme haben. Sie erkennen es nicht nur, sondern machen sich auch Gedanken darüber, welche Lösungen es für diese Probleme geben könnte. Frauen bieten anderen nicht nur häufiger Fürsorge und emotionale Unterstützung an als Männer dies tun. Sie werden auch von ihren Männern, ihren Kindern, anderen Familienmitgliedern oder Freunden unverhältnismäßig häufig als Ratgeber und Kumpel, als Vertrauensperson und als Quelle der Bestätigung genannt. Selbst wenn die Kinder bereits erwachsenen sind, bleiben die Mütter Anlaufstation für Probleme. Diese Tatsache wird von vielen Depressionsexperten als bedenkliche weibliche Persönlichkeitseigenschaft bewertet, in der sie einen Grund für die hohen Depressionsraten bei Frauen sehen (siehe Kapitel »Wege in die Depression – Die üblichen Verdächtigen«). Doch diese Hinwendung zu anderen, dieser Einsatz für andere Menschen ist nicht an sich depressionsfördernd. Die Problematik entsteht vielmehr durch ein Ungleichgewicht, das Frauen in ihrem Alltag häufig erleben: Sie geben, andere nehmen. Umgekehrt finden Frauen selten die starke Schulter oder das offene Ohr, das sie bräuchten, um für ihre Sorgen und Probleme Entlastung zu finden.

Der Psychologe David Almeida stellt in einer Stressstudie fest: »Im Beruf erleben Männer und Frauen zwar vergleichbaren Stress, doch Männer fühlen sich sehr viel weniger belastet von Problemen ihrer Freunde oder Verwandte. Die Frauenrolle hat sich verändert, die Rolle der Männer nicht.« Ob es darum geht, die Kinder bei den Hausaufgaben zu betreuen, nahe Verwandte zu unterstützen oder eine Freundin mit Eheproblemen zu trösten – es sind Frauen, die anderen zur Seite stehen und sich zusätzlich zu ihrem eigenen Stress noch die Schwierigkeiten anderer auf ihre Schultern laden. »Männer tun das nicht«, so das klare Fazit von Almeida. Die Schilderung einer 49-jährigen Frau zeigt die Selbstverständlichkeit, mit der Frauen die Bedürfnisse anderer in die erste Reihe stellen und sich selbst zurücknehmen:

> Meine 86-jährige Mutter wohnt bei uns im Haus. Ich habe, um sie besser versorgen zu können, meine Berufstätigkeit reduziert und arbeite nur noch 70 Prozent. Zurzeit überlege ich, ob ich nicht noch weiter reduzie-

ren soll, denn meine drei Töchter, die eine ist 11, die andere 15, die älteste 18, brauchen mich sehr. Ob es um Schulprobleme, ersten Liebeskummer oder Schwierigkeiten mit den Freundinnen geht, ich bin ihre erste Anlaufstelle. Sie brauchen meinen Trost und meinen Rat. Ich gebe ihnen das ja gerne, wirklich, aber ich bin auch gerne berufstätig. Ich glaube, ich brauche meinen Job als Ausgleich. Aber mir fehlt dadurch einfach Zeit. Ich habe oft ein schlechtes Gewissen, dass ich mich nicht angemessen um meine Mädels und auch um meine Mutter kümmere. Von meinem Mann ganz zu schweigen. Der kommt eindeutig zu kurz.

Sich um andere kümmern, das ist für Frauen oftmals sehr befriedigend. Indem sie geben, bekommen sie ja meist auch etwas zurück: Selbstbestätigung, Anerkennung, Zuneigung. Doch nicht immer ist dieses Geben und Nehmen ausgewogen – und dann kann die Beziehungsarbeit zu einer enormen Belastung und zu einem gefährlichen Gesundheitsrisiko werden. Verhalten sich die Personen, denen die Fürsorge und das Denken der Frauen gilt, enttäuschend oder halten sie es für selbstverständlich, dass die Ehefrau, die Mutter, die Tochter sich schon für ihre Belange interessiert und einsetzt, dann kommt es mit der Zeit zu einer seelischen Schieflage: Die Bedürfnisse der Frauen nach Unterstützung und Wertschätzung bleiben unbeantwortet.

»Jeden Samstag spiele ich Friseuse für meine Mutter«, erzählt eine 54-Jährige. »Ich mache das gerne. Aber es ist für mich jedes Mal ein Spießrutenlaufen. Denn meine Mutter ist alles andere als dankbar. Immer hat sie was zu meckern. Mal ist das Wasser zu heiß, mal sind meine Hände zu kalt. Mal zerre ich zu stark an ihren Haaren, mal drehe ich die Wickler zu schwach, mal steche ich sie mit dem Kamm, mal rede ich zu viel, mal zu wenig. Ich sage meist nichts dazu, denn das würde alles noch schlimmer machen. Aber danach bin ich fix und alle, ich bin jedes Mal mit den Nerven fertig.« Diese Frau ist nicht nur die Friseurin ihrer Mutter, sie versorgt sie auch täglich mit Essen und putzt ihre Wohnung. Infrage stellt sie ihr Tun bei aller Belastung nicht: »Ist doch selbstverständlich!«

Dass Frauen in sozialen Beziehungen häufig mehr investieren, zeigt nicht nur die individuelle Erfahrung. Auch empirische Untersuchungen belegen diese Schieflage: Danach bieten andere Menschen für Frauen wenig Schutz. Fehlt der Ausgleich, kann sich ein andauerndes soziales Engagement negativ auf die körperliche und seelische Gesundheit von Frauen auswirken. So berichten Frauen, die in Krisenzeiten einem Familienmitglied oder einer Freundin beistanden, dass sie das kritische Lebensereignis des anderen (Krankheit, Arbeitslosigkeit, Tod eines Partners) zum einen für sich persönlich als enormen Stress empfanden, und dass sich zum anderen ihr intensives Mitleiden auch negativ auf ihre Gesundheit auswirkte: Sie schliefen schlechter, grübelten stärker, fühlten sich hilflos.

Frauen sind durch ihr hohes Ausmaß an Besorgtheit um andere einem größeren Depressionsrisiko ausgesetzt, vor allem dann, wenn sie ihre Fürsorge mit Selbstaufopferung verwechseln. Doch obwohl sich so manche Frau dieser Gefahr durchaus bewusst ist, findet sie oft nicht aus der Helferinnenrolle heraus. Woran das liegt, bringt eine depressive Frau sehr klar zum Ausdruck: »Ich kümmere mich immer um andere Menschen anstatt um mich selbst – aber wenn ich mich dann mal um mich kümmere, fühle ich mich schuldig.«

Stressfaktor: Pflege

Im Dezember 2009 waren 2,34 Millionen Menschen pflegebedürftig, wie eine Erhebung des Statistischen Bundesamtes zeigt. Mehr als zwei Drittel der Pflegebedürftigen werden zu Hause versorgt. Die Mehrheit der pflegenden Angehörigen ist weiblich: 80 Prozent aller Pflegenden sind Frauen. Wie die Pädagogin Bianca Röwekamp ausführt, werden »die Aufgaben der Versorgung an Partnerinnen oder Schwestern delegiert«.

Für Frauen bedeutet die Pflege von bedürftigen Familienmitgliedern oft eine völlige Vereinnahmung, die ihnen kaum noch Zeit für sich selbst lässt und sie oftmals sogar zwingt, keine Rücksicht auf sich selbst und ihre Gesundheit zu nehmen. Pflegende Töchter oder Schwiegertöchter müssen oftmals mehr als einen Arbeitstag in der Woche, nämlich über acht Stunden, für die Versorgung der alten Angehörigen aufbringen. Das bedeutet auch, dass sie häufig ihre eigenen Pläne zurückstecken: Sie verzichten auf eine Vollzeitbeschäftigung, gehen ihren Hobbys seltener nach, haben kein eigenes Leben mehr. »Ein Mann kann alles haben«, meint Röwekamp, »den Beruf, Kinder, Frau, Hobby und die Pflege seiner Mutter durch seine Ehefrau und Schwester, aber die Frauen müssen sich entscheiden und abwägen, ihre Kräfte prüfen und herausfinden, ob sie allen gerecht werden.«

Schätzungen gehen davon aus, dass zwei Drittel der Pflegenden unter Depressionen leiden und dass weibliche Pflegende ganz besonders in Gefahr sind. Verglichen mit männlichen Pflegern berichten Frauen von höheren Depressionsraten, Ängsten, unterdrückten eigenen Bedürfnissen, und sie klagen mehr über die Last der Pflege. Die häusliche Pflege ist unter diesen Umständen ein Kraftakt, der bis an die Grenzen der Belastbarkeit führt, wie der Fall einer pflegenden Tochter zeigt.

Meine Mutter ist nach einem Schlaganfall dement geworden und nun extrem hilfsbedürftig. Sie kann nicht mehr selbstständig essen, ist inkontinent und zudem sehr verängstigt. Ich habe sie vor 5 Jahren zu uns ins Haus geholt. Meine Tochter, sie ist 14, unterstützt mich oft. Aber ich will ihr das alles nicht zumuten. Inzwischen denke ich immer mal wieder darüber nach, meine Mutter doch ins Heim zu tun. Denn die Verantwortung, die ich übernommen habe, ist ziemlich groß und ich bin oft am Ende meiner Kraft. Letztens habe ich meine Mutter sogar ins Gesicht geschlagen, weil sie so aggressiv zu mir war. Ich habe mich danach unendlich geschämt. So geht das nicht mehr weiter. Ich verliere mich selbst, mein Leben geht drauf und auch meine Ehe. Mein Mann rührt keinen Finger, er denkt wohl ›Ist doch deine Mutter‹, und er beschwert sich, weil wir kaum noch was gemeinsam unternehmen.

Stressfaktor: Gewalt in Partnerschaften

Die Weltgesundheitsorganisation bezeichnet Gewalt gegen Frauen als eines der größten Gesundheitsrisiken von Frauen weltweit. Auch in Deutschland ist diese Gefahr nicht zu unterschätzen, wie die erste bundesdeutsche Repräsentativuntersuchung zu Gewalt gegen Frauen ergeben hat. Danach erlebte jede vierte Frau im Alter von 16 bis 85 Jahren im Verlauf ihres Lebens mindestens einmal körperliche oder sexuelle Übergriffe durch einen Beziehungspartner (überwiegend männliche Partner oder Ex-Partner). Die betroffenen Frauen kamen aus allen sozialen Schichten mit unterschiedlichsten Bildungsniveaus und kulturellen Hintergründen.

Die Gewalt, von der die befragten Frauen berichteten, hatte unterschiedliche Formen und Ausprägungen und reichte von leichten über mäßig schwere körperliche oder seelische Übergriffe bis hin zu lebensbedrohlichen Gewalthandlungen. So wurden die von Gewalt betroffenen Frauen von ihren Partnern mit extremer Eifersucht verfolgt, verbal angegriffen, beschimpft, eingeschüchtert, geohrfeigt, geschlagen, gewürgt, verbrüht, mit einer Waffe bedroht oder zum Sex gezwungen.

Die gewalttätigen Szenen dieser Beziehungen spielen sich fast ausschließlich in den eigenen vier Wänden ab, wie der Report berichtet. Oftmals bekommt lange Zeit niemand etwas vom Leid dieser Frauen mit, denn sie selbst schweigen aus Scham, Angst und Hilflosigkeit. Der Preis, den sie für ihr Schweigen bezahlen, ist hoch, wie der Report belegt: »Zu den psychischen Folgen von Gewalt gehören Depressionen, Stresssymptome, Angststörungen, posttraumatische Belastungsstörungen, Essstörungen und Suizidalität. Als unmittelbare Folgen nannten Betroffene etwa Niedergeschlagenheit, Schlafstörungen, vermindertes Selbstwertgefühl, erhöhte Ängste und Konzentrationsschwäche … Gewalt kann auch zu gesundheitsgefährdenden Verhaltensweisen führen: Im Versuch, die psychischen Belastungen zu bewältigen, greifen viele zu Zigaretten und Alkohol, aber auch zu Drogen oder Medikamenten.«

Zu den Gewalterfahrungen, die für den Ausbruch der Krankheit Depression bei Frauen verantwortlich sein können, gehören aber nicht nur aktuelle Übergriffe in ihren Beziehungen. Auch frühe Missbrauchserfahrungen können für eine spätere Depression verantwortlich sein. Experten schätzen, dass 35 Prozent aller weiblichen Depressionen auf sexuellen Missbrauch zurückgeführt werden können.

Wie Statistiken belegen, haben Mädchen ein doppelt so hohes Risiko wie Jungen, missbraucht zu werden. Studien mit amerikanischen Jugendlichen haben gezeigt, dass bereits Mädchen im Grundschulalter häufiger sexuellen Angriffen ausgesetzt sind als Jungen. Nach Forschungen der »American Association of University Women« fürchten sich Mädchen fünf Mal mehr als Jungen in der Schule vor sexuellen Attacken. Diese frühen Missbrauchserfahrungen können die Seele so stark verletzen, dass die Frauen im späteren Leben mit Depression auf schwierige Lebensbedingungen reagieren.

Hinzu kommt, dass erwachsene Frauen immer noch Opfer von

Sexismus werden. Häufiger als Männer berichten sie, dass sie sich anzügliche Witze anhören müssen (oft am Arbeitsplatz), dass sie mit entwürdigenden Namen angesprochen werden oder dass ihr Körper oder Teile ihres Körpers auf übergriffige und beleidigende Weise kommentiert werden. Eine Befragung von fast 800 weiblichen Angestellten amerikanischer Firmen konnte einen klaren Zusammenhang zwischen Arbeitsunlust, psychosomatischen Beschwerden und dem Verhalten der männlichen Kollegen feststellen. Frauen, die sexistische Witze anhören mussten, deren Aussehen von den Kollegen kommentiert wurde oder die sich nicht ernst genommen fühlten, verloren auf Dauer nicht nur ihre gute Laune: Sie wurden krank. Kopfschmerzen, Rückenbeschwerden und Depressionen machten den Frauen zu schaffen, die sich gegen die – oft in Freundlichkeit verpackten – Attacken der Kollegen nicht zu wehren wussten.

Stressfaktor: Selbstverdinglichung

Selbstzweifel, die habe sie mit vielen Frauen gemeinsam, sagt die Schauspielerin Maria Furtwängler in einem Interview. »Darum beneide ich übrigens die Männer: ihre fehlenden Selbstzweifel. Ein Mann mit Wampe und Glatze steht vor dem Spiegel und denkt: Ist doch alles in Ordnung, was ich da sehe. Bei einer Frau, und sei sie auch noch so schön, ist das häufig anders: Sie betrachtet sich im Spiegel und beklagt auf der Stelle ihren zu kleinen Busen und den viel zu breiten Hintern. Ich beneide Männer um ihre Fähigkeit, sich unschlagbar zu finden … Wir Frauen hadern oft zu viel und blockieren uns damit.«

Wenn sogar eine so attraktive Frau wie Maria Furtwängler Selbstzweifel kennt und Männer um ihre Unbeschwertheit beneidet, dann ist es kein Wunder, dass die meisten Frauen mit ihrem

Aussehen hadern und sich vom Schönheits- und Schlankheitskult einer Gesellschaft gehörig unter Druck setzen lassen. Psychologische Studien belegen, dass es Frauen schwer fällt, sich so zu sehen und zu akzeptieren, wie sie wirklich sind. Die meisten Frauen haben zu ihrem eigenen Körper kein entspanntes Verhältnis. Sie glauben, dass sie schlanker, fitter, attraktiver sein müssen, und sie bemühen sich nach Kräften, ihr Aussehen zu verbessern: 82 Prozent der Deutschen sagen, sie hätten in den letzten zwei Jahren eine Diät gemacht, die Mehrheit davon sind Frauen. Und längst schon hat die Körperunzufriedenheit auch Jugendliche erfasst. Fast die Hälfte der 11- bis 13-jährigen Mädchen hat Erfahrung mit Diäten, mehr noch wünschen sich schlanker zu sein. Unter jugendlichen Mädchen ist exzessives Diäthalten, Auslassen von Mahlzeiten und Erbrechen weit verbreitet. Wie aktuelle Zahlen belegen, finden sich zwei Drittel aller 12- bis 15-jährigen Mädchen in Europa und den USA nicht schön genug; 40 Prozent aller Mädchen zwischen 6 und 16 Jahren würden sich gern Fett absaugen lassen. Nach Angaben der Bundeszentrale für gesundheitliche Aufklärung fühlt sich jedes zweite Mädchen zwischen 14 und 17 Jahren zu dick, jedes dritte dieses Alters zeigt ein gestörtes Essverhalten. Jedes vierte Mädchen hat schon einmal über eine Schönheitsoperation nachgedacht.

Der Kampf, dem Schönheitsideal der Gesellschaft gerecht zu werden, ist für Frauen eine extreme Belastung, aber sie nehmen sie auf sich, weil sie glauben, dass der Weg zu ihrem persönlichen Glück über ein perfektes Äußeres führt. Hätten sie nur den »richtigen« Körper, dann gäben sie ein positiveres Bild von sich ab. Stimmt die äußere Hülle, dann fragt niemand so schnell, wie es innen aussieht. Ist der Körper attraktiv und entspricht er der »Norm«, dann kann es der Seele ja nicht so schlecht gehen. So sucht manche Frau über den Umweg über den Körper, ihre psychischen und seelischen Krisen, ihre Selbstzweifel und Unsicherheiten in den Griff zu bekommen. Ein Teufelskreis: Die Beschäftigung mit dem Körper und seinem Aussehen soll depressive Verstimmungen vertreiben. Doch genau das kann wiederum depressiv machen. Nämlich dann, wenn eine Frau erkennen muss, dass all die Maßnahmen, die angeblich zu Schönheit, Schlankheit und Jugendlichkeit verhelfen sollen, nicht greifen, dass all der finanzielle und emotionale Einsatz nicht den Erfolg bringt, den sie sich erhofft: Weder die verlorenen Pfunde noch die teure Kosmetikbehandlung noch die Schönheitsoperation können einer Frau zu dem Selbstwertgefühl verhelfen, das sie braucht, um grundlegende Weichen in ihrem Leben anders – nämlich selbstwertstärkend – zu stellen.

Die Frage, woher diese Unzufriedenheit mit dem eigenen Aussehen und dem Körper kommt, wird meist mit dem Verweis auf die Medien beantwortet: Die dort veröffentlichten Bilder von äußerst schlanken und jungen Frauen würden ein Schönheitsideal propagieren, dem Frauen gerecht werden wollen. Das ist richtig – trotz Frauenbewegung und Emanzipation werden Frauen heute immer noch als Objekte behandelt. Aber das ist nur die halbe Wahrheit. Denn Frauen machen sich auch selbst zu Objekten. Weil Frauen, wie der französische Philosoph Pierre Bourdieu schreibt, »zuallererst für und durch die Blicke der anderen, das heißt als liebenswürdige, attraktive, verfügbare Objekte, existieren, geraten sie in einen andauernden Zustand körperlicher Verunsicherung«. Ständig, so der Philosoph, würden sie »den Abstand zwischen dem realen Körper, an den sie gefesselt sind, und dem idealen Körper, dem sie sich unermüdlich anzunähern streben, empfinden«.

Um diesen Zwiespalt auszuhalten, wählen Frauen häufig einen fatalen Ausweg, wie amerikanische Wissenschaftlerinnen um Rachel M. Calogero schreiben. Sie machen sich selbst zu Objekten. Selbstverdinglichung (»self-objectification«) nennen die

Wissenschaftlerinnen diesen Prozess. Nach dieser Theorie identifizieren sich Frauen als Objekt männlicher Begierde und machen den männlichen Blick zu ihrem eigenen. Sie haben so etwas wie einen inneren männlichen Betrachter, mit dessen Augen sie sich selbst sehen und be- und verurteilen. Attraktivität ist danach eine Art Währung für Frauen, mit der sie sich Zuwendung, Anerkennung, Akzeptanz erkaufen. Die Theorie der »Selbstverdinglichung« erklärt die hohe Bereitschaft, mit der sich viele Frauen den Schönheitsvorschriften einer Gesellschaft unterwerfen. Selbstverdinglichung aber bleibt nicht ohne Folgen. Sie führt zu Körperscham, Ängsten, Essstörungen – und Depressionen.

Die Maske der Tüchtigen

Der Stress der Frauen ist vielfältig. Er speist sich aus zum Teil völlig anderen Quellen als der Stress der Männer. Aufgrund ihres Geschlechtes und aufgrund ihrer Rolle geraten sie in Situationen, die Männer eher nicht erleben. Natürlich stehen auch Männer unter Stress, aber die hier aufgeführten Stressquellen sind spezifisch für ein Frauenleben: Die Doppelbelastung Beruf und Familie, die Sorge um die Bedürfnisse anderer Menschen, finanzielle Not, Gewalterfahrungen, die Bedeutung des eigenen Aussehens – all dies sind Faktoren, die so und in dieser Ausprägung keine männliche Erfahrung sind. Für die Psychotherapeutin Ellen McGrath stellen die spezifischen Stressquellen eine erhebliche Gefahr für die Gesundheit dar und können Depressionen verursachen, die so nur beim weiblichen Geschlecht zu beobachten sind.

Die Opferdepression: Sie resultiert aus Gewalterfahrungen, Missbrauch, Armut. Diese Depression wird verstärkt, wenn eine Frau aus erlernter oder realer Hilflosigkeit und wegen fehlenden Fähigkeiten auf diese Opfererfahrungen nicht angemessen reagieren kann.

Die Beziehungsdepression: Sie entsteht, wenn der Wunsch einer Frau, sich über intime Beziehungen zu definieren und diese perfekt zu gestalten, mit der Realität kollidiert. Frauen werden depressiv, so McGrath, wenn sie erkennen, dass die immerwährende intime Beziehung – trotz ihres großen Einsatzes – ein unrealistischer Traum ist (dazu im nächsten Kapitel mehr).

Die Erschöpfungsdepression: Sie entsteht, wenn die weibliche Aufgabe des Sorgens für andere mit dem Wunsch nach beruflicher Leistung und Anerkennung kollidiert. Der Wunsch, es jedem recht zu machen, und das Bedürfnis, das eigene wahre Selbst ebenfalls zu seinem Recht kommen zu lassen, führen nach McGrath geradewegs in die Depression.

Die Body-Image-Depression: Viele Frauen entwickeln depressive Gefühle, wenn sie erkennen, dass ihr Körper den öffentlichen Standard von Schönheit, Schlankheit, Sex-Appeal, Jugend nicht erfüllt. Von Kindheit an lernen Frauen, dass ihr Körper und ihr Aussehen maßgeblich den Wert bestimmen, den sie für andere, vor allem für Männer, haben.

*

Frauen, so kann man mit Fug und Recht behaupten, stehen unter Strom. Sie versuchen, wie die Müllerstochter im Märchen *Rumpelstilzchen*, aus Stroh Gold zu spinnen, das heißt: Sie versuchen, ihren eigenen hohen Anforderungen an sich selbst gerecht zu werden. Sie wollen es aber vor allem anderen recht machen, sie wollen nicht nur gut, sondern perfekt sein, und sie glauben, dass sie verantwortlich sind, wenn ihnen das nicht gelingt. Die Stressfaktoren im Leben einer Frau sind geeignet, sie an den Rand des Nervenzusammenbruchs – in die Depression – zu treiben.

Allerdings werden sie nicht von heute auf morgen krank. Die meisten betroffenen Frauen leben oftmals sehr lange mit einer verkappten oder, wie Experten sagen, »larvierten« Depression. Sie verbergen vor sich selbst und vor anderen, wie es ihnen geht. Sie setzen sich eine Maske auf. Die Frage »Wer bin ich? Und wenn ja, wie viele?«, können gestresste und depressionsgefährdete Frauen klar beantworten: »Ich bin zwei.« Da gibt es ein nach außen hin lächelndes und funktionierendes Selbst und ein leidendes, belastetes, hoffnungsloses Selbst. Anderen Menschen erscheinen sie völlig normal, während sie sich innerlich schrecklich fühlen. Eine Zeitlang mag dies funktionieren. Doch irgendwann wird die Maske, hinter der sich die betroffenen Frauen verbergen, schwerer und schwerer. Bis sie eines Tages droht, sie unter sich zu begraben.

Frauen, die Masken tragen, um ihrer Umwelt nicht ihr wahres Ich zeigen zu müssen, kämpfen einen oftmals langwierigen, schweren Kampf gegen die Stressoren in ihrem Leben, einen Kampf, der den Stress noch weiter erhöht. In vielen Fällen sind die Folgen zunächst im körperlichen oder psychosomatischen Bereich zu spüren. Die Betroffenen leiden unter Schlafstörungen, Appetitlosigkeit, tiefer Erschöpfung, ziehen sich von Menschen zurück, geben ihre Hobbys auf. Auch hinter diversen körperlichen Beschwerden verbirgt sich häufig eine Depression. So können zum Beispiel Schmerzerkrankungen ein typisches Zeichen einer larvierten Depression sein. Im Vordergrund stehen dann der schmerzende Rücken, die steifen Hände, die Schulter-Arm-Beschwerden, die Migräne, die peinigenden Gelenke. Die erkrankten Frauen bekommen Diagnosen wie Fibromyalgie oder chronisches Schmerzsyndrom, ohne dass jemand erkennen würde, dass sie möglicherweise an einer Erschöpfungsdepression leiden.

Wären die behandelnden Ärzte wachsamer, könnten sie in den meisten Fällen »zwischen den Zeilen« erkennen, worunter die betroffenen Frauen wirklich leiden.

Wie Stress, Depression und körperliche Erkrankungen zusammenhängen, erläutert der Psychiater Otto Benkert: »Der Dauerstress bewirkt erhebliche Stoffwechselverschiebungen, besonders eine vermehrte Ausschüttung des Stresshormons Kortisol und Störungen des autonomen Nervensystems. Diese Veränderungen des Stoffwechsels können zu körperlichen Krankheiten führen und sind Mitauslöser von Depressionen. Die Depression ihrerseits aktiviert weitere Stoffwechselschritte, so dass das Risiko für körperliche Erkrankungen weiter zunimmt.« In vielen Fällen dauert es lange, bis diese Zusammenhänge aufgedeckt werden. Erst wenn die Depression in ein schwereres Stadium übergeht, wenn Hoffnungslosigkeit und Ohnmachtsgefühle zunehmen und die betroffene Frau immer handlungsunfähiger wird, kann der wirkliche Auslöser der körperlichen Beschwerden erkannt werden: die Depression.

Hauptsache in Kontakt bleiben
Leiden in und an Beziehungen

»Auch wenn es Theoretiker und Wissenschaftler manchmal vergessen, depressive Menschen werden es ihnen erzählen, dass zwischenmenschliche Beziehungen für sie von Bedeutung sind; sie werden ihnen erzählen, dass gute Beziehungen sie vor Depression schützen; sie werden ihnen erzählen, dass schlechte Beziehungen Depressionen verursachen und aufrechterhalten können ... und in all dem haben sie Recht.« Die amerikanischen Psychologen Thomas Joiner und James C. Coyne sprechen hier von allen depressiv Erkrankten – besonders zutreffend ist die Aussage jedoch für die Situation betroffener Frauen.

In den bisherigen Ausführungen klang bereits immer wieder an, wie wichtig Beziehungen für Frauen sind: Sie kümmern sich um andere, sie sind für andere emotionale Stütze und Ansprechpartnerin bei Problemen; sie pflegen alte Angehörige, sie vermitteln und sind auf Ausgleich bedacht. Diese Orientierung an den Mitmenschen und die Sorge für und um andere ist – wie im vorherigen Kapitel gezeigt – für viele Stressbelastungen verantwortlich. Aber nicht nur das: Beziehungen selbst können für Frauen zu *dem* Stressfaktor überhaupt werden, wenn sie nicht das bieten, was sie sich von ihnen erhoffen: Geborgenheit und Nähe, Verständnis und Zärtlichkeit, Heimat und Vertrauen.

So manche Frau erlebt in ihren Beziehungen ein Ungleichgewicht: Während sie anderen Aufmerksamkeit und Zuwendung schenkt und sich für die Beziehung einsetzt, bekommt sie zu wenig Aufmerksamkeit für ihre eigene Person, für die Dinge, die sie beschäftigen. Frauen, die depressiv werden, haben oft das Gefühl, das man ihnen nicht zuhört, an ihrem Erleben und ihren Gefühlen nicht wirklich interessiert ist. Gewünschte Gespräche finden nicht statt oder wenn, dann nur in einer Weise, die für Frauen oft unbefriedigend ist. Lösungen werden angeboten, aber das, was eine Frau bewegt, wird nicht verstanden, ja, das Verstehen scheint in den Beziehungen depressiver Frauen oftmals eine Einbahnstraße zu sein.

Diese Situation ist fatal, denn wie psychologische Studien belegen, sind stabile, positive Beziehungen gerade für das weibliche Geschlecht eine wirkungsvolle Abwehr gegen depressive Erkrankungen. Frauen, die wenigstens einen Menschen haben, an den sie sich mit ihren Sorgen und Gedanken wenden und mit dem sie offen sprechen können, haben ein deutlich geringeres Depressionsrisiko als ihre Geschlechtsgenossinnen, die sich einsam und isoliert fühlen. Die Vertrauensperson kann der Partner oder eine Freundin sein, wichtig ist vor allem, dass sie in stressigen Zeiten Unterstützung gewährt. Bei Frauen, die einen verlässlichen Kontakt zu einem anderen Menschen haben, liegt die Wahrscheinlichkeit, angesichts belastender Ereignisse depressiv zu werden, um zwei Drittel niedriger als bei Frauen ohne eine solche Beziehung. Fehlen verlässliche soziale Anker, kann das auf Dauer zu einem chronischen Erschöpfungszustand führen.

Psychologische Studien belegen, dass der depressiven Erkrankung einer Frau in fast allen Fällen Krisen vorausgehen, die in irgendeiner Weise mit dem Erleben von Bindungslosigkeit oder dem Scheitern von Beziehungen zu tun haben. Dazu gehören Konflikte in Liebesbeziehungen, Eheprobleme, Untreue des Partners, Trennungen und die damit verbundenen Gefühle von Vereinsamung, Isolierung und Entwurzelung. Gefühle, die auch dann entstehen, wenn eine Frau auf Zuwendung und Verständnis hofft, und immer wieder enttäuscht wird. Ein interessanter Befund der psychologischen Forschung ist in diesem Zusammenhang dieser: Kann sich eine Frau aus einer unglücklichen und unbefriedigenden Beziehung lösen, verschwinden häufig auch ihre depressiven Symptome.

Die Bedeutung, die Beziehungen für das weibliche Geschlecht haben, ist für manche Experten Anlass, den Frauen »Bedürftigkeit«, »Abhängigkeit« und »zu hohe Ansprüche« zu unterstellen. Und sie ziehen daraus die Schlussfolgerung: Hätten sie nicht so hohe Erwartungen, dann wären sie auch zufriedener und glücklicher. Die amerikanische Psychologin Harriet Lerner – und nicht nur sie – widerspricht dieser Einschätzung vehement und stellt klar, dass nicht das starke Bedürfnis der Frauen nach guten Beziehungen für das erhöhte weibliche Depressionsrisiko verantwortlich ist, »denn emotionale Verbundenheit ist ein Basisbedürfnis des Menschen und eine Stärke«. Sie ist vielmehr der Ansicht: »Was Frauen in Beziehungen passiert, das ist von Interesse und verdient unsere Aufmerksamkeit.«

Will man also wissen, warum Frauen depressiv werden, muss man sich ihre Beziehungen anschauen.

Zu hohe Erwartungen, zu hohe Ansprüche?

»Rund 50 bis 70 Prozent der Frauen, welche an einer Depression erkranken, berichten von massiven Partnerschaftsproblemen im Vorfeld der Entstehung ihrer Depression. Dabei scheinen akute Spannungen und Konflikte mit dem Partner oder eine chronische niedrige Beziehungsqualität besonders relevant zu sein. 60 Prozent der Frauen betrachten ihre Beziehungsprobleme explizit als Grund für ihre Depression. Insgesamt scheint es in der Tat Hinweise darauf zu geben, dass häufig Partnerschaftsprobleme bereits vor der Entstehung von Depressionen vorliegen. Schätzungen gehen davon aus, dass Partnerschaftsstörungen das Depressionsrisiko um 30 Prozent erhöhen.« Der Schweizer Psychologe Guy Bodenmann beschreibt hier einen Sachverhalt, der bei der Diskussion des Themas »Warum werden Frauen häufiger als Männer depressiv?« zwar erwähnt, aber selten vertiefend erörtert wird. Die enttäuschten Erwartungen der Frauen und ihre negativen Erfahrungen, die sie in ihren Beziehungen machen müssen, sind selten Gegenstand besonderer Aufmerksamkeit. Meist kommt dieser Aspekt nur am Rande vor und dann oft in einer Weise, die den betroffenen Frauen direkt oder indirekt die Verantwortung zuweist: Wären sie nicht so anhänglich, so bedürftig, so unselbstständig oder so anspruchsvoll, hätten sie nicht so überzogene Erwartungen an den anderen, dann wären sie auch in ihren Beziehungen zu anderen Menschen – allen voran zu ihrem Lebenspartner – zufriedener.

Was den Frauen zum Verhängnis wird, so die gängige Erklärung, sind ihre überzogenen Wünsche in Bezug auf Zuwendung und Aufmerksamkeit. So hält beispielsweise der Philosoph Richard David Precht die Männer für das glücklichere Geschlecht. Das liegt seiner Meinung nach daran, »dass die meisten Frauen in Bezug auf das, was sie als Glück bezeichnen, anspruchsvoller sind als die meisten Männer.« Männer seien schon glücklich, wenn sie mit einem Bier vor dem Fernseher Fußball gucken. Auch der *Spiegel* stößt ins selbe Horn, wenn dort in einem Artikel festgestellt wird, dass »Frauen immer noch zu viel von Männern erwarten«. So wünschen sie sich angeblich »einen erfolgreichen Mann, der morgens den Tee ans Bett bringt, überraschend Blumen ins Büro schickt und abends nach einem Quickie in der Tiefgarage fragt, wie der Termin mit dem Chef gelaufen sei, um anschließend ohne Murren den Müll runter zu tragen.«

Frauen, so der Tenor solcher Äußerungen, sind zu anspruchsvoll. Sie sollten lernen, ihre Ansprüche herunterzuschrauben, dann wären sie auch in ihren Partnerschaften zufriedener. Ihr Unglück käme nur durch ihre übermäßige Orientierung an Beziehungen, die den Frauen als ungesunde »Abhängigkeit« ausgelegt wird, als kindliches Bedürfnis, als unangemessenes Klammern. Hätten Frauen ein stärkeres Selbstwertgefühl, bräuchten sie die Zuwendung und Bestätigung anderer nicht in solch hohem Maße. Sie würden sich auch ohne diese für wertvoll halten. Weil aber ihr Selbstwertgefühl schwächelt, sind sie bedürftig nach Zuwendung. Bleibt diese aus oder fällt sie zu »schwach« aus, kann dieser Mangel an Bestätigung zu Selbstzweifeln und im Extremfall in die Depression führen.

Hört man, wie depressiv erkrankte Frauen über ihr Beziehungserleben sprechen, dann besteht durchaus die Gefahr, dass man diese Erzählungen unter der Überschrift »Zu wenig Autonomie« einordnet. Doch damit wird man den betroffenen Frauen nicht gerecht. Das, worunter sie leiden, hat eine ganz andere Dimension. Wer wirklich verstehen will, was Frauen wollen und was sie tatsächlich bekommen, darf sich nicht vom oberflächlichen Eindruck in die Irre führen lassen.

Inge schreibt ihrem Mann Briefe. Sie hofft, dass er diese liest. Denn anders kann sie nicht zu ihm durchdringen: Wenn sie mit ihm reden will, wehrt er ab oder wird ärgerlich. »Dass ich Briefe schreibe, ist eine Notlösung«, sagt Inge. »Wenn ich Wünsche habe oder mich über etwas ärgere, dann ist kein Gespräch mit meinem Mann möglich. Sobald ich etwas Kritisches sage, eskaliert es gleich. Wie ein Sprung in der Schallplatte, es läuft immer auf die gleiche Weise ab. Er wird dann außerordentlich destruktiv, und es endet sehr häufig damit, dass er mir mit Scheidung droht. Ich habe immer wieder verzweifelt versucht, eine andere Möglichkeit, eine andere Gesprächsebene zu finden, Gehör zu finden. Vergeblich! In Gesprächen läuft es immer gleich ab: Er hört mir einfach nicht zu, er wird sarkastisch oder zynisch, er gibt mir keine Möglichkeit, ein Problem partnerschaftlich zu lösen, zum Beispiel in der Form, dass mal jeder sagen darf, was er möchte oder nicht möchte, und jeder den anderen dann anhört und ernst nimmt oder wenn es halt mal nicht anders geht, dass jeder abwechselnd mit seinen Wünschen mal drankommt. Mein Hauptgefühl ist das Gefühl der Ohnmacht und Hilflosigkeit: Ich habe im Grunde nichts zu sagen, nichts zu bestimmen, meine Gefühle und Bedürfnisse zählen nicht.«

Nicht ernst genommen von ihrem Partner fühlt sich auch Charlotte. Sie hat immer wieder das Gefühl, dass sie für ihren Mann der »allerunwichtigste Mensch« ist. »Alle anderen Menschen sind für ihn viel wichtiger, für die macht er alles Mögliche, nur für mich nicht. Ich komme immer erst zum Schluss, wenn überhaupt. Dass er mich mal fragen würde, was ich möchte, wie es mir geht – das kommt so gut wie gar nie vor. Dabei tue ich alles für ihn: sorge für ein schönes Zuhause, halte ihm den Rücken frei und bin da, wenn er was will.«

Helga ist in erster Ehe mit Helmut verheiratet. Schnell hintereinander schenkte sie zwei Kindern das Leben, vor kurzem kam noch ein drittes hinzu. Um den Nachwuchs gut versorgen zu können, gab sie bereitwillig ihre Berufstätigkeit auf, obwohl ihr die Arbeit in einer sozialen Einrichtung für Behinderte sehr viele Freude bereitet hat. Ihr Mann Helmut sorgt als Werbefachmann finanziell gut für die Familie, es mangelt ihr materiell an nichts. Allerdings ist er selten zu Hause und wenn, dann ist er meist erschöpft, gereizt oder geistesabwesend. Helga empfindet ihn als distanziert, sie kommt nicht an ihn heran, kann nicht mit ihm über sich und ihre Gedanken und Bedürfnisse sprechen. Nähe ist einzig über Sexualität möglich, doch für Helga ist dies kein Ersatz für Zärtlichkeiten und Gespräche. Lange Zeit versuchte sie, ihn »aus der Reserve zu locken«, wie sie es ausdrückt, doch er verweigerte sich ihr. »Ich weiß gar nicht, was du willst, dir geht es doch gut. Nein, ich habe nichts gegen dich, aber ich verstehe dich nicht. Was willst du nur?« »Das ist doch keine Beziehung, die wir da führen«, klagt Helga. »Er macht sein Ding und ich meines, aber wir haben kaum Berührungspunkte. Wenn ich im Urlaub mit ihm am Meer sitze und den Sonnenuntergang bewundere, dann teilt er dieses intensive Gefühl nicht mit mir. Er ist so nüchtern und unromantisch. Über Gefühle, selbst wenn sie positiv sind, kann und will er nicht sprechen. Ich fühle mich oft sehr einsam in dieser Beziehung.«

Sara hofft, dass eine Paarberatung ihr helfen kann, den Seitensprung ihres Mannes zu verstehen und zu verzeihen. Sie sei sich bewusst, dass sie ihren Anteil an seiner Untreue habe, wie sie gleich zu Beginn der Beratung sagt. Schließlich hätte sie sich nach der Geburt ihres Sohnes sehr auf das Kind konzentriert und ihren Mann vernachlässigt. Sara ist bereit, ihren angeblichen Teil der Schuld auf sich zu nehmen. Und Thomas, ihr Mann, geht eingangs auch darauf ein. Er berichtet, wie sehr er sich auf das gemeinsame erste Kind gefreut hat und wie isoliert er sich nun nach dessen Geburt fühlt. »Ich habe gar nichts mehr zu melden«, klagt er. »Und sexuell läuft auch nichts mehr. Da habe ich mich dann in die Arbeit gestürzt.« Thomas bleibt immer länger im Büro, kommt erst nach Hause, wenn das Kind längst schläft und seine Frau völlig erschöpft vor dem Fernseher eingeschlafen ist. Dass ihn in dieser Situation eine attraktive Kollegin verführen konnte, hält er für sehr nachvollziehbar. Und Sara ist bereit, ihm zuzustimmen. Ihr liegt viel daran, die Ehe zu retten. Sie will ihn verstehen, sie will ihm zeigen, dass sie die bessere Frau ist.

»Ich möchte so gerne manchmal mit ihm reden – über mich, über unsere Beziehung«, sagt Dagmar. Aber das ist nicht möglich. Als ich es neulich mal wieder versuchte und meinte, ich sei nicht glücklich, ich würde seine Aufmerksamkeit vermissen, meinte er nur: ›Immer diese Beziehungsgespräche. Ich weiß nicht, was du willst, ich bin doch ständig da.‹ Das stimmt, er ist ständig da. Aber nur sein Körper ist anwesend, er liegt auf dem Sofa und liest, sieht fern oder fährt mit seinem Rennrad

Stunden in der Gegend herum. Aber dass er mal fragen würde, wie mein Tag war, wie es mir geht, worüber ich mir Gedanken mache – das kommt nicht vor. Ich frage mich oft, ob ich was falsch mache. Ob ich zu egoistisch bin. Ich weiß nicht, wie viele Ratgeber ich schon gelesen habe, um endlich sicherer zu werden.«

Frauen, die depressiv erkranken, sind häufig unglücklich in und mit ihren Beziehungen zu einem Partner, den sie oft als gleichgültig, kalt, distanziert, ablehnend oder gar feindselig wahrnehmen. Sie fühlen sich alleingelassen, nicht unterstützt und erfahren zu wenig Wertschätzung. Scheitert der Versuch, die als quälend empfundene Kluft zwischen sich und dem Partner zu überbrücken, machen sich tiefe Enttäuschung und eine gefährliche Hilflosigkeit breit. Die Erkenntnis, dass der andere emotional nicht erreichbar ist, dass man von ihm nicht bekommt, was man braucht – sichere Nähe und Intimität – ist oftmals der Auslöser für die Depression.

Untersuchungen bestätigen, dass Frauen sich die Beziehungsdefizite nicht einbilden: Viele bekommen von ihren Ehemännern tatsächlich keine angemessene Unterstützung in Stresssituationen. Und wie schon erwähnt, werden Frauen in unglücklichen Ehen drei Mal häufiger depressiv als Männer, und fast die Hälfte aller unglücklich verheirateten Frauen ist depressiv. In glücklichen Beziehungen ist die Rate der Depressionserkrankungen sehr viel geringer.

Ist ein Partner für den anderen emotional nicht erreichbar, dann verstärkt das das Gefühl von Bindungsunsicherheit. Je unsicherer eine Frau sich in ihrer Beziehung fühlt, desto mehr sinkt ihr Selbstwertgefühl. Wenn die Gefühle einer Frau ignoriert werden und sie diese auch nicht zum Ausdruck bringen kann, dann läuft sie Gefahr, sich selbst als »nicht richtig« zu betrachten. Irgendetwas muss mit ihr nicht stimmen, denn sonst wäre sie es ja wert, dass man ihr Aufmerksamkeit und Zuwendung schenkt.

Das, was in Beziehungen passiert, in denen Frauen depressiv werden, ist oft sehr subtil und wird meist von den Betroffenen selbst nicht bewusst registriert. Ein Beispiel:

Brigitte leidet seit längerem unter seltsamen, quälenden Schmerzen. Bislang hat sie sich mit Medikamenten geholfen, doch weil diese nicht mehr wirkten, wandte sie sich an einen Facharzt. Als sie am Abend nach dem Arztbesuch nach Hause kommt, ist sie aufgewühlt von der Diagnose – Rheuma! Natürlich will sie sofort mit ihrem Mann Fred darüber reden. Der reagiert zunächst auch interessiert, hört Brigittes Erklärungen zu und will dann wissen: »Was kann man dagegen tun?« Irgendwie findet er ihre Erklärung unbefriedigend und meint dann: »Du solltest eine zweite Meinung einholen.« Und als Brigitte nicht gleich antwortet, fügt er hinzu: »Übrigens hatte ich heute ein Gespräch mit meinem Chef. Ich muss wohl das neue Projekt übernehmen. Er wird in den nächsten Tagen zum Essen zu uns kommen. Kannst du dir überlegen, was du kochen könntest?«

Fred geht nicht weiter auf die Situation von Brigitte ein. Für ihn ist die Sache erst einmal abgeschlossen: Sie soll sich eine zweite Meinung holen. Und sie soll etwas für ihn tun. Brigitte fühlt sich in diesem Moment von ihrem Mann abgeschnitten – sie spürt keine Verbindung zu ihm. Sie ist verwirrt, denn sie kann ihre Gefühle nicht artikulieren und weiß auch nicht, ob diese Gefühle überhaupt angemessen sind. Vielleicht nicht, denn sonst würde Fred doch darauf eingehen? Warum fängt er von seinem Projekt und dem Chef an, wo sie doch seine ganze Zuwendung braucht? Brigitte fühlt sich gestresst. Als sie einen weiteren Versuch macht, sich und ihre Sorgen um ihre Gesundheit zu verdeutlichen, erntet sie Zurückweisung: »Du übertreibst sicher. So schlimm wird es schon nicht sein.« Brigitte denkt nun, dass sie ein Problem hat beziehungsweise dass sie das Problem ist. Der Ärger, der aufkommt, darf nicht sein, muss unterdrückt werden und kommt nun zu ihrer ursprünglichen Angst um ihre Gesundheit hinzu. Um dieses Gefühlswirrwarr aushalten zu können, distanziert Brigitte sich von ihren eigenen Gefühlen – und wendet sich Fred zu. Sie geht auf seine Frage ein und bespricht nun mit ihm den bevorstehenden Besuch des Chefs. Gut geht es ihr dabei nicht. Sie fühlt sich im Stich gelassen, und mit ihrer Angst bleibt sie allein.

So manche Frau wird dieses Gesprächsmuster kennen: Sie möchte über sich, über ihre Sorgen oder die Beziehung reden, der Partner aber macht einen konkreten Lösungsvorschlag – und damit ist für ihn das Thema erledigt. Für Frauen sind solche Gespräche nicht nur unbefriedigend; sie werden dadurch, vor allem wenn noch andere Erfahrungen der Beziehungslosigkeit hinzukommen, zutiefst verunsichert. Sie zweifeln an sich und ihrer Wahrnehmung, zweifeln an ihrem Wert für den anderen. Doch statt sich zu wehren, schlucken sie ihre Worte, die der Partner nicht hören will, hinunter, und mit ihnen die Enttäuschung oder den Ärger. Sie bringen sich zum Schweigen.

Wie müssten Gespräche wie jene zwischen Brigitte und Fred ablaufen, damit eine Frau das Gefühl hat, mit ihren Bedürfnissen wahrgenommen zu werden? Eine Antwort darauf findet man, wenn man Brigitte eine andere Person zur Seite stellt: ihre Freundin Ulrike. Als diese von Brigittes Krankheit erfährt, reagiert sie einfühlsam: »Das muss ein Schock für dich sein! Wie fühlst du dich?« Das gibt Brigitte die Chance, von ihren Ängsten zu erzählen. Sie weiß nicht, wie umgehen mit der Krankheit, sie weiß nicht, ob sie die empfohlene Cortisonbehandlung wirklich will, sie fragt sich, ob vielleicht Akupunktur oder eine andere Alternative sinnvoll wäre. Sie ist verunsichert. Ulrike versucht, sie zu beruhigen. »Lass uns mal gemeinsam im Internet nach Informationen suchen«, sagt sie.

Dieses Gespräch erfüllt zwei wichtige Kriterien, die Frauen von einer guten Beziehung erwarten: Sie ist gekennzeichnet durch gegenseitige Einfühlung und gegenseitige Ermutigung. Das Gefühl, beim anderen gut aufgehoben zu sein, entsteht, wenn man über seine eigenen Gefühle und Gedanken sprechen kann und diese eine Resonanz im anderen finden. Der wiederum fügt seine eigenen Gedanken und Gefühle hinzu – und beide können aufgrund des Gespräches eine Entwicklung machen.

Frauen brauchen solche Gespräche. Frauen wollen in Beziehungen leben, die durch ein Geben und Nehmen, durch Reden und Zuhören gekennzeichnet sind. Frauen geben Einfühlung und wünschen sich Einfühlung. Frauen ermutigen und wollen ermutigt werden. Frauen müssen sagen dürfen »Das ist wichtig für mich« und »Es ist wichtig für mich, dass ich dir das mitteilen kann«. Solange sie das können, bleiben sie gesund. Haben sie dazu keine Möglichkeit, leiden sie an und in ihren Beziehungen – und das ist der Boden, auf dem Depressionen entstehen können.

Frauen sind auf harmonische Beziehungen angewiesen, sie brauchen die Gewissheit, mit anderen verbunden zu sein. Doch leider gibt es im Leben von Frauen, die depressiv werden oder depressionsgefährdet sind, zu wenig Menschen, die ihnen in gewünschter Weise ein Gegenüber sind, die ihnen Resonanz geben, die zuhören und antworten. Das erschwert es ihnen, ihre Gefühle zu erkennen und ihre Gedanken einzuordnen. Wenn ausbleibt, was sie sich wünschen, unterdrücken sie ihren Ärger und ihre Enttäuschung darüber, sie schieben ihre Gefühle beiseite. Und sie reden sich selbst ihre Bedürfnisse aus. Ihr eigenes Anliegen halten sie dann oft für nicht wichtig genug, sie wollen keinen Ärger machen, keinen Konflikt riskieren. Um des lieben Friedens willen bringen sie sich zum Schweigen. So wie Brigitte verzichten sie auf ihr Thema und stellen sich auf die Belange des anderen ein. Die Niedergeschlagenheit, das schlechte Gefühl, das sie danach haben, dürfen sie bewusst nicht mit dem Gesprächsverlauf oder

der Haltung des Partners in Verbindung bringen, denn sonst müssten sie sich eingestehen, dass sie vom anderen enttäuscht sind und ihre Beziehung nicht so gut ist, wie sie es sich selbst einreden. Die Wahrheit darf nicht ans Licht kommen, weil die betroffenen Frauen Angst haben vor den Konsequenzen, die sie daraus ziehen müssten.

Nur keinen Ärger machen!

Damit die Distanz, die sie in ihren Beziehungen erleben, nicht allzu schmerzhaft spürbar wird, entwickeln manche Frauen ein Verhalten, das man als »folgsame Anpassung« bezeichnen könnte. Folgsame Anpassung liegt dann vor, wenn eine Frau ihre eigenen Wünsche und Impulse zurückhält, weil sie fürchtet, sonst weniger liebenswert zu sein, weil sie fürchtet, den anderen zu verärgern und mit Liebesentzug bestraft zu werden. Sie schweigt, obwohl sie eigentlich reden möchte, ordnet sich unter, obwohl sie eigentlich etwas ganz anderes tun möchte. Brigitte zeigt diese folgsame Anpassung, wenn sie ihre Sorge um ihre Gesundheit nicht mehr thematisiert, sondern dem Anliegen von Fred folgt und mit ihm über den Besuch seines Chefs spricht.

Diese »Bravheit« entsteht, wenn die Angst, den anderen zu verlieren, größer ist als der Wunsch, die eigenen Bedürfnisse und Rechte zum Ausdruck zu bringen. Die Vorstellung, der andere könnte nicht einverstanden sein, er könnte sich ärgerlich oder empört abwenden, ist für folgsam angepasste Frauen nur schwer auszuhalten. Sie signalisieren ihm deshalb lieber, dass sie seinen Willen respektieren. Wie die Müllerstochter im Märchen, die sich ihrem Vater und auch dem König nicht widersetzte, wollen auch viele reale Frauen oft keinen Konflikt heraufbeschwören: Sie wollen keinen Ärger machen (und zeigen ihren Ärger deshalb nicht), sie wollen den Partner oder andere wichtige Personen in ihrem Leben nicht nerven und schon gar nicht enttäuschen. Denn schlimmer noch als unglückliche Beziehungen sind konfliktbeladene Beziehungen. Streit und Vorwürfe sind schwerer auszuhalten als Kälte und Distanz.

Babette ist Leiterin eines Gymnasiums. Tüchtig, klug, anerkannt und beliebt im Kollegium und bei den Schülern. Doch so durchsetzungsfähig sie im Beruf ist, so schwach ist sie, wenn es mit ihrem Partner Peter Konflikte gibt. Geht er am Morgen im Streit aus dem Haus, kann sie sich nicht konzentrieren. Dann lässt sie sogar während des Unterrichts das Handy an, weil sie hören will, ob eine SMS von ihm eingeht. Das ist aber meist nicht der Fall. »Immer bin ich es, die angekrochen kommt, egal, wer am Streit Schuld hatte.« Sie hält den Konflikt nicht aus, sie will, dass er sich ihr wieder zuwendet, sie hat Angst vor seinem Schweigen. Deshalb ruft fast immer sie ihn an und bittet um Entschuldigung. »Auch wenn ich mir gar keiner Schuld bewusst bin.«

Es ist ein wichtiges Merkmal depressiver Frauen, dass sie ihre Bedürfnisse und Wünsche zurückstellen, lieber den Mund halten und ihre Meinung, ihre Bemerkungen, ihren Ärger runterschlucken. Depressive Frauen stellen den Ton in ihren Beziehungen leise, so die Psychologin und Depressionsforscherin Valerie W. Whiffen. Sie reden nicht über ihre Gefühle und halten ihre Bedürfnisse für Schwäche. Sie leugnen oftmals vor sich selbst, dass es Probleme gibt. Ärger zeigen sie nur indirekt, zum Beispiel durch Kopfschmerzen, durch Schweigen, sexuelle Lustlosigkeit oder Rückzug. Indem sie ihre Stimme nicht erheben und mit ihren Ängsten und ihrem Ärger hinterm Berg halten, sorgen sie dafür, dass es, wenigstens oberflächlich gesehen, harmonisch zugeht in ihrem Leben. Mit dieser Bereitschaft zur Anpassung versuchen sie, ihre Angst in Schach zu halten und das Gefühl, dass sie nicht liebenswert sind und der andere sich abwenden und sie alleine lassen könnte, zu kontrollieren.

Doch der Preis, den Frauen für diese erkämpfte »Harmonie« bezahlen müssen, ist hoch: Je leiser sie sich verhalten, desto größer wird ihr Depressionsrisiko. Halten Frauen ihre wahren Gefühle zurück, zeigen sie nicht, wie es ihnen wirklich geht und was sie denken, wissen sie irgendwann selbst nicht mehr, was in ihnen vor sich geht. Nur die Gewissheit wird immer stärker: »So wie ich bin, liebt man mich nicht« – was dazu führt, dass eine Frau sich in dem Wunsch, den anderen nicht zu verlieren, selbst verliert. Depression ist die unausweichliche Folge, wenn Zuwendung und Anerkennung nur über die Verleugnung eigener Bedürfnisse und durch übermäßige Anpassung an andere zu bekommen ist.

Die Psychoanalytikerin Verena Kast erlebt in ihrer Praxis immer wieder, dass »diejenigen, die depressiv werden, sehr oft Menschen sind, die meinen, sie müssten nur die Erwartungen anderer erfüllen, sei es nun am Arbeitsplatz, in der Familie oder in ihrem Freundes- und Bekanntenkreis, um Anerkennung zu finden und geliebt zu werden. Es sind oft Menschen, die sich nicht abgrenzen können und die viele Gedanken darauf verwenden, was andere von ihnen halten und von ihnen erwarten. Aber das klappt natürlich nicht. Sie werden nicht anerkannt, und sie werden nicht geliebt … Das nährt unterschwellige Aggressionen: Da passt man sich so gut an, tut alles für die anderen und bekommt selber nichts. Den Ärger und die Aggression darf man aber nicht zeigen, aus Angst, sonst noch weniger Anerkennung und Liebe zu bekommen. Also sagt man sich: Würdest du dieses und jenes besser machen, dann würde es dir gelingen, Anerkennung zu finden und geliebt zu werden. Ein verhängnisvoller Zirkel setzt ein – und irgendwann geht es einfach nicht mehr.«

»Ich spreche nicht über meine Gefühle«

Es ist vor allem ein Gefühl, das depressionsgefährdete Frauen mit großer Anstrengung unterdrücken: Ärger. Frauen, die zur Depression neigen, zeigen ihre negativen Gefühle nicht, weil sie fürchten, dass das ihre Beziehungen noch schlechter machen oder gar gefährden könnte. »Ich spreche nicht über meine Gefühle, wenn ich fürchten muss, dass sie zu Unstimmigkeiten führen würden«, sagt eine depressive Frau, und eine andere meint: »Wenn er in so einem harschen Ton mit mir spricht oder mich für etwas kritisiert, denke ich, dass ich am besten den Mund halten sollte, so tue ich, als ob ich ihn ignorieren würde. In mir aber ist eine Menge Ärger aufgestaut.« Der aber muss zurückgehalten werden, denn aggressive Äußerungen würden die ohnehin schon als fragil und unbefriedigend erlebte Beziehung noch mehr verschlechtern. Die Angst vor den Konsequenzen ist zu groß. Deshalb verdrängen viele Frauen ihre »bösen« Impulse und verhalten sich nach außen hin sehr liebenswürdig, freundlich und angepasst. Depressive Frauen bemühen sich, »nett« zu sein.

Doch damit ist die Wut nicht verschwunden. Die verärgerte Frau bleibt regelrecht auf ihr sitzen. Psychoanalytiker sprechen von einer Über-Ich- oder Schulddepression, wenn Menschen ihre Wut und ihre Aggression, die sie anderen gegenüber hegen, nicht zeigen können. Der andere, dem die Wut eigentlich gilt, wird dagegen geschont. Die scheinbar »schlechten« Gefühle, die eine depressive Frau sich nicht erlaubt, richtet sie gegen sich selbst. Selbstvorwürfe und Schuldgefühle sind Hauptmerkmale der Über-Ich-Depression. Der andere, der die Wut ausgelöst hat, bleibt weiterhin der »Gute«, »böse« dagegen ist die Depressive, die so schlechte Gefühle empfindet. Die Anschuldigungen und Vorwürfe, die sie gegen sich selbst richtet, sind eigentlich Anklagen gegen den anderen, von dem sie sich enttäuscht und im Stich gelassen fühlt.

»Wenn mein Mann ungerecht ist oder etwas tut, was ich zutiefst missbillige, dann fällt es mir schwer zu zeigen, was ich fühle, oder zu sagen, was ich denke. Meist schlucke ich meinen Ärger runter. Aber das tut mir nicht gut, das spüre ich. Ich fühle mich dann niedergeschlagen, irgendwie wertlos«, beschreibt eine depressive Frau den Zusammenhang zwischen unterdrücktem Ärger und ihrer Schwermut. »Anstatt mal Tacheles zu reden, scheint es einfacher für sie zu sein, die Wut gegen sich selbst zu richten, mit dieser Wut kennen sie sich aus«, sagt Verena Kast über depressive Menschen. »Sie fürchten, die Wut der anderen könnte sie vernichten. Um ihre Würde nicht zu verlieren, richten sie sich im Schweigen ein. Das kann zu einer Überlebensstrategie werden. Schweigen ist durchaus eine Form von Aggression, die sehr wirksam sein kann. In dem Schweigen kann auch der heimliche Vorwurf stecken ›Sieh her, das hast du alles nicht getan für mich.‹«

Nicht nur Schweigen ist eine (selbst-)destruktive Art, Ärger auszudrücken. Frauen, die es nicht wagen, offen mit ihren Gefühlen umzugehen, sind oft indirekt feindselig. Sie reden nicht mehr, ziehen sich zurück, antworten nur einsilbig auf Fragen. Doch dieser stille Ärger macht oft alles noch schlimmer. Auf jeden Fall weicht das Gefühl der Machtlosigkeit nicht, sondern vergrößert nur die Distanz zum Partner. Fatal, denn genau das wollen die sich im Stillen ärgernden Frauen ja gerade vermeiden.

Wenn sie dann doch mal Zeichen von Ärger zeigen – eine Tür zuknallen, weinen oder toben –, erklären sie es häufig selbstschädigend und entschuldigen sich dafür: »Ich habe meine Tage«, »Tut mir leid, ich habe die Kontrolle verloren«. Sie sagen nicht »Ich bin stocksauer auf dich, ich ärgere mich über dich«, sondern sie verleugnen ihre Wut und reden ihre Gefühle und sich selbst klein.

Manche Frauen üben auch stille Sabotage. Sie sagen nichts, sie beschweren sich nicht, sie konfrontieren den oder die anderen nicht – aber ihnen passieren unerklärliche Dinge, die zeigen, dass es in ihnen heftig arbeitet. So vergessen sie beispielsweise wichtige Angelegenheiten, die sie erledigen sollten, oder tun so, als hörten sie nicht, dass der Partner etwas sagt, oder verweigern die Antwort auf eine Frage. Doch wohl fühlen sie sich mit all diesen Strategien nicht. Manchmal ertappen sie sich dabei, dass sie ihre Wut an Dingen auslassen (»Als er zur Tür raus war, habe ich einen Teller auf den Boden geschmissen, weil ich nicht mehr wusste, wohin mit meiner Wut«), oder sie verhalten sich ihren Kindern gegenüber ungerecht. Das finden sie dann besonders verwerflich, meist entschuldigen sie sich sofort und machen sich noch lange danach schwere Vorwürfe.

Ohnehin sind ständige selbstkritische Selbstgespräche eine gängige Methode, um Ärger unter Kontrolle zu halten: »Was bin ich doch für eine blöde Kuh! Ich bin viel zu dick! Wie ich nur wieder aussehe! Mir gelingt aber auch gar nichts! So blöd kann ja nur ich sein!« Sprechen Frauen auf diese Art und Weise mit sich selbst, verspüren sie garantiert keinen Ärger mehr auf den Partner (oder die Kollegin oder die alte Mutter), sie sind nur noch ärgerlich auf sich selbst: Sie machen es nicht gut genug, sie sind nicht gelassen, sie nehmen sich alles zu Herzen, sie sind zu empfindlich, sie sind einfach nicht so, wie sie sein sollten.

Doch auf diese Weise werden sie den Ärger natürlich nicht los. Denn Ärger verlangt nach einem positiven Ausdruck. Wie jedes Gefühl ist auch dieses eine Art Kompass. Ärgergefühle zeigen uns, dass etwas nicht in Ordnung ist. Ihre Funktion ist es, Beziehungen zu regulieren oder gestörte Bindungen zu reparieren.

Unterdrückter Ärger hält die Situationen aufrecht, die ihn auslösen. Eine Chance zur Veränderung wird nicht genutzt. Die Störquellen in Beziehungen werden nicht angesprochen, unterschiedliche Erwartungen und enttäuschte Gefühle nicht zum Ausdruck gebracht. Und zudem bedeutet Ärgerunterdrückung: Ich nehme mich selbst nicht ernst, ich gebe mir nicht das Recht, meine Beurteilung einer Situation oder eines Verhaltens kundzutun.

Depressive Frauen müssen wissen: Wenn der Partner (oder ein anderer »Ärgerauslöser«) niemals Gegenwind bekommt, wenn er nie erfährt, worüber man sich ärgert oder auch wovor man Angst hat, wird sich nie etwas ändern. Das zeigte der amerikanische Wissenschaftler James McNulty von der University of Tennessee in einer Studie, in der er die Folgen einer allzu nachsichtigen und verzeihenden Haltung einem aggressiven und gewalttätigen Partner gegenüber untersuchte. Reagiert der Betroffene nicht auf diese Machtdemonstrationen, lässt er ihm alles durchgehen, indem er sich dessen Verhalten und Meinung unterordnet, dann bringt das dem dominanteren Teil erhebliche Vorteile: Er braucht sich nicht zu verändern. Zudem, so fand der Wissenschaftler heraus, stieg die Aggressionsbereitschaft in Partnerschaften, in denen der Geschädigte zu oft zum Nachgeben und Vergeben neigte, mit den Jahren stetig an. Der sich unterordnende Teil wurde immer unglücklicher. »Personen, die immer verzeihen, gehen zwar Konflikten aus dem Weg, zahlen dafür aber einen hohen Preis«, sagt McNulty.

Die Angst vor dem Nein

Einen ebenfalls hohen Preis zahlen Frauen auf Dauer, wenn sie es nicht wagen, anderen Menschen mit einem rechtzeitigen »Nein« Grenzen zu setzen. Jemand tritt mit einer Forderung, einer Bitte, einem Wunsch an sie heran oder verhält sich schlichtweg unangemessen, manchmal vielleicht sogar beleidigend. Sie registrieren das durchaus, sie merken, dass ihnen das nicht gefällt, dass sich

Widerstand in ihnen regt, doch nicht immer sagen sie, was sie eigentlich sagen möchten: Nein! Frauen, die nicken, wo sie eigentlich den Kopf schütteln wollen, die aus Angst vor Konflikten oder Zurückweisung Ja sagen, obwohl ihnen nach einem klaren Nein zumute ist, sind ebenso depressionsgefährdet wie Frauen, die ihren Ärger nicht zeigen können. Auf Dauer kann auch die Unterdrückung des eigenen Willens seelisch krank machen.

Hinter diesem Akt der Selbstverleugnung steckt, wie hinter der Ärgerverleugnung, eine tiefe Angst, durch ein Nein wichtige Menschen zu verlieren. Viele Jasagerinnen sehen im Nein etwas Schlechtes, sie erleben es als destruktiv und bedrohlich. Sie fürchten, dass ein Nein ihnen Ärger bringen, ihre Beziehungen gefährden könnte. Nein sagen fällt ihnen schwer, weil sie die Zuwendung anderer nicht verlieren beziehungsweise sie sich durch Anpassung an deren Bedürfnisse das »verdienen« wollen, was sie so dringend brauchen: eine gute Beziehung. Sie sagen dann Ja »um des lieben Friedens« willen und um keinen Kontaktabbruch zu riskieren.

Warum fällt manchen Frauen das Neinsagen oft so schwer? Die meisten Frauen, die ein Problem mit dem Nein haben, befinden sich in einem grundlegenden Konflikt: Wer Nein sagt, setzt anderen Grenzen und übt dadurch gewissermaßen Macht über sie aus. Das Nein bremst den anderen aus, zwingt ihn dazu, seine Forderung zu überdenken oder ad acta zu legen. Der Neinsager bestimmt, wo es lang geht. Er nimmt sich und seine Bedürfnisse wichtig. Jasager dagegen nehmen andere wichtig. Mit Letzteren sind Frauen sehr viel vertrauter. Jasagerinnnen sind »empathy sick«, wie es die Feministin Gloria Steinem formulierte: Sie werden krank, weil sie sich so in das Wollen anderer einfühlen, dass sie ihr eigenes Wollen aus den Augen verlieren. Mit einem Nein die Macht zu ergreifen widerstrebt ihnen. Eine Ablehnung, so fürchten sie, könnte den anderen verärgern, verletzen, ihn letztlich dazu bringen, sich abzuwenden. Weil sie das nicht riskieren wollen, vermeiden sie ein klares »Ich will nicht…« und verzichten auf die Macht, die sie ausüben könnten. Statt ihre eigenen Interessen zu wahren, beruhigen sie sich selbst: »Es lohnt sich nicht, deshalb ein Fass aufzumachen«, »So wichtig ist mir das nun auch wieder nicht«, »Die eine Stunde Mehrarbeit – da fällt mir kein Zacken aus der Krone«. Die Angst vor Konflikten oder vor Zurückweisung lässt so manche Frau zu sich selbst Nein sagen, statt anderen dieses Nein zuzumuten.

Unterdrücken Frauen ihren Ärger, ihr Nein, ihre Enttäuschung, ihre Wut, um den Frieden in der Partnerschaft zu bewahren und sich selbst nicht in Gefahr von Kritik und Disharmonie zu bringen, dann wählen sie nur scheinbar den leichteren Weg. Auf Dauer zahlen sie einen erheblichen gesundheitlichen Preis. Manchmal bezahlen sie dafür sogar mit ihrem Leben. Denn Depression ist nicht nur eine Krankheit, die jede Freude aus dem Leben eliminiert, sie ist auch eine Krankheit, die zum Tode führen kann, wie das Schicksal einer prominenten Frau zeigt: Hannelore Kohl.

Der Journalist Heribert Schwan schreibt in seinem Buch über die Ehefrau des Ex-Kanzlers Helmut Kohl: »Nach Meinung von Ärzten… sprach sehr viel dafür, dass Hannelore Kohl an einer schweren Depression litt, möglicherweise verbunden mit der Wahnvorstellung, sie könne Licht nicht mehr vertragen.« Doch ganz offensichtlich wollte Hannelore Kohl dies nicht wahrhaben, ihre Depression blieb unbehandelt. Als Frau des ehemaligen Bundeskanzlers glaubte sie, sich keinem Psychotherapeuten oder Arzt öffnen und ihre wirklichen Gefühle und Gedanken mitteilen zu können. Sie nahm selbst im größten Leid noch Rücksicht auf ihren Mann. Unerträglich wurde ihre Situation, »als sich Gerüchte häuften, wonach ihr Mann seit längerem eine Liebesbeziehung zu einer bedeutend jüngeren Frau unterhalte. Das alles zog ihr den brüchigen Boden unter den Füßen weg«, schreibt

Schwan. Der Suizid erschien ihr in dieser verzweifelten Situatic als Rettung. »Psychotherapeuten sehen in Hannelores Selbsttötung eine letzte Aggression gegen sich und ihr Umfeld«, schreibt Schwan. »Es ist ein unbewusster destruktiver Akt, der bei den Hinterbliebenen das tiefe Gefühl von Schuld hinterlassen kann.«

Frauen, die die Signalfunktion ihres Ärgergefühls überhören, stellen sich nicht der Wahrheit über ihre Beziehung. Sie wollen nicht erkennen, wie unglücklich sie möglicherweise bereits sind, wie enttäuschend sich der Partner verhält, wie anstrengend das Leben mit diesem Menschen längst für sie geworden ist. Sie versperren sich selbst den Zugang zu ihrer Enttäuschung. Sie wollen nicht wahrhaben, dass ihre Beziehung nicht so ist, wie sie es sich wünschen und wie sie sie erhofft hatten. Sie bezahlen diesen blinden Fleck in ihrer Wahrnehmung mit Depression. Nun sind sie der Problemfall – und nicht die Beziehung. Nun sind sie unfähig und unzulänglich – nicht der Partner. Nun sind sie ganz alleine daran schuld, wenn sie mit dem Leben und mit ihrer Beziehung nicht zurechtkommen.

Frauen, die nicht wahrnehmen, was wirklich ist, die »negative« Gefühle nicht spüren und ausdrücken dürfen, die schweigen, wenn sie reden müssten, bringen sich selbst zum Verschwinden. So klagen depressive Frauen häufig: »Ich habe mich verloren, ich weiß gar nicht mehr, wer ich bin.« Das Einzige, was sie noch wissen: So wie sie sind, zählen sie nicht. So wie sie sind, dürfen sie nicht sein. Die Kluft zwischen dem wahren Selbst und dem Selbst, das sie anderen zeigen, wird immer größer – und immer größer werden dann auch die Verzweiflung und die Gefahr der Depression. Es ist ein Teufelskreis, in dem depressive Frauen sich befinden: Sie wünschen sich Nähe, Zuwendung, Wärme vom Partner oder von anderen Menschen. Um das zu bekommen, glauben sie, dass sie keinen Ärger zeigen und machen dürfen, dass kein Miss-

ne Missstimmung die Harmonie der Beziehung stö-
glauben, dass der Partner ihre Meinung, ihre Stimme
will. Also passen sie sich an und ordnen sich unter.
sen, dass sie eigentlich anders sind und dass ihre Be-
nicht das sind, wofür sie sie ausgeben. Das macht sie hilf- und hoffnungslos. Sie glauben, dass ihr wahres Selbst keine Chance auf Liebe und Zuwendung hat. Um diese Ängste abzuwehren, um die Beziehung nicht zu gefährden, vergraben diese Frauen ihr wahres Selbst und sorgen dafür, dass es schweigt.

Nun stellt sich natürlich die Frage: Warum verhalten sich Frauen so? Warum erheben sie nicht ihre Stimme, um für sich zu sprechen? Warum passen sie sich an, wo Widerstand notwendig wäre? Warum muten sie sich anderen nicht zu?

Sind Frauen feige?

»Die Beziehung ist für Frauen das wichtigste Thema. Das ist wirklich noch immer so, ich erlebe es ständig. Für Männer gilt das viel weniger. Die haben andere Probleme, ihr Verhältnis zu Frauen ist nur eines unter anderen. … Frauen machen sich in der Regel mehr Gedanken um einen Mann als über sich selbst. Wie finde ich den richtigen Partner? Liebt er mich wirklich? Ist er mir treu? Das beschäftigt Frauen enorm, das ist typisch weiblich … Es ist schon erstaunlich, was Frauen alles in Männer hineinprojizieren. Und was sie bereit sind, für den Mann zu tun und aufzugeben. Seine Bedürfnisse stehen für sie ganz klar im Vordergrund. Und plötzlich finden auch eigentlich starke Frauen nichts mehr dabei, sich nach ihm zu richten, nach seiner Karriere, nach dem, was ihm wichtig ist. Sie sind wie verwandelt.«

»Es gibt so viele junge Frauen, die wollen ein aktives und aufgeschlossenes Leben führen. Doch dann kriegen sie Angst vor der eigenen Courage – vor allem, wenn es um eine enge, intensive Beziehung zu einem männlichen Partner geht. Dann kommen Tradition und überkommene gesellschaftliche Muster ins Spiel, die der Frau eine passivere Rolle zuschreiben. Und viele Frauen trauen sich nicht mehr, etwas zu tun, was die traditionellen Wege nicht vorsehen. Zumal, wenn der Mann darunter leidet und sie die Beziehung nicht aufs Spiel setzen wollen.«

In diesen beiden Zitaten wird kein Loblied auf Frauen gesungen. Im Gegenteil: Aus diesen Aussagen klingt harsche Kritik an den schwachen Frauen, die scheinbar nichts gelernt haben. Immer noch ordnen sie sich dem Mann unter, immer noch hat die Beziehung für sie oberste Priorität. Immer noch handeln Frauen nach dem traditionellen Muster, nach dem seine Karriere wichtiger ist als ihre. Diejenigen, die sich da so kritisch über das weibliche Geschlecht äußern, müssen es wissen: Das erste Zitat stammt von der Psychoanalytikerin Eva Jaeggi, das zweite von dem Pädagogikprofessor Klaus Hurrelmann. Beide formulierten ihre Meinung im Gespräch mit der Journalistin Bascha Mika, die diese Statements in ihrem Buch *Die Feigheit der Frauen* veröffentlichte. Die Idee zu diesem Thema kam ihr, so schreibt sie im Vorwort, weil sie immer wieder gut ausgebildeten und erfolgreichen Frauen begegnete, die irgendwann in alte Rollenmuster zurückfielen und auf die eigene Karriere zugunsten von Partnerschaft und Familie verzichteten. Dem *Stern* gegenüber meinte Bascha Mika im Juni 2011: »Frauen entscheiden sich falsch, sie entscheiden nicht für sich, sondern zugunsten der Beziehung. Studentinnen glänzen durch gute Noten – aber verfolgen ihren Lebensplan nicht so konsequent wie Männer. Dadurch unterstützen sie die Entwicklung des Partners mehr als ihre eigene … Viele Frauen unterwerfen sich heute einem konservativen Rollenbild, in das sie sich längst nicht mehr einfügen müssten.«

Liest eine Frau diese Meinungsäußerungen, kann sie nur eine Schlussfolgerung für sich daraus ziehen: Ihr Wunsch nach Beziehung, ihre Rücksichtnahme auf andere Menschen ist falsch. Ihre Prioritäten sind falsch. Sie selbst ist falsch! Wenn sie die Beziehung zu anderen wichtiger nimmt als beispielsweise die eigene Karriere, dann ist sie »feige« und schwach. Dann unterwirft sie sich traditionellen Rollenbildern, lässt anderen den Vortritt und beansprucht für sich bescheiden die Plätze in den hinteren Reihen. Dann liebt sie zu viel und benutzt zu selten ihre Ellenbogen.

Frauen – das schwache Geschlecht! Als Vorbild werden ihnen die Männer entgegengehalten – die seien autonom, unabhängiger von Beziehungen und machten sich weniger Gedanken um deren Qualität. Es scheint, als hätte sich durch Emanzipation und Frauenbewegung nichts geändert. Noch immer sind Frauen nicht autonom und unabhängig, noch immer spielen sie ihre Stärken nicht aus, noch immer passen sie sich an und ordnen sich unter. Der Chor der Stimmen, der Frauen heftige Vorhaltungen macht und ihr Verhalten verurteilt, ist laut und vielstimmig.

Frauen hören diese Stimmen und glauben, was diese ihnen sagen. Denn auch Frauen denken, dass sie nur dann stark und selbstständig sind, wenn sie sich autonom und unabhängig fühlen und emotional nicht allzu angewiesen auf andere Menschen sind. Auch sie denken, dass ihre Orientierung an den Bedürfnissen anderer eine Schwäche ist und nicht normal. Frauen versuchen daher alles, um ebenso autonom und unabhängig durchs Leben zu gehen wie das männliche Geschlecht. Wenn sie das nicht schaffen, wenn ihnen dann doch die Beziehung wichtiger ist als der nächste Karriereschritt, wenn sie ihrem Partner in eine andere Stadt folgen und dafür ihren eigenen Arbeitsplatz aufgeben oder wenn sie – um ein harmloseres Beispiel zu wählen – am Abend lieber mit ihm zu Hause bleiben, statt zum Yogakurs zu gehen, fühlt sich das einerseits richtig für sie an, doch andererseits nagt auch das schlechte Gewissen an ihnen. Denn eine emanzipierte Frau sollte ihre eigenen Interessen nicht hintanstellen und schon gar nicht darf sie emotional bedürftig sein.

Ein Ehepaar meldet sich zur Paartherapie an. Der Grund: Sie fühlt sich von ihm nicht geliebt, und er weiß nicht, was er noch tun soll. Schon gleich in der ersten Stunde nimmt sie die Schuld für das Problem auf sich. Sie schildert ihre Stimmungsschwankungen und führt diese auf die hormonellen Veränderungen im Laufe eines Monatszyklus zurück. In ihren depressiven Phasen wäre sie so anklammernd, so nörgelig, so bedürftig. Und das ist doch, wie sie sagt, »blöd«. »Man darf doch nicht klammern«, meint sie und sieht dabei ganz verloren aus.

Die Ehefrau ist überzeugt davon: »Ich darf doch nicht so viel Nähe wollen, ich darf doch nicht so bedürftig sein.« Sie kämpft gegen ihr Bedürfnis nach Nähe an, weil sie glaubt, es sei nicht passend. Eine emanzipierte Frau darf solche Bedürfnisse nicht haben. Diese Frau glaubt, dass mit ihr etwas Grundlegendes nicht in Ordnung ist. Sie sucht die Verantwortung für die Ehekrise bereitwillig bei sich selbst. Ihren coolen, allzeit ruhigen und besonnenen Ehemann bewundert sie. Dass ihr Wunsch nach mehr Nähe von ihm nicht erfüllt wird, hält sie für normal.

In unserer Gesellschaft gelten Selbstverwirklichung und Autonomie als wichtige, wenn nicht als die wichtigsten Entwicklungsziele. Ein seelisch stabiler und gesunder Mensch ist ein autonomer Mensch. Unabhängig von anderen sein Leben bewältigen zu können, das macht einen reifen, erwachsenen Menschen aus. Bedürfnisse nach Nähe werden da schnell als ungesunde Abhängigkeit gewertet. Frauen wissen das. Sie leben schließlich in dieser Gesellschaft, und sie leben in Beziehungen, die durch das Autonomiegebot geprägt sind. Und konsequenterweise sind auch sie überzeugt davon, dass es besser ist, wenn man nicht zu viel Nähe, zu viel Bindung braucht. Aus diesem Grund setzen sie viel Energie ein, um ebenfalls autonom und unabhängig zu sein – und versuchen ihre wirklichen Bedürfnisse zu ignorieren oder zu unterdrücken. Ein Versuch, der auf Dauer seinen Preis fordert.

Der Fall einer 42-jährigen Juristin illustriert diesen emotionalen Zwiespalt von Frauen sehr gut: In den vergangenen 10 Jahren hat sie ihren Mann tatkräftig bei seiner Karriere unterstützt. Klaglos hat sie hingenommen, dass er an Wochenenden und in den Ferien Zeit für seine Dissertation brauchte. Selbstverständlich hatte sie immer ein offenes Ohr, wenn er über Probleme am Arbeitsplatz berichtete. Dass er kaum Zeit für sie und die vier Kinder erübrigen konnte, nahm sie hin. Sie freute sich sogar, wenn er anderen gegenüber anerkennend meinte, dass sie die Familienmanagerin sei und ihn gar nicht brauche. Doch als dann die Dissertation abgeschlossen und die berufliche Situation des Mannes gefestigt war, erkrankte sie an Depression. Jahrelang hatte sie den Mangel an Nähe und Zuwendung ausgehalten, doch jetzt konnte sie nicht mehr. Sie fühlte sich unendlich alleine – und gleichzeitig verurteilte sie sich für ihre Ansprüche an den Partner. Die Schuld für ihre seelische Erkrankung suchte sie bei sich.

Unbestritten kann zu große Abhängigkeit der Entwicklung eines gesunden Selbst im Wege stehen. Und ganz sicher gibt es Menschen, die aufgrund ihrer frühen negativen Kindheitserfahrungen unter großer Verlustangst leiden und deshalb eine abhängige Persönlichkeitsstruktur entwickelt haben. Doch es drängen sich Fragen auf:

- Ist es zulässig, die Bedeutung, die Frauen ihren Beziehungen zuschreiben, unter den Pauschalverdacht der Abhängigkeit zu stellen?

- Ist es zulässig, ein Defizit an Autonomie und Unabhängigkeit zu diagnostizieren, wenn Frauen in ihren Beziehungen zu wichtigen Menschen unglücklich sind?
- Macht man es sich nicht zu einfach, wenn man Frauen unterstellt, ihre Erwartungen an Beziehungen seien zu hoch und deshalb würden sie zwangsläufig enttäuscht?

»Wenn du nur anders wärst!« *Wie Mädchen abhängig und Jungen autonom werden*

Aufgrund der Erfahrungen, die depressive Frauen in Beziehungen häufig machen müssen, liegen zwei Schlussfolgerungen nahe.

Eine könnte lauten: *Die Frauen müssen sich ändern.* Sie sollten ihre Orientierung auf Beziehungen, ihr Bedürfnis nach engen Bindungen verringern, ihre Erwartungen herunterschrauben und ihre Selbstständigkeit, ihre Unabhängigkeit von anderen stärken. Eine andere Schlussfolgerung könnte sein: *Die Männer müssen sich ändern.* Wären sie bessere Zuhörer, wären sie einfühlsamer und bindungsfähiger, könnten sie ihren Frauen die Lebensgefährten sein, die diese sich wünschen. Dann hätten Frauen befriedigendere Beziehungen, in denen ihre Bedürfnisse gesehen und beantwortet werden und würden möglicherweise seltener an Depression erkranken.

Beide Schlussfolgerungen sind nicht falsch. Sicher haben Frauen, die depressiv erkranken, ein Defizit an Autonomie. Sicher wäre etwas gewonnen, würden sich Frauen von bestimmen Erwartungen verabschieden. Und sicher fehlt es Männern häufig an der notwendigen Einfühlungsfähigkeit in die Bedürfnisse ihrer Partnerinnen. Doch solche Veränderungen sind alles andere als einfach. Damit sich Männer und Frauen in der skizzierten Weise in Bewegung setzen können, muss zunächst eine wichtige Voraussetzung erfüllt sein: Beide Geschlechter müssen ein tieferes Verständnis für sich selbst, aber auch für den jeweils anderen entwickeln. Sie müssen verstehen, wie eine Frau zur Frau und ein Mann zum Mann wird. Nur auf der Basis dieses Wissens sind dauerhafte Veränderungen möglich.

Was ist damit gemeint? In den Beziehungen zwischen Männern und Frauen kann sich nur dann grundlegend etwas zum Besseren verändern, wenn Frauen wissen, woher ihre Beziehungsorientierung kommt, dass sie nicht schon mit dieser Eigenschaft auf die Welt kommen. Ebenso wichtig ist es für sie zu erkennen, dass Männer in gewisser Weise zu dem »gemacht« werden, worunter Frauen in ihren Beziehungen häufig leiden: zu distanzierten, schweigsamen, scheinbar wenig einfühlsamen Wesen. Dieses Wissen ist natürlich in erster Linie für depressiv erkrankte Frauen und ihre Partner von großem Nutzen, aber durchaus auch für nicht von dieser Krankheit betroffene Partnerschaften.

Wenn man die Entwicklung und das Leben von Frauen wie auch von Männern unvoreingenommen und ohne ideologische Scheuklappen betrachtet, wird man feststellen, dass Beziehungsstörungen, die unter bestimmten Umständen bei Frauen zu einer Depression führen können, nur oberflächlich auf die »Kälte« und »Uneinfühlsamkeit« der Männer beziehungsweise auf die »Bedürftigkeit« und »Abhängigkeit« der Frauen zurückgeführt werden können. Vielmehr sitzen beide Geschlechter im selben Boot, wenn auch der Kurs dieses Bootes für Frauen gefährlicher ist als für Männer.

Weil ich ein Mädchen bin

Fragt man, woher die Bindungsorientierung von Frauen kommt, und interessiert man sich dafür, warum Männer in ihren Partnerschaften oftmals die Bedürfnisse ihrer Partnerinnen so schwer erfüllen können, findet man Antworten in der Entwicklungspsychologie der Geschlechter. Diese darf bei der Erforschung der weiblichen Depression nicht vernachlässigt werden.

Die Bindung an andere Menschen ist für das weibliche Geschlecht von enormer Bedeutung und zunächst wichtiger als Autonomie. Gute, funktionierende Beziehungen zu anderen zu haben, ist für Frauen ein elementares Merkmal ihrer weiblichen Identität. Frauen richten ihren Blick gerne und selbstverständlich auf andere: Wie geht es ihnen, was brauchen sie, was können sie für diese tun? Sie fühlen sich ein, und sie fühlen mit. Ihr Selbstwertgefühl basiert auf der Fähigkeit, Beziehungen zu knüpfen und aufrechtzuerhalten. Gelingt ihnen das, sind sie mit sich im Reinen. Frauen wollen nicht nur gute Kontakte zu anderen Menschen haben, sie wollen auch aktiv die Entwicklung der anderen unterstützen, seien es ihre Kinder, ihre Partner, ihre Freunde. Frauen sind an Beziehungen interessiert, in denen sie selbst wachsen können, die aber auch für ihr Gegenüber einen Gewinn bringen. Kurz: Sich bezogen auf andere Menschen erleben zu können, ist ein zentrales Bedürfnis von Frauen.

Bleibt dieses Bedürfnis unerfüllt, müssen Frauen immer und immer wieder die Erfahrung machen, dass wichtige Beziehungen trotz intensiver Bemühungen scheitern, unglücklich verlaufen oder erst gar nicht zustande kommen, führen diese Erfahrungen zu einem tiefen Verlustgefühl. Kommt zu diesem Verlust dann noch eine ganz bestimmte Interpretation hinzu, wird das Selbstwertgefühl der betroffenen Frauen noch weiter beschädigt. Die betroffenen Frauen haben dann oft den Eindruck, den Sinn ihres Lebens verloren zu haben, nichts mehr wert zu sein ohne den wichtigen anderen. Wer bin ich ohne dich? Im Extremfall weiß eine Frau darauf nur eine Antwort: »Nichts«. Der Verlust von Beziehungen beziehungsweise das Fehlen enger Beziehungen ist ein wichtiger Auslöser für die weibliche Depression.

In der Regel stoßen die betroffenen Frauen in ihrer Trauer auf wenig Verständnis (sie verstehen sich ja oft selbst nicht), sie werden nicht getröstet und vor allem werden sie nicht darin unterstützt, dass ihr Streben nach Beziehung wichtig und in Ordnung ist – im Gegenteil: Häufig wird diesen Frauen ihr Verhalten als »Abhängigkeit« und »Unselbstständigkeit« ausgelegt, was bei den Frauen den Verdacht schürt, dass sie selbst schuld sind an ihrer Lage. Wären sie nicht so bedürftig, wären sie nicht so anklammernd und hilflos, dann ginge es ihnen psychisch besser. Eine depressiv erkrankte Frau muss sich fragen, ob ihre »soziale Ader« möglicherweise ein Makel ist, der ihre Entwicklung zur Eigenständigkeit behindert. Sie hat das Gefühl, dass sie etwas falsch macht, ja, dass sie falsch ist. Wäre sie härter, egoistischer, durchsetzungsfähiger oder gleichgültiger anderen gegenüber, dann wäre sie nicht krank.

Eine junge Frau, 29 Jahre alt, ist nach dem Scheitern einer dritten Beziehung verzweifelt. Sie quält sich mit Fragen wie »Was mache ich falsch?«, »Was ist an mir, dass niemand bei mir bleiben mag?« Sie ist sicher, dass es an ihr liegt, wenn Partnerschaften scheitern. Hat sie zu sehr geklammert, war sie zu fordernd, ist sie nicht genug auf den anderen eingegangen? Den Part der jeweils anderen Seite, das Verhalten der drei Männer, nimmt sie erst gar nicht ins Visier. Erst nach mehreren Therapiegesprächen stellt sie die Gemeinsamkeit ihrer drei ehemaligen Partner fest: Alle drei waren nach wie vor an ihre Exfreundinnen gebunden, sie hatten die vorherige Beziehung noch nicht verarbeitet und sich noch nicht emotional gelöst.

Frauen lassen sich oft zu bereitwillig das Etikett »abhängig und bedürftig« anhängen. Der Grund: Sie wissen zu wenig über sich selbst. Wichtige Befunde aus der Entwicklungspsychologie zeigen, dass es bereits im Kindesalter deutliche Unterschiede zwischen Mädchen und Jungen gibt, dass es also nicht an einem seelischen Defizit der Frauen liegen kann, wenn Beziehungen für sie so eine große Rolle spielen.

- Schon im Kindergartenalter reagieren Mädchen auf Fotos oder Erzählungen mit negativem Inhalt einfühlsamer als Jungen.
- Mädchen teilen bereitwilliger mit anderen als Jungen.
- Mädchen im Grundschulalter kümmern sich mehr um kranke Kinder als Jungen.
- Mädchen spielen bereits im Kindergartenalter intimere Spiele, während Jungs Konkurrenzspiele bevorzugen.
- Jungen neigen dazu, andere zu unterbrechen. Sie achten weniger als Mädchen auf das, was andere wollen. Um ihre Interessen durchzusetzen, bedrohen sie andere. Mädchengruppen dagegen versuchen Konsens herzustellen und achten darauf, dass jedes Mitglied einer Gruppe zu seinem Recht kommt.
- Mädchen sprechen mehr miteinander über ihre Gefühle, tauschen »Geheimnisse« aus.
- Mädchen im Alter von 11 Jahren zeigen mehr Einfühlungsfähigkeit als Jungen. Und sie denken mehr über sich und andere Menschen nach.
- Mädchen sind mehr als Jungs daran interessiert, stabile Freundschaften aufzubauen und zu erhalten.
- Im Alter zwischen drei und fünf Jahren lernen Kinder, dass sie die Möglichkeit besitzen, andere Menschen zu beeinflussen. Mädchen gehen mit dieser Erkenntnis deutlich anders um als Jungen: Mädchen machen Vorschläge, während Jungen direkte Anweisungen geben. Das heißt, Jungs fangen schon früh damit an, Strategien zu entwickeln, in Beziehungen der dominantere Part zu sein und sich vor Beeinflussung anderer zu schützen. Kommen die Geschlechter dann in der Pubertät in gemischten

Gruppen zusammen, sind die Jungs in der Lage, Ein rückzuweisen und treffen auf Mädchen, die gelernt Rücksicht zu nehmen und auf Gegenseitigkeit Wert zu

- Anders als Jungs, die sich meist nur auf ihre eigenen Interessen konzentrieren und sich kaum »in die Schuhe anderer stellen«, machen Mädchen sich Gedanken, wie ihre Gefühle und ihre Wünsche auf andere wirken. Sie haben »Beziehungsachtsamkeit«. Die Psychologieprofessorin Carol Gilligan und ihre Kollegin Lyn Brown haben in einer Langzeitstudie über das Erleben pubertierender Mädchen auch das Mädchen Jennifer interviewt, deren Konflikt sehr gut illustriert, wie Mädchen »Beziehungsachtsamkeit« leben: »Jennifer erzählt, wie sie reagiert hat, als ein nicht so beliebtes Mädchen sie im Ferienlager vor Zeugen fragte, ob sie denn ihre Freundin sei. Jennifer hatte schon eine Freundin, die sie nicht verärgern wollte, gleichzeitig aber wollte sie auch das fragende Mädchen nicht bloßstellen. ›Ich war nicht sicher, ob ich sagen sollte, dass sie meine Freundin wäre, weil sich dann meine beste Freundin aufgeregt hätte, und dann war ich auch nicht sicher, ob ich sagen sollte, ich wäre nicht ihre Freundin, weil sie sich dann aufgeregt hätte, und dann hätte sie ganz allein da gestanden … ich habe mich dann entschlossen, dass ich ja sagen würde, und dann würde ich es (meiner besten Freundin) erklären. So wäre es dann am besten. Die eine hätte dann ein gutes Gefühl, und dann würde ich wieder zu der anderen gehen, damit sie auch ein gutes Gefühl hat. Ich glaube, so wäre es am besten … Ich möchte nicht, dass sich irgendjemand aufregt, weil ich dann wieder ewig deprimiert wäre … ich möchte, dass mich die anderen mögen, auch dann wenn ich jemanden nicht mag.‹«
- Mädchen sind schon als Dreijährige deutlich seltener zum Leistungswettbewerb mit Gleichaltrigen bereit als Jungen. Das ist das

Ergebnis einer Studie, in der das Wettbewerbsverhalten von über 1000 Kindern und Jugendlichen zwischen 3 und 18 Jahren untersucht wurde. Je nach Alter mussten die Teilnehmer Rechenaufgaben lösen oder einen Wettlauf absolvieren und konnten dadurch Geld verdienen. Im Laufe des Versuchs hatten sie die Wahl, ob sie gegen Gleichaltrige antreten wollten, um ihre Verdienstmöglichkeiten zu steigern. Im Schnitt entschieden sich 40 Prozent der Jungen, aber nur 19 Prozent der Mädchen für die Wettbewerbsvariante. In allen Altersgruppen lag der Abstand zwischen den Geschlechtern bei etwa 15 bis 20 Prozentpunkten. Dabei war es unerheblich, ob die Kinder in gemischten oder gleichgeschlechtlichen Gruppen gegeneinander antraten.

Warum verhalten sich die Geschlechter schon von klein auf so unterschiedlich? Die Psychologie erklärt dies mit den ungleichen Entwicklungsanforderungen, die an Mädchen und Jungen gestellt werden. Hier spielen vor allem die differenten Erfahrungen in der Mutter-Kind-Beziehung eine Rolle. Alle Kinder sind zunächst eng und symbiotisch an die Mutter gebunden. Wenn sie älter werden, sehen sich Mädchen und Jungen jedoch mit unterschiedlichen Aufgaben konfrontiert: Für Söhne besteht die Herausforderung darin, sich aus der engen Beziehung zur Mutter zu lösen und sich mit dem Vater (oder einer Vaterfigur) zu identifizieren (dazu mehr im nächsten Abschnitt).

Mädchen dagegen brauchen sich nicht von der Mutter trennen, um ihre Geschlechtsidentität zu finden. Sie können »in Beziehung« bleiben. Während Söhne die Nähe und enge Bindung an die Mutter aufgeben müssen, wird dieser schwierige Schritt von Mädchen nicht verlangt, jedenfalls nicht so früh und nicht so radikal. Die Identitätsentwicklung von Mädchen ist nicht von der gelungenen Ablösung von der Mutter abhängig, sie finden ihre Identität innerhalb der Bindung an die Mutter.

Diese unterschiedlichen Sozialisationsanforderungen wirken sich auf das Erziehungsverhalten der Eltern aus. Sie reagieren unterschiedlich auf Söhne oder Töchter. Im Allgemeinen *ent*mutigen sie den Ausdruck von Bindungsbedürfnissen bei Jungen, indem sie diese anleiten, sich unabhängig zu verhalten, während sie es Mädchen erlauben, nach Nähe und Unterstützung zu suchen. Und sie ermutigen Mädchen mehr als Jungen, sich in andere Menschen hineinzuversetzen. Mütter wie Väter machen ihre Töchter (weniger ihre Söhne) darauf aufmerksam, wie andere bestimmte Situationen empfinden und erklären ihnen die Bedeutung von Gefühlen. Das führt dazu, dass die Geschlechter unterschiedliche Fähigkeiten entwickeln: Jungs zeigen Unabhängigkeit, Neugier, Entdeckerfreude und Leistung. Mädchen zeigen Fürsorge, Einfühlungsvermögen und Verantwortlichkeit. Oder anders ausgedrückt: Mädchen entwickeln ein »Beziehungsselbst«, Jungen ein »autonomes Selbst«. Für Mädchen ist »in Beziehung sein« für ihre Identitätsentwicklung richtig und wichtig; für Jungs sind Unabhängigkeit und Eigenständigkeit bedeutsame Elemente ihrer Entwicklung zum Mann.

Sich kümmern und binden

Neben dieser entwicklungspsychologischen Erklärung, warum Beziehungen für Frauen so wichtig sind, hat die amerikanische Psychologin Shelley Taylor vor einigen Jahren eine evolutionstheoretische Erklärung beigesteuert. Danach hat die Beziehungsorientierung des weiblichen Geschlechts auch evolutionäre Wurzeln. Wie Taylor herausgefunden hat, reagieren Männer und Frauen unterschiedlich auf Stress. Während das starke Geschlecht das in der Stressforschung gut bekannte Muster »Flüchten oder Kämpfen« zeigt, bewältigen Frauen belastende Situationen anders. Ausgehend von der Kritik, dass Stressstudien in der Vergangenheit vor allem das männliche Verhalten beleuchteten, unterzogen Shelley und ihre Kollegen Studien der vergangenen 30 Jahre einer erneuten Analyse und stellten fest: Weibliche Wesen (das umfasst Menschen und Tiere) reagieren auf Stress zum Teil vollkommen anders als männliche. In gefährlichen oder angespannten Situationen ist nicht das Flüchten-oder-Kämpfen-Muster zu erkennen, sondern ein Verhalten, das Taylor als »tend and befriend« bezeichnet. Fühlen sie sich angegriffen oder befinden sich in gefährlichen, stressigen Situationen, gilt der erste instinktive Gedanke von Frauen nicht der Flucht oder dem Kampf. Geraten sie unter Druck, kümmern sie sich intensiv um ihren Nachwuchs (das ist der »tend«-Anteil), und sie suchen Bindung und Nähe zu anderen Mitgliedern ihrer Gruppe (der »befriend«-Anteil). So konnte beispielsweise eine Studie zeigen, dass sich Frauen nach einem stressigen Tag ganz besonders intensiv mit ihren Kindern beschäftigen. Ein Verhaltensmuster, das auch in Experimenten mit Ratten beobachtet werden konnte: Rattenmütter, die kurzzeitig von ihrem Nachwuchs getrennt worden waren, stürzten sich bei ihrer Rückkehr ins Nest mit besonderer Fürsorge auf ihn.

Weder bei männlichen Tieren noch beim Menschenmann konnte diese »tend-and-befriend«-Strategie beobachtet werden. Geraten männliche Wesen unter Stress, kämpfen oder flüchten sie. So sind beispielsweise emotionale Bindungen zwischen Männern eher eine Seltenheit. Sie verfügen in der Regel nicht über ein stabiles soziales Netz von Freunden, von dem sie im seelischen Notfall aufgefangen werden können. Frauen beherrschen natürlich auch die männlichen Antistressstrategien, allerdings kommen sie bei ihnen seltener zum Einsatz und erst dann, wenn die »tend and befriend«-Strategie nicht mehr ausreicht.

Ein eindrucksvolles Beispiel für die unterschiedlichen Stressreaktionen der Geschlechter zeigt der packende Film *Melancho-*

lia des Regisseurs Lars von Trier (der selbst an Depression le wie übrigens auch seine Hauptdarstellerin Kirsten Dunst). dergründig geht es in diesem Film um den Weltuntergang: Der Planet Melancholia stürzt auf die Erde, es gibt keine Hoffnung mehr für die Menschen. Aber das eigentliche Hauptthema des Films sind zwei Schwestern: die schwer depressive Justine und die tüchtige, patente Claire. Der Film beginnt mit der Hochzeit von Justine, deren junge Ehe aber bereits am Hochzeitstag endet. Im Laufe des Festes versinkt sie immer tiefer in ihre Depression und erkennt, dass das Leben an der Seite ihres Mannes sie nicht aus ihrer Verzweiflung erretten wird. Er versteht sie gar nicht, er kann sich nicht einfühlen in ihre Nöte und reagiert zunehmend irritiert (wie es auch im realen Leben vielen Männern geht, wenn sie mit der depressiven Erkrankung ihrer Partnerin konfrontiert sind). Claire dagegen scheint glücklich mit John verheiratet zu sein, mit dem sie einen Sohn hat. John reagiert auf den herannahenden Planeten mit Wissenschaftsgläubigkeit und Optimismus und kann zunächst Frau und Sohn in seiner Begeisterung mitreißen. Sie glauben, Melancholia wird an der Erde vorbeifliegen, und sie freuen sich auf ein faszinierendes Schauspiel. Justine aber erkennt die nahende Katastrophe – und akzeptiert sie. Auch dies ist eine typische Eigenschaft depressiver Menschen: Sie neigen nicht dazu, sich selbst etwas vorzumachen. Vielmehr besitzen sie einen klaren Realitätssinn, der es ihnen unmöglich macht, sich mit einer rosaroten Brille das Leben zu verschönern. Als klar ist, dass Melancholia die Erde zerstören wird, ergreift John die Flucht. Er begeht Suizid und lässt seine Familie allein zurück. Auch Claire versucht mit ihrem Kind wegzulaufen, sieht jedoch schnell die Aussichtslosigkeit dieses Plans ein. Sie kehrt zur Schwester zurück, und die beiden Frauen bereiten sich auf das Ende vor. Justine baut einen Wigwam, eine Zauberhütte, in der ihnen – so erzählt sie es ihrem Neffen, um ihn zu beruhigen – nichts passieren kann. Am Ende sitzen sie alle drei unter einem stilisierten Wigman, halten sich bei den Händen und erleben ihr Ende, das Ende der Welt, gemeinsam und in der Not vereint.

Die Männer in diesem Film sind alle »Flüchtende«. Der frisch gebackende Ehemann von Justine sucht ziemlich schnell das Weite, weil er sich vor ihrer Depression fürchtet und sich nicht damit auseinandersetzen will. Ihr Vater, dessen Zuwendung und Aufmerksamkeit sie während des Hochzeitsfestes gewinnen will, verdrückt sich ebenfalls (wie übrigens auch der Vater im Märchen *Rumpelstilzchen* seine Tochter im Stich lässt).Und schließlich John, Claires Ehemann, der den Freitod vorzieht und seine Familie sich selbst überlässt. Die beiden Frauen aber kümmern sich umeinander und um den Jungen: ein schönes Beispiel für »tend and befriend«. So schreibt denn auch die *Süddeutsche Zeitung* in einer Rezension des Films: »Wenn der Film von der Liebe handelt, dann von der Liebe dieser Schwestern.«

Die Vertreibung aus dem (Bindungs-)Paradies

Sich zu kümmern und zu binden liegt also in der weiblichen Natur. Und solange ein Mädchen noch klein ist, hat es keine Probleme damit. Es darf so sein, wie es ist. Es darf sich für andere interessieren, es darf sich um sie kümmern, es darf einfühlsam, nachsichtig und kommunikativ sein. Und meist findet es auch das Umfeld, in dem es sich mit seinen spezifisch weiblichen Eigenschaften wohl fühlt und sich entfalten kann. Doch dann kommt es zu einem Bruch: Das Mädchen wird aus diesem Paradies vertrieben. Der Zeitpunkt dieser Vertreibung ist der Beginn der Pubertät.

Wenn sie die Kindheit hinter sich lassen und langsam zu einer ı Frau werden, müssen Mädchen häufig irritiert feststellen:

Jungs verhalten sich anders als sie es tun, und dieses Ve bekommt mehr Anerkennung. Sie können vor einer ersch den Erkenntnis nicht mehr länger die Augen versch Männliches Verhalten scheint mehr wert zu sein in der Gesellschaft als weibliches.

»Erschütternd« ist diese Erkenntnis, weil sie den Mädchen die Sicherheit nimmt, dass ihr Denken und Handeln richtig ist. Bislang sind sie davon ausgegangen, doch nun müssen sie immer häufiger feststellen, dass das, was bisher galt, wohl nicht mehr gilt. Die Folgen sind gravierend: Mädchen verlieren ihre psychische Sicherheit und ihre Stabilität. Ihr bisheriges Selbstverständnis gerät ins Wanken. Ihre Identität wird in den Grundfesten erschüttert.

Entwicklungsstudien belegen mit erschreckender Eindeutigkeit, dass die Pubertät eine Wendemarke im Leben von weiblichen Jugendlichen darstellt. Während im Kindesalter psychische Störungen bei Jungen noch häufiger zu beobachten sind – sie fallen durch Hyperaktivität, Verhaltensstörungen, Sprechstörungen auf –, verändert sich in der Adoleszenz das Geschlechterverhältnis zu Ungunsten der Mädchen. Nun gehen die psychischen Probleme bei den Jungs zurück, Depressionen und Essstörungen dagegen nehmen bei den pubertierenden Mädchen zu. Dieser Wandel ist etwa ab dem 11. und 12. Lebensjahr zu beobachten. Bis dahin können keine Unterschiede im Selbstbewusstsein von Jungen und Mädchen beobachtet werden: Beide Geschlechter sind gleichermaßen zufrieden mit sich und der Welt, sind lebensbejahend und zuversichtlich. Doch je näher die Pubertät rückt, desto größer wird die Kluft zwischen den Geschlechtern.

Die Pädagogikprofessorin Renate Valtin konnte diese Kluft in einer aktuellen Studie belegen: Die Forscherin analysierte insgesamt 100 Aufsätze, die 10-jährige Schüler und Schülerinnen im Jahr 2010 zum Thema »Warum ich gern ein Junge bin« beziehungsweise »Warum ich gern ein Mädchen bin« geschrieben hatten. Das Ergebnis ist wenig ermutigend: Jungs sind danach gerne männlich, weil sie schneller rennen und weiter springen können als Mädchen. Sie möchten nicht weiblich sein, denn Mädchen müssten immer schön aussehen und seien im Übrigen »zu blöd zum Autofahren«. Zudem redeten sie zu viel, seien zickig und Heulsusen.

Während die Jungs nur Abschätziges über Mädchen zu schreiben wussten, beneideten die Mädchen das andere Geschlecht. Jungen hätten »mehr Abenteuer im Leben« und müssten später »keine Regeln« einhalten, war in den Aufsätzen der Mädchen zu lesen. Schon die 10-Jährigen merken also, dass das männliche Geschlecht in dieser Gesellschaft einen Vorzug genießt. Eine Erkenntnis, die sich dann im Laufe des Älterwerdens zunehmend verstärkt. Kommen Mädchen in die Pubertät, finden sie sich immer weniger in Ordnung. Sie halten sich für nicht gut genug und meinen damit weniger ihre schulischen Leistungen als ihr Aussehen und ihre Beliebtheit im Freundeskreis. Auch mit ihrem Gesundheitszustand sind Mädchen unzufriedener als Jungs, und sie reagieren auch zunehmend mit körperlichen und psychischen Symptomen auf Stresssituationen. Häufiger als die Jungen klagen sie über Kopfschmerzen, Nervosität, Magenbeschwerden und Niedergeschlagenheit.

In einer aktuellen Langzeitstudie, der sogenannten Aida-Studie (»Adaption in der Adoleszenz«), die Renate Valtin mit 3000 Jugendlichen durchgeführt hat, konnte sie erhebliche Unterschiede zwischen den Geschlechtern feststellen: »Mädchen haben ein weniger positives Selbstbild und eine geringere psychische Stabilität: ihre Leistungsängstlichkeit und psychosomatischen Beschwerden sind höher. Auch im Leistungsvertrauen schneiden Mädchen schlechter ab: Sie haben ein niedrigeres Selbstkonzept der Leistungsfähigkeit und eine niedrigere Erfolgszuversicht –

und dies, obwohl sie in der Schule erfolgreicher sind. Es gelingt ihnen nicht, aus ihren besseren Zensuren und Schulabschlüssen Kapital zu schlagen.«

Jungen, so das Fazit der Wissenschaftlerin, sind »das bevorzugte Geschlecht«. Jungen haben »eben weil sie männlich sind, von vornherein einen Vorsprung in ihrem Selbstwert und ihrem Leistungsvertrauen – selbst bei schwachen Schulleistungen können sie sich Frauen überlegen fühlen. Jungen gelingt es besser als Mädchen, die schulischen Misserfolge von sich fernzuhalten. Sie haben weniger Leistungsängste und verarbeiten Misserfolge selbstwertdienlicher, das heißt sie führen sie nicht auf eigenes Unvermögen zurück, wie Mädchen das tun, sondern auf mangelnde Anstrengung.«

Valtin weist darauf hin, dass der Schule bei der Entstehung dieser Geschlechterunterschiede eine unrühmliche Rolle zukommt. Der »heimliche Lehrplan« sorgt dafür, dass »Jungen mehr Aufmerksamkeit bekommen. Sie werden häufiger aufgerufen, gelobt, aber auch getadelt«. Werden sie gelobt, dann für ihre Fähigkeiten, Mädchen dagegen bekommen Aufmerksamkeit, wenn sie sich brav und angepasst verhalten. Der heimliche Lehrplan sorgt auch dafür, dass Jungen vor allem für Unordentlichkeit und Disziplinlosigkeit kritisiert werden. Mädchen dagegen für schlechte Leistungen. Schreiben Jungs gute Noten, wird das von Eltern wie von Lehrkräften auf ihr Können zurückgeführt, bei Mädchen dagegen wird ihr Fleiß gelobt.

Die Auswirkungen für das Selbstbild sind fatal und prägen das Leben auch später: Mädchen wie Frauen führen ihre Erfolge auf Glück oder Zufall zurück, Männer dagegen auf ihre besonderen Talente. Der spezifische weibliche Attributionsstil, der von manchen Wissenschaftlern als eine Ursache der Depression angeführt wird, ist also in erster Linie erlernt und nicht auf die weibliche Natur zurückzuführen.

Was bisher galt, gilt nun nicht mehr

Was passiert hier? Warum verschlechtert sich die Situation des weiblichen Geschlechts in der Pubertät so dramatisch? An der Schwelle zum Erwachsenwerden müssen Mädchen erkennen, dass ihre besonderen Fähigkeiten oftmals nicht als Stärke und als Vorteil betrachtet werden. Sie fühlen sich nicht ermutigt, diese Fähigkeiten bewusst einzusetzen, denn sie erleben immer wieder, dass sie damit eher »anecken«. Ihre Beziehungsfähigkeit hat keinen Stellenwert in einer Gesellschaft, die Härte, Durchsetzungsfähigkeit, Egoismus verlangt, und in der das unabhängige, autonome Individuum als Norm gilt. Junge Frauen geraten daher häufig in einen existenziellen Konflikt. Sie spüren, dass alles, was sie bisher für richtig gehalten haben und was ihnen durchaus Bestätigung eingebracht und Halt gegeben hat, auf einmal nicht mehr so viel zählt. Nun sollen sie plötzlich Eigenschaften zeigen, die kaum gefördert und unterstützt wurden und die sie – anders als das männliche Geschlecht – nicht entwickeln und erproben konnten. Ihr bisheriges »Selbst in Beziehung« soll sich nun in ein »autonomes Selbst« verwandeln. Das erschüttert ihr Identitätsgefühl heftig.

Der Psychoanalytiker Erik Erikson verstand unter Identität ein Gefühl, das sich aus der Beobachtung von »Gleichheit und Kontinuität in der Zeit« bei sich selbst und anderen ergibt. Für Mädchen an der Schwelle zum Erwachsensein ist die Gleichheit und Kontinuität nicht mehr gegeben. Was bisher galt, gilt nun nicht mehr. In der Pubertät verlieren junge Mädchen etwas, das der Medizinsoziologe Aaron Antonovsky als eine wichtige Voraussetzung für seelische und körperliche Gesundheit bezeichnet: das Kohärenzgefühl. Dieses ergibt sich, wenn ein Mensch das Gefühl hat, die Zusammenhänge des Lebens zu verstehen, wenn er genügend Ressourcen zur Verfügung hat, um den Anforderungen zu begegnen und wenn er überzeugt ist, dass es sich lohnt, sich diesen Herausforderungen zu stellen. Wenn das Kohärenzgefühl abhanden kommt oder sich nicht weiterentwickeln kann, dann machen sich Hilflosigkeit und Sinnlosigkeit breit.

Spüren junge Frauen, dass sie ihr bisheriges Selbst verändern sollen, verursacht das große Verunsicherung und ihr Selbstwertgefühl sinkt. Sie sind nicht mehr einverstanden mit sich selbst, weil sie merken, dass das, was sie anzubieten haben, von der Gesellschaft nicht wirklich Wertschätzung erfährt. So bemühen sie sich, die neuen Erwartungen zu erfüllen und unterdrücken ihre wirklichen Bedürfnisse. Sie versuchen, sich dem Schönheitsideal anzunähern, sie bemühen sich »tough« zu sein, sie strengen sich an, um so zu sein wie die Jungs. Das aber entfremdet die jungen Frauen immer mehr von sich selbst und schneidet sie von ihren Gefühlen ab, denn ihre Schlüsselkompetenz – Beziehungen schaffen und aufrechterhalten –, erleben sie als nicht mehr angemessen.

Da Ablösung und Autonomie in unserer Gesellschaft höher bewertet werden als Bindung, fällt es Frauen schwer, mit sich selbst identisch zu bleiben. Es ist fast unmöglich für sie, ein stabiles Selbstwertgefühl zu entwickeln, wenn ihre Bindungsbedürfnisse von anderen, ihnen wichtigen Menschen nicht beantwortet oder gar abgewertet werden. Bindungen blockieren, so lernen sie, und so kämpfen sie gegen ihre innersten Bedürfnisse an. Oftmals so erfolgreich, dass sie irgendwann ihre eigenen Bedürfnisse nicht mehr kennen. Weil ihr »Selbst in Beziehung« als unangemessen abgewertet wird, legen sie sich ein »falsches Selbst« zu. Wann immer sich dann ihr »wahres Selbst« meldet, kreiden sie sich das als Schwäche an. Auch deshalb, weil sie die Erfahrung machen, dass dieses »wahre Selbst« von ihren engsten Mitmenschen, vor allem in ihren Partnerschaften, keine Resonanz bekommt.

Die Adoleszenz ist für Mädchen eine gefährliche Zeit. Das Risiko ist groß, dass sie an der Schwelle zum Erwachsenwerden ihre Vitalität und ihre Widerstandskraft gegen Depressionen tauschen und ihr Gefühl für sich selbst verlieren. Denn ab der Pubertät sind sie mit gesellschaftlichen Erwartungen von der idealen Frau konfrontiert: Sie sollen einerseits, bildlich gesprochen, in die Schuhe der Müllerstochter schlüpfen und zum Wohle anderer Stroh zu Gold spinnen. Sie sollen aber auch Superwoman sein, die spielerisch mit allen Anforderungen jonglieren kann, die sich aus Berufstätigkeit, Kindererziehung und Privatleben ergeben. Sie sollen ihre weiblichen Eigenschaften zeigen, einfühlsam, hilfsbereit und fürsorglich sein (davon profitiert die Gesellschaft schließlich), aber gleichzeitig sollen sie Durchsetzungsfähigkeit und Unabhängigkeit an den Tag legen. Um diesen Spagat zu bewältigen, hängen sich viele Mädchen »einen Maulkorb um«, schreiben Lyn Brown und Carol Gilligan. Sie bringen ihr eigentliches Selbst zum Schweigen, sie verlieren ihre Stimme. Ein Indiz dafür ist unter anderem, dass Frauen häufig nicht von sich in der ersten Person sprechen. Sie sagen nicht »Ich denke, ich fühle, ich sehe, ich weiß« – das wäre die Stimme ihres authentischen Selbst –, und sie sagen auch nicht klipp und klar ihre Meinung. Vielmehr sprechen Frauen häufig in einem indirekten, selbstkritischen, unsicheren Stil, stellen ihr Licht unter den Scheffel, entschuldigen sich, wo es nichts zu entschuldigen gibt, beenden ihre Sätze nicht und wagen es nicht, ihren Standpunkt klar zu äußern. Die Auswirkungen dieses Maulkorbes sind fatal. Was früh in der Pubertät beginnt, kann später im Leben einer Frau zur seelischen Belastung werden. Je nachdem, welche Entwicklung eine junge Frau macht, welche Stolpersteine sich ihr noch zusätzlich auf dem Weg ins Erwachsenleben in den Weg legen, können die Erfahrungen der Pubertät eine Weichenstellung für eine depressive Entwicklung bedeuten.

Auch wenn Jungen das »bevorzugte« Geschlecht sind, auch wenn ihre Eigenschaften von der Gesellschaft höher geschätzt werden als jene der Mädchen, so muss man sich dennoch davor hüten, sie deshalb als das stabilere, glücklichere und gesündere Geschlecht anzusehen. So wie Mädchen mit dem Beginn der Pubertät aus ihrem »Bindungsparadies« vertrieben werden, so erleben auch Jungen eine Art Vertreibung, die allerdings bereits in sehr viel jüngeren Jahren stattfindet.

Bezogenheit und »in Beziehung sein« sind auch für das männliche Geschlecht von Bedeutung, aber: Was bedeutet es für Männer, auf den Pol »Autonomie« festgelegt zu sein? Wenn jede Entwicklung innerhalb von Beziehungen stattfindet, wenn das Bedürfnis nach Beziehung und Bindung ein menschliches Bedürfnis ist, dann sind doch nicht nur Mädchen und Frauen von der Betonung der Individualität und Autonomie in unserer Gesellschaft betroffen, sondern auch die Jungen, denen schon sehr früh beigebracht wird, wie wichtig Unabhängigkeit für sie ist.

Denkt man darüber nach, warum Frauen in und an ihren Beziehungen leiden, warum sie durch die Erfahrungen in ihren Partnerschaften depressiv erkranken, dann muss man sich davor hüten, den Männern allzu schnell den »schwarzen Peter« zuzuschieben. Natürlich sind auch Männer für die Atmosphäre in Beziehungen verantwortlich, aber wenn sie der emotionalen Einsamkeit der Frauen in Beziehungen hilflos gegenüber stehen, hat das häufig wenig mit Ignoranz zu tun. (Von missbrauchenden, gewalttätigen und gefühlskalten Männern soll hier nicht die Rede sein!) Denn auch Männer sind durch mächtige Sozialisationseinflüsse geprägt. Während Erziehungs- und Sozialisationsinstanzen beim weiblichen Geschlecht von Anfang an die Orientierung auf Beziehungen fördern, wird beim männlichen Geschlecht die Autonomie gestärkt. Auch wenn es oberflächlich gesehen so aussieht, dass Männer damit das bessere Los gezogen haben, weil ein autonomes Selbst in dieser Gesellschaft mehr gilt als das »Selbst in Beziehung«, so zahlt auch das männliche Geschlecht einen seelischen Preis.

In der Autonomiefalle gefangen

Die amerikanischen Psychologen William Betcher und William Pollack erklären die Unterschiede der Geschlechter damit, »dass die primären Bezugspersonen in den ersten Lebensjahren des Kindes Frauen sind. Sollen Mädchen sich selbst als ›weiblich‹ erleben, müssen sie ein enges Verhältnis zur Mutter wahren und verstehen, dass sie und ihre Mutter gleich sind… Von früher Kindheit an werden Frauen dazu erzogen, eine Beziehung aufrechtzuerhalten und sich selbst im Rahmen einer Beziehung zu definieren.« Für Jungen lautet die Entwicklungsaufgabe völlig anders. »Jungen haben nicht die Chance, die Mädchen haben, mit jener Bindung an die Mutter aufzuwachsen, die später leicht in enge Beziehungen zu anderen zu überführen ist. Zu lernen, was es heißt, ein Mann zu sein, heißt daher lernen, keine Frau zu sein.« Jungen müssen, um sich als Mann fühlen zu können, einen »klaren Bruch mit der Mutter vollziehen«.

Das hat Folgen für die Mutter-Sohn-Beziehung. Unsere Kultur verlangt von Müttern, dass sie sich von ihren Söhnen trennen. Sie müssen ihre Jungs loslassen, damit diese zu einem »richtigen« Mann heranwachsen können. Gelingt einer Mutter die Distanzierung nicht und kann sich ein Sohn nicht von der Mutter lösen, dann wird über ihn gespottet: »Der hängt noch an Mamas Rockzipfel«, »Der kann das Hotel Mama nicht verlassen«, »Der ist ein Mamakind«. Mütter wollen das in der Regel vermeiden und folgen deshalb meist dem Gebot: »Mach deinen Jungen zu einem Mann«. Sie suchen ab einem gewissen Alter zu ihren Söhnen weniger zärtliche Nähe als zu ihren Töchtern und gemeinsam mit den Vätern erziehen sie die Söhne auch anders. Sie unterstützen und fördern deren Unabhängigkeitsbestrebungen, verstärken Eigenständigkeit und werten abhängiges Verhalten ab. Bereits im Alter von drei Jahren – zum Beispiel im Kindergarten – sind Jungen konfrontiert mit Superhelden, die ihnen zeigen, dass ein richtiger Mann unabhängig ist, stark und emotional unverletzbar. Schon Dreijährigen ist also klar, dass ein »richtiger« Mann nicht weint, keinen Schutz sucht, nicht ängstlich sein darf, sich nicht unterkriegen lassen darf. Bereits im Kindergarten lernen sie die impliziten Regeln und Normen der Männlichkeit kennen, die da lauten: Aggression und Ärger darf ein Mann zeigen, aber ansonsten sind Gefühle etwas für Schwächlinge und Mädchen.

Die westliche, männlich orientierte Kultur verlangt von männlichen Kindern und Jugendlichen, das bei allen Menschen vorhandene Bedürfnis nach Bindung niederzukämpfen. Dieser Prozess ist schmerzhaft und gelingt manchmal nur, indem sich ein Junge bewusst von allem Weiblichen distanziert und allem, was »typisch Mädchen« oder »typisch Frau« ist, mit einer gewissen Herabsetzung begegnet. »Der männliche Chauvinismus mag teilweise Ausdruck von übertriebener Identifikation mit dem Vater sein«, schreibt der Entwicklungspsychologe Sindney J. Blatt, »wenn der Junge versucht, seine Abgrenzung von der Mutter zu stärken und abzustützen. Deshalb versuchen wohl einige Männer immer noch, bewusst oder unbewusst, die Geschlechtsrollenstereotype in der Gesellschaft zu bestärken, indem sie Frauen abwerten.« Was aber bedeutet diese frühe Trennung der Söhne von den Müttern?

Alle Menschen fürchten den Verlust von engen Bindungen. Alle reagieren auf diesen Verlust mit Trauer. So auch kleine Jungen, die schon sehr früh die schützende Nähe der Mutter verlassen müssen. Das Autorenduo Betcher und Pollack spricht von einer »traumatischen Erfahrung des Verlassenwerdens«, die unbewusst alle Beziehungen von Männern ein Leben lang überschatten kann.

Für Söhne hat die frühe Trennungserfahrung Folgen: Ohne eine enge emotionale Bindung an die Mutter fühlen sie sich alleingelassen. Doch weil die Gesellschaft von ihnen Härte erwartet und sie sich schämen, wenn sie diese Härte nicht aufbringen können, wagen sie nicht zu zeigen, wie es wirklich in ihnen aussieht. Gegen ihre Ängste und Unsicherheiten gibt es kein Mittel. Sie können nichts dagegen tun, und vor allem kennen sie keine Alternative. Sie schämen sich, wenn sich Bindungswünsche melden. Ihre Trauer und ihren Schmerz über den Verlust an Bindung dürfen sie nicht zeigen: Schwach sein gilt nicht, ein Indianer kennt keinen Schmerz. Also verstecken sie ihre wahren Gefühle, erst vor anderen, dann schließlich auch vor sich selbst. Und sie entwickeln Strategien, um mit der frühen Trennung von der Mutter zurecht zu kommen: Sie errichten Schutzmauern.

Um ihren Mann zu stehen und sich die Sehnsucht nach Verbundenheit und Beziehung nicht anmerken zu lassen, bauen Männer »höhere und dickere Mauern als Mädchen, um ein Gefühl der Eigenheit und Andersheit zu garantieren«, so Betcher und Pollack. »Männer sind ständig bemüht, die Deiche zu stopfen, um nicht vom Meer der Weiblichkeit überschwemmt zu werden.« Schon als Jungen schweigen sie, wenn ihnen etwas nahe geht, oder sie spielen den coolen Cowboy oder den witzigen Clown. Erwachsene Männer gehen in den Rückzug, verschanzen sich hinter ihrer Zeitung, verbringen Stunden vor ihrem Computer, treiben exzessiv Sport oder versuchen, durch Scherze und zynische Bemerkungen eigene und fremde Gefühle auf Distanz zu halten. Ihre emotionalen Bedürfnisse verstecken sie wahlweise hinter Gleichgültigkeit, Aggression, Ärger oder Wut und geschäftiger Betriebsamkeit. Statt ihrer Partnerin offen zu sagen, dass sie Ärger im Betrieb hatten, dass sie in einer Sinnkrise stecken, dass sie Angst vor dem Älterwerden haben oder für ein Problem keine Lösung finden, kritisieren sie ihre Partnerin wegen Kleinigkeiten (»Immer kommst du zu spät!«, »Auf dich ist kein Verlass«, »Mach doch mal mehr Ordnung«) oder verwahren sich aggressiv gegen Fragen, die ihnen zu nahe treten (»Was denkst du?«, »Warum bist du so still?«, »Kann ich mal mit dir über uns sprechen?«).

Jungen lernen, dass es cool ist, unabhängig und distanziert zu sein. Bullying, Wettbewerb, Auftrumpfen, das sind die Strategien, die Jungs erwerben, um Beziehungen nicht zu eng werden zu lassen. Das aber ist eine Entwicklung, deren Schattenseiten immer deutlicher werden. Kommen die Söhne in die Pubertät, ist zwar ihr Selbstbewusstsein deutlich stärker als das der Mädchen, auch das Draufgängertum und Dominanzverhalten unter Gleichaltrigen nehmen zu. Aber gleichzeitig tauchen vermehrt schulische und Verhaltensprobleme auf. Oftmals kommt es zu Drogen- und Alkoholkonsum. »Die Probleme von Jungen werden in vielen Bereichen des Schulsystems deutlich und beginnen bereits bei der Einschulung«, schreibt der Pädagoge Ulf Preuss-Lausitz. »Mehr Jungen als Mädchen werden zurückgestellt, weil ihre kognitive und soziale Entwicklung nicht als schulreif eingeschätzt wird; Jungen im Vorschulalter haben häufiger Entwicklungsverzögerungen, chronische Krankheiten, fein- und grobmotorische sowie sprachliche Beeinträchtigungen. Durch die Zurückstellung werden diese Mängel nicht überwunden. Im Laufe der Schulzeit bleiben 30 bis 50 Prozent mehr Jungen als Mädchen sitzen, besonders ausgeprägt in den Sekundarschulen. Es landen doppelt so viele Jungen wie Mädchen in Sonderschulen und kommen von dort kaum wieder zurück in Regelschulen. Sie erreichen meist keinen Schulabschluss. Die Sonderschülerquote der Jungen war bereits höher, als vielerorts die vermeintlich schulisch benachteiligten Mädchen im Mittelpunkt des Interesses standen; sie ist in den letzten 30 Jahren zusätzlich gestiegen.«

Experten sehen inzwischen einen klaren Zusammenhang zwischen der frühen Lösung aus der Bindung an die Mutter und typischen Entwicklungsproblemen von Jungen. So wird zum Beispiel die Zunahme des Aufmerksamkeitsdefizitsyndroms (ADHS) unter heranwachsenden Jungen darauf zurückgeführt. Manche meinen, diese Störung wäre richtiger mit »Beziehungsdefizitsyndrom« bezeichnet.

Später zeigt sich dieses Beziehungsdefizitsyndrom auch in den Partnerschaften. Weil schon Jungen verlernen, ihre und die Gefühle anderer wahrzunehmen, fällt es dem erwachsenen Mann schwer, Einfühlung zu zeigen, Nähe zuzulassen oder eigene Ängste und Probleme zu offenbaren. Wird er mit den Gefühlen anderer konfrontiert (vor allem mit den Gefühlen der Partnerin) weiß er nicht, wie er damit umgehen soll. Der erwachsene Mann hat Angst vor zu viel Gefühl und bietet deshalb schnell und bereitwillig Lösungen an. Eine Frau, die einfach nur in den Arm genommen und getröstet werden will, bekommt dann stattdessen sachliche Hinweise: »Mach doch dies, hast du schon jenes probiert, ich würde an deiner Stelle …«

Frauen und Männer im selben Boot?

Psychologen und Bindungsforscher bestätigen immer wieder, dass eine enge Beziehung mit einem Elternteil der beste Schutz für die Gesundheit und vor riskantem Verhalten ist. Eine gute Bindung an wenigstens eine wichtige Bezugsperson in Kindheit und Jugend schafft einen Puffer, an dem emotionaler Stress abprallen kann. Sicher gebundene Kinder haben ausreichend seelische Widerstandskraft (die Psychologie spricht von Resilienz), um die verschiedensten Stresssituationen eines jungen Lebens zu meistern. Wie die Studie zeigen konnte, haben sicher gebundene junge Menschen seltener Suizidgedanken, konsumieren weniger legale oder illegale Drogen. Dieses Ergebnis gilt für Mädchen und Jungen gleichermaßen. Doch während Töchter eine größere Chance haben, wenigstens bis zur Pubertät in einer sicheren Eltern-Kind-Bindung aufwachsen zu können, werden Söhne schon recht früh mit der Aufgabe konfrontiert, sich aus der – meist mütterlichen – Umarmung lösen zu müssen. Für die Mädchen hat dies zur Folge, dass sie, spätestens wenn sie in die Pubertät kommen, merken: Die Selbstverständlichkeit der Bindung lässt sich im Erwachsenenleben nicht fortsetzen. Sie werden mit der Tatsache konfrontiert, dass ihre weiblichen Werte und Eigenschaften in der Gesellschaft und in engen Bindungen keine Wertschätzung erfahren.

Für die Jungen bedeutet diese Entwicklung, dass sie schon früh ihre Emotionalität bekämpfen und zum »lonely cowboy« werden müssen. Während die Beziehungsfähigkeit der Mädchen ab der Pubertät entweder ausgenutzt oder abgewertet wird, dürfen Jungen ihre Sehnsucht nach Bindung und Nähe nicht offen zeigen. Die geschlechtsspezifische Sozialisation verlangt also von beiden Geschlechtern einen enorm hohen Preis. Dennoch haben Männer das bessere Los gezogen: Denn während Frauen oft neben ihren distanzierten Partnern emotional verhungern, geben beziehungsorientierte Frauen meist von sich aus den Männern die Zuwendung, die diese brauchen. Wie schon erwähnt, bekommen Männer von ihren Frauen emotionale Unterstützung, ihre Partnerin ist oftmals ihre einzige Vertraute. Partnerschaften stärken folglich die seelische Gesundheit von Männern.

Der Schriftsteller Wilhelm Genazino meinte in einem Interview, dass Männer »ohne die Unterstützung der Frauen verloren wären … Frauen haben die Kraft, uns Männer wenigstens phasenweise von unserem Existenzgrübeln zu erlösen.« Und weiter äußert er über seine Geschlechtsgenossen: »Ich glaube, dass Männer massiver ihre Tage haben als Frauen, dass es im Leben eines Mannes also Tage gibt, an denen er weiß, dass eine Woche lang nichts geht, weil er ein Zerwürfnis mit sich selbst hat. Er läuft dann vernachlässigt durch die Gegend und nimmt nichts wahr außer diesem Zerwürfnis.« So gesehen haben auch Männer ihre depressiven Phasen, doch da sie sich meist auf die Zuwendung einer Frau verlassen können, ist ihre Gefahr geringer, dass daraus eine richtige Depression entsteht.

Was Genazino hier zum Ausdruck bringt, kennen viele Frauen. Männer sind bedürftig, sie haben Probleme mit sich selbst, mit der Arbeit, mit anderen Menschen, aber sie sind häufig emotional nicht zugänglich. Sie hoffen, dass die Frauen durch ihre Nähe und ihr Verständnis sie unterstützen, aber sie würden nie zugeben, dass sie diese Nähe und dieses Verständnis brauchen. Männer suchen nicht unbedingt die Einsamkeit, erklärt die Familientherapeutin Olga Silverstein, aber sie glauben, dass sie sich auf keinen Fall abhängig zeigen dürfen.

»Männer hören ihr Leben lang nicht auf, sich vor den Frauen zu verschanzen«, meinen Betcher und Pollack und nehmen dem weiblichen Geschlecht damit die Hoffnung auf grundlegende Veränderung. »Es ist die einzige Methode, die sie kennen, um sich ihrer Identität (›nicht weiblich‹) zu vergewissern und sich davor zu schützen, jemals wieder verlassen zu werden.« Dennoch, so stellen auch diese Autoren fest, haben auch Männer ein großes Bedürfnis nach Intimität. Weil sie dieses aber nicht offen zeigen können, sind sie emotional oft reserviert oder demonstrieren ihre Unabhängigkeit dadurch, dass sie die Frau immer wieder verlassen: indem sie sich in ihre Arbeit stürzen, exzessiv einem Hobby frönen oder ihrer Partnerin untreu sind. Betcher und Pollack stellen ernüchternd fest: »Frauen stehen vor einer ziemlichen Herausforderung, wenn sie versuchen, eine intime Beziehung zu einem Mann zu haben. Sie laufen ständig Gefahr, den Stolperdraht zu berühren, der die Ängste des Mannes über den Verlust seiner Autarkie auslöst.« Wie Olga Silverstein meinen auch diese Autoren, dass die Unabhängigkeit des Mannes eine Illusion ist, »aber eine Illusion, die er sich nicht nehmen lassen wird«.

In diesem Bemühen des Mannes, sich nicht bedürftig zu zeigen, sich einem weiblichen Wesen nicht allzu sehr anzunähern, liegt wohl auch der wesentliche Grund, warum sich depressive Frauen häufig in ihren Beziehungen einsam fühlen. Aus Studien weiß man, dass Frauen, die zu Depressionen neigen, ihre Partner häufig als kalt, distanziert, unemotional charakterisieren und ihnen mangelndes Einfühlungsvermögen vorwerfen. Männer können die emotionalen Bedürfnisse ihrer Frauen offenbar nicht befriedigen, weil sie schon früh als Jungen gelernt haben, sich vor weiblicher Emotion zu schützen. Typischerweise fühlen sich Männer unwohl, wenn die Nähe zu nah wird oder sie fürchten, dass Nähe eingefordert werden könnte.

So schwingt sich der Ehemann einer an Depression erkrankten Frau regelmäßig auf sein Rennrad, sobald er spürt, dass sich ihr seelischer Zustand verschlechtert. Gerade dann, wenn sie seine Nähe und Zuwendung am meisten braucht, entzieht er sich. »Er reagiert wie ein Seismograf«, berichtet die 38-Jährige. »Ich muss gar nichts sagen, er sieht es mir wohl an, wenn ich mal wieder ins schwarze Loch rutsche.« Statt an ihrer Seite zu bleiben, »radelt er stundenlang durch die Gegend, kommt erschöpft nach Hause und will dann natürlich sich von seiner anstrengenden Tour erholen«.

»Die Einsamkeit von Frauen in Beziehungen ist weit verbreitet«, schreibt Olga Silverstein. Sie beklagen die emotionale Unerreichbarkeit ihrer Männer, während diese umgekehrt unter der »Nörgelei« ihrer Partnerin leiden und häufig das Gefühl haben, emotional erpresst zu werden. Wie Silverstein meint, sind »viele Männer ärgerlich auf ihre Mütter und übertragen diesen Ärger auf ihre Frauen. Hatte ein Mann einen strengen, missbrauchenden Vater, dann war er ärgerlich, dass seine Mutter ihn nicht beschützt hat. Wenn sie ihn schützte, war er ärgerlich, dass sie zu überbehütend war. Entweder war sie nicht da oder sie war zu sehr da«. Männer, so die Familientherapeutin, bekämpfen oft ihr Leben lang den Schmerz, nicht die Mutter gehabt zu haben, die sie gebraucht hätten. Indem sie schon früh den Kontakt zur Mutter verlieren, verlieren sie auch einen wichtigen Zugang zu ihrer Emotionalität.

Männer sind Spezialisten für Selbstständigkeit, Frauen sind Spezialistinnen für Beziehungen, meinen die Psychologen William Betcher und William Pollack. Trotz dieser extremen Unterschiedlichkeit kann man sagen: Die Geschlechter befinden sich nicht nur im selben Boot, sie befinden sich auch in einem vergleichbaren Dilemma: Treffen sich die erwachsene Frau mit ihrer Bindungssehnsucht und der erwachsene Mann mit seinem Bindungsverbot in einer Partnerschaft, muss es zwangsläufig zu Problemen kommen. Nicht immer führen diese Probleme in die Depression. Frauen, die keine genetische Disposition für Depression mitbringen, die durch eine glückliche Kindheit ein stabiles Selbstwertgefühl aufbauen konnten und deren gegenwärtiges Leben weitgehend frei von aktuellen Belastungen ist, kommen mit dieser »Eigenart« der Männer wahrscheinlich gut zurecht. Sie finden Wege, sich nicht allzu sehr vom Distanzierungswunsch ihrer Partner beeindrucken und beeinflussen zu lassen, sie erschließen sich andere Quellen der Zuwendung. Frauen aber, die durch eine frühe negative Kindheitsgeschichte oder durch aktuelle Stressbelastungen gefährdet sind, können langfristig die emotionale Kälte in ihren Beziehungen nicht kompensieren.

Fast immer lassen sich im Leben einer depressiven Frau erhebliche Beziehungsdefizite feststellen. Diesen Frauen hilft es zunächst natürlich wenig, zu wissen, dass ihre männlichen Partner unter Umständen an einem erziehungs- und sozialisationsbedingten »Beziehungsdefizitsyndrom« leiden und ihnen deshalb nicht die gewünschte Aufmerksamkeit und Zuwendung geben können. Diese Erkenntnis stürzt sie in Resignation, weil sie glauben, die Hoffnung auf Besserung aufgeben zu müssen. Doch statt zu resignieren ist es besser, die Unterschiede zwischen den Geschlechtern zu akzeptieren und damit auch die unterschiedlichen Bedürfnisse anzuerkennen. Die Psychologen Betcher und Pollack meinen: »Eine Versöhnung des Bedürfnisses nach Beziehung mit dem Bedürfnis nach Autonomie wird erst dann möglich, wenn Männer und Frauen einsehen, dass sie Beziehungen auf ganz unterschiedliche Weise erleben, was an ihren jeweiligen Entwicklungswegen liegt.« Wenn diese Versöhnung gelingt, stuft sich die Nähe suchende Frau nicht mehr länger als bedürftig und abhängig ein, nur weil der Partner ihre Wünsche nicht erfüllen kann. Und sie erkennt, dass es nicht immer an der Kälte und Ignoranz des anderen liegt, wenn sie sich einsam fühlt in seiner Anwesenheit. Umgekehrt kann der sich auf dem ständigen Rückzug befindliche Mann vielleicht irgendwann registrieren, dass seine Partnerin ihn nicht verschlingen und vereinnahmen will – eine Erkenntnis, die es ihm möglich macht, ihre Gefühle nicht mehr länger abwehren zu müssen.

Bekommt eine depressive Frau ein Bewusstsein dafür, dass sie aus der falschen »Ecke« Unterstützung und Zuwendung erwartet, kann sie ihre Blickrichtung ändern und andere Quellen entdecken, aus denen sie Energie, Kraft und Zuversicht schöpfen kann.

Da betroffene Frauen diese Einsicht von ihren Partnern nicht einklagen können, können sie nur bei sich selbst beginnen, diese Einsicht für Veränderungen zu nutzen. Sie können ihr *bedürftiges Selbst in Beziehung* zu einem *unabhängigen Selbst in Beziehung* entwickeln. Wie sie diese Aufgabe bewerkstelligen können, wird im Kapitel »Die Weisheit der Königin – Fünf Wege aus der Depression« gezeigt. Zunächst aber soll der Frage nachgegangen werden, ob lesbische Frauen besser vor Depressionen geschützt sind als heterosexuelle.

Lesbische Liebe
Mehr Verständnis, weniger Stress

Wenn Frauen vor allem wegen ihrer Beziehungserfahrungen und aufgrund des besonderen Stresses, den die traditionelle Frauenrolle mit sich bringt, an Depression erkranken, dann drängt sich die Frage auf: Sind lesbische Frauen geschützter? Leiden sie seltener unter depressiven Störungen, weil sie nicht mit einem Mann, sondern mit einer Frau leben? Bekommt ihre Beziehungsfähigkeit in gleichgeschlechtlichen Partnerschaften mehr Anerkennung? Fühlen sie sich verstandener und unterstützter als heterosexuelle Frauen? Kurz: Erkranken lesbische Frauen seltener an Depression?

Nur wenige Wissenschaftlerinnen und Wissenschaftler haben sich explizit mit diesen Fragen beschäftigt, und so ist die Forschungslage dazu eher dünn. »Forschung über Depression unter Lesbierinnen ist so gut wie nicht vorhanden«, schreibt die Psychologin Esther D. Rothblum, die sich als eine der wenigen mit dieser Thematik befasst hat. Die wenigen Studien, die vorliegen, erbrachten jedoch interessante Ergebnisse, aus denen sich durchaus einige verallgemeinerbare Schlussfolgerungen ziehen lassen.

Zunächst ein negatives Ergebnis: Es gibt Anhaltspunkte, dass junge gleichgeschlechtlich orientierte Menschen vier Mal häufiger unter depressiven Störungen leiden als heterosexuelle. Wie der Schweizer Psychiater Gottfried Waser berichtet, kommen depressive Störungen bei lesbisch und homosexuell orientierten Menschen »vor allem vor und nach dem 20. Lebensjahr und im

Laufe des Coming-out« verstärkt vor. Eine Gesundheitsstudie mit lesbischen Frauen stellte fest, dass Depression der häufigste Grund für gleichgeschlechtliche Frauen war, therapeutische Hilfe zu suchen. Als Gründe für dieses erhöhte Risiko werden in der vorliegenden Literatur vor allem soziale Stressoren genannt: Gleichgeschlechtliche Liebe wird in der Gesellschaft noch immer nicht vollständig akzeptiert; Lesben und Schwule werden am Arbeitsplatz oder auch von ihrer eigenen Familie diskriminiert; Einsamkeit und Isolation sind aufgrund dieser Situation oft weit verbreitet.

Studien mit homosexuellen Männern konnten belegen, dass Ausgrenzungen am Arbeitsplatz, Diskriminierungen bei der Wohnungssuche oder auch Beleidigungen für viele das Risiko erhöhen, körperlich oder seelisch zu erkranken. Für Lesben liegen derartige Untersuchungen nicht vor, aber man kann davon ausgehen, dass auch sie aufgrund der gesellschaftlichen Einstellung zu gleichgeschlechtlicher Liebe – wenn sie nicht in liberalen Großstädten wie beispielsweise Berlin leben – Diskriminierung erfahren müssen.

Es gibt aber auch Schutzfaktoren, die sich nur bei lesbischen Frauen finden lassen. Sie leben häufiger als heterosexuelle Frauen als Singles, und das kann sie, wenn sie in der Lesbenszene integriert sind, vor depressiven Erkrankungen schützen. Die Ehe, das haben Studien immer wieder gezeigt, ist ein Stressfaktor für heterosexuelle Frauen, der ihr Depressionsrisiko deutlich erhöht. Lesbische Frauen kennen diesen Stressfaktor nicht, sie sind in der Regel nicht mit Männern verheiratet und sind daher deutlich weniger in Gefahr, in die traditionelle Frauenrolle zu fallen.

Aber auch lesbische Frauen haben feste Paarbeziehungen – und diese scheinen positiver zu verlaufen als heterosexuelle. Studien, die sich mit den Beziehungen gleichgeschlechtlicher Paare befassen, entdecken jedenfalls wichtige Unterschiede zu heterosexuellen Partnerschaften. So fand der amerikanische Paarforscher John Gottman in einer Untersuchung mit 40 gleichgeschlechtlichen und 40 verheirateten heterosexuellen Paaren heraus, dass das Konflikt- und Streitverhalten in den beiden Gruppen nicht vergleichbar ist. Homosexuelle und lesbische Paare sind kompromissbereiter und achten mehr auf Gleichberechtigung, so der Wissenschaftler. Während Auseinandersetzungen bei heterosexuellen Paaren schnell in einen Machtkampf ausarten, bei dem irgendwann einer der beiden Partner aufgibt und als »Verlierer« vom Platz geht, geht es in gleichgeschlechtlichen Beziehungen weniger destruktiv zu. Vor allem geht es nicht ums Siegen oder ums Rechthaben.

Das bestätigen auch Forschungen der Psychologin Kristine Falco. Sie hat festgestellt, dass es in lesbischen Beziehungen eine spezifisch weibliche Art der Konfliktlösung gibt, die durch zwei Faktoren gekennzeichnet ist: Die Partnerinnen haben das oberste Ziel, die Beziehung aufrechtzuerhalten. Und sie suchen nach einer Lösung, die sich an den Bedürfnissen der Schwächeren, Bedürftigeren orientiert. Rücksichtnahme ist ein wichtiger Aspekt in den Auseinandersetzungen liebender Frauen: Eine lesbische Partnerin kann ihre Bedürfnisse zurückstellen, wenn sie spürt, dass die andere verwundbarer oder bedürftiger ist als sie selbst.

Auch jenseits von Konflikten sind Kompromissbereitschaft und Gleichberechtigung wichtige Werte in lesbischen Beziehungen. »Die Mehrheit der lesbischen Paare scheint sich zu bemühen, ihre Mittel so weit wie möglich aufzuteilen, sich an der Hausarbeit in gleichem Ausmaß zu beteiligen, ihre Entscheidungen gleichberechtigt zu treffen und für ihre Haushaltsführungskosten sowie Freizeitausgaben entweder gemeinsam oder nach einem individuellen System aufzukommen, welches dem Einkommen jeder Partnerin gerecht wird«, schreibt Kristine Falco in einer Zusammenfassung des vorliegenden Forschungsstandes.

Und sie fügt hinzu: »Manchmal werden lesbische Beziehungen als die Verkörperung des feministischen Ideals von Gleichberechtigung in Beziehungen betrachtet.«

Eine zu optimistische Einschätzung? Bei allen Belastungen, die lesbische Beziehungen zu bewältigen haben, zeichnen die wenigen vorliegenden Studien tatsächlich ein sehr positives Bild von lesbischen Partnerschaften und heben dabei vor allem zwei Aspekte hervor: die Sorge um die Partnerin und das Verständnis füreinander.

Die Psychologinnen Valerie J. Freysinger und D. Flannery haben eine Studie mit neun lesbischen Paaren durchgeführt, die gemeinsam Kinder groß zogen. Diese Frauen sagten, dass sie die Haushaltspflichten gleichmäßig aufteilten und sich ganz bewusst darin unterstützten, unabhängig voneinander Zeit zu verbringen und Zeit für sich selbst zu haben. »Sie respektiert meine Freizeit«, berichtete beispielsweise eine der lesbischen Frauen. »Wenn ich etwas anderes tue, scheint das nie ein Problem zu sein. Ich finde, sie ermutigt mich sogar, Dinge zu tun, die mich wirklich interessieren.« Eine andere Frau meinte: »Bedenkt man den Stress und die Hektik, die wir haben, machen wir einen wirklich guten Job. Wir helfen einander, damit jede von uns Pausen machen und ihren Interessen nachgehen kann. Zeit für sich zu haben und für den Sport, das scheint mir eine wichtige Sache zu sein.« Und auch diese dritte Stimme bestätigt, dass lesbische Frauen sehr achtsam miteinander umgehen und darauf achten, dass die Beziehung und die damit verbundenen Aufgaben nicht alles dominiert: »Sie gibt mir viel Freiheit für meine eigenen Interessen. Sie ist sehr respektvoll – es gibt immer Raum dafür.«

Die Autorinnen der Studie waren erstaunt, wie sehr die lesbischen Frauen den Freiraum der jeweils anderen respektieren. »Vergangene Forschungsarbeiten haben immer wieder gezeigt«, so die Wissenschaftlerinnen, »dass Frauen ein großes, ungestilltes Bedürfnis nach eigener, freier Zeit haben. Selten konnte bestätigt werden, dass Frauen darin Unterstützung vom Partner oder der Familie erhalten.«

Auch eine weitere Studie, über die die Psychologin Michelle N. Lafrance berichtet, verweist auf eine weitere besondere Qualität von lesbischen Beziehungen, die das Depressionsrisiko von Frauen vermindern könnte: das Verständnis füreinander. In dieser Untersuchung wurden 60 heterosexuelle und lesbische Frauen über prämenstruelle Beschwerden und die Reaktionen des Partners beziehungsweise der Partnerin darauf befragt. Alle Frauen erlebten die Zeit vor ihrer Periode ähnlich belastend: Sie berichteten von Stimmungsschwankungen bis hin zur Depression, Hass auf den eigenen Körper und Sinnlosigkeitsgefühlen. In den Symptomen gab es keine Unterschiede. Sehr wohl aber in den Reaktionen der Lebenspartner oder -partnerinnen. Männer neigten dazu, ihre Frauen in den Tagen vor den Tagen zu kritisieren, wiesen sie in ihrem Bedürfnis nach mehr Nähe zurück oder pathologisierten ihr Verhalten (»Du tickst ja nicht richtig«). Lesbische Partnerinnen waren verständnisvoller, unterstützender, und sie hielten die prämenstruellen Symptome für völlig normal. Dieses Ergebnis ist nicht sehr verwunderlich, denn eine Frau weiß sehr genau, was in einer anderen vor sich geht, die unter dem prämenstruellen Syndrom leidet. Dieses Einfühlungsvermögen vermissen Frauen in heterosexuellen Partnerschaften – und leiden möglicherweise deshalb stärker unter den Symptomen.

Manche Wissenschaftlerinnen sehen in der großen emotionalen Nähe zwischen zwei Frauen jedoch nicht nur einen Vorteil, sondern auch eine Gefahr. Sie warnen davor, dass lesbische Paare zur Verschmelzung neigen und Autonomie und Unabhängigkeit zu kurz kommen. Weil die psychische Abgrenzung zwischen zwei Frauen sehr viel weniger stark ausgeprägt ist als zwischen Mann und Frau, wo »die Frau meistens die beziehungsrelevanten ähigkeiten einbringt und der Mann für die Abgrenzung beziehungsweise das Getrenntsein sorgt«, wie Kristine Falco schreibt, »wird angenommen, dass Verschmelzung leichter in lesbischen Beziehungen entstehen kann«. Die Gefahr besteht, dass miteinander verschmolzene lesbische Paare sich in ihrer Beziehung gefangen und eingeengt fühlen, dass Konflikte nicht sein dürfen, dass eine gesündere Differenzierung, wie sie von dem Paartherapeuten David Schnarch für alle Beziehungen als wichtig beschrieben wird, nicht gegeben ist. Schnarch spricht von gelungener Differenzierung, wenn ein Paar trotz aller Gemeinsamkeit und Nähe den jeweils eigenen Weg nicht aufgibt. Differenzierung ermöglicht es einem Menschen, sich selbst nicht aus den Augen zu verlieren, auch wenn er sich emotional und körperlich einem anderen sehr nahe fühlt. Gelingt die Differenzierung, also die Balance zwischen Nähe und Unabhängigkeit in einer Beziehung nicht, kommt es, so David Schnarch, zur »emotionalen Verschmelzung«. Die Individualität und Eigenständigkeit der Partner oder Partnerinnen geht dann verloren, das eigene Selbst ist abhängig von den Handlungen des oder der anderen.

Die Gefahr von zu großer Verschmelzung mag ein Problem in lesbischen Beziehungen darstellen. Doch Kristine Falco gibt zwei Dinge zu bedenken: »erstens, dass Beziehungsmuster von übertriebener Verschmelzung nicht in jeder lesbischen Beziehung vorkommen, und zweitens, dass Verschmelzung an sich nicht pathologisch ist«. So schätzen viele lesbische Frauen gerade diese Möglichkeit, sich ganz nahe zu sein, als »einen der besten Aspekte im Zusammenhang mit der lesbischen Liebe«, so Falco.

Bei aller emotionaler Nähe scheint lesbischen Paaren die Differenzierung, wie Schnarch sie fordert, durchaus zu gelingen. Darauf weist eine Studie hin, in deren Rahmen lesbische Paare zu ihrem Bedürfnis nach Intimität und Bindung und ihrer Fähigkeit zu Selbstbehauptung und Unabhängigkeit befragt wurden. Interessantes Ergebnis: Während im allgemeinen Verständnis Bindung und Autonomie als Gegensätze angesehen werden, scheint lesbischen Paaren das Kunststück zu gelingen, ihre Unabhängigkeit trotz größtmöglicher Nähe zu wahren. Vielleicht sollte man nicht sagen »trotz«, sondern »wegen«: Möglicherweise können lesbische Frauen gerade deshalb Autonomie entwickeln und leben, weil sie sich in einer engen Beziehung sicher fühlen. Heterosexuellen Frauen fehlt in vielen Fällen dieser »sichere Hafen«, was ihr Risiko erhöht, sich in Beziehungen auf Kosten ihres eigenen Selbst zu verlieren.

Haben lesbische Frauen also ein geringeres Depressionsrisiko als heterosexuelle? Aufgrund der dünnen Forschungslage sind Aussagen nur mit Vorbehalt möglich. Klar ist: Lesbische Frauen sind vor Depression nicht geschützt. Zu den ohnehin vielen Stressfaktoren, denen Frauen ausgesetzt sind, kommen bei ihnen noch weitere hinzu: Aufgrund ihrer nach wie vor schwierigen gesellschaftlichen Situation und durch immer noch vorhandene Vorurteile und Diskriminierungen sind sie meist seelisch sehr belastet. Auch Probleme, die mit der Frage »Outen oder nicht?« verbunden sind, sowie Isolation und Einsamkeit können eine Depression auslösen. Doch wenn gleichgeschlechtlich liebende Frauen in einer stabilen Beziehung leben, sind sie vermutlich vor Depressionen geschützter als ihre heterosexuellen Geschlechtsgenossinnen. Die Ergebnisse der vorliegenden Studien deuten darauf hin, dass Gleichwertigkeit, Gleichberechtigung und emotionale Nähe in lesbischen Beziehungen wichtige Werte sind. Lesbische Frauen können ihre Beziehungsfähigkeit im Zusammenleben mit einer Frau ausleben, sie werden in ihren Bedürfnissen verstanden und gleichzeitig ermutigt, ihren eigenen Weg nicht aus den Augen zu verlieren.

Die Weisheit der Königin
Fünf Wege aus der Depression

Aus dem Märchen *Rumpelstilzchen* kann man, wie eingangs gezeigt, eine Entstehungsgeschichte der Depression herauslesen. Das Schicksal der Müllerstochter zeigt, warum und wodurch in einem Frauenleben eine Depression entstehen kann: Die kritiklose Bereitschaft des Mädchens, sich dem Willen von Vater und dem König anzupassen; das verzweifelte Bemühen, Stroh zu Gold zu spinnen; der fehlende Mut, sich gegen die Zumutungen zu wehren – all das bringt sie in eine verzweifelte Lage. Sie verkauft sich dem kleinen Männchen und verspricht ihm das Wertvollste, was sie hat: ihr erstes Kind.

Dieses Verhalten ist auch vielen depressiven Frauen vertraut. Wie die Müllerstochter lassen auch sie sich viel zu häufig von anderen sagen, was sie tun sollen. Auch sie bemühen sich, die Wünsche und Bedürfnisse anderer, für sie wichtiger Menschen zu erfüllen. Auch sie lassen sich von anderen verwirren, wenn es um die Frage geht, was richtig und was falsch ist. Auch sie akzeptieren bereitwillig Zumutungen und Anforderungen, ohne zu prüfen, ob sie diese erfüllen wollen und können. Auch ihnen fehlt es oft an Mut, sich zu wehren, ihren Ärger zu artikulieren, ihre Ängste zu zeigen. Auch sie bringen sich in eine verzweifelte Lage und sind bereit, das Wertvollste aufzugeben, was sie haben: ihr wahres Ich. Sie zeigen nicht, wer sie wirklich sind, sie zeigen nicht, was sie wirklich denken, sie zeigen nicht ihre wirklichen Gefühle.

Doch *Rumpelstilzchen* ist nicht nur eine Geschichte über die

Ursachen der Depression, es ist auch eine Geschichte über die *Bewältigung* einer zunächst aussichtslos erscheinenden Situation. Das Märchen zeigt nicht nur, welche Wege *in* die Depression führen, es schildert auch, welche Wege es aus der Depression *heraus* gibt. Das Männchen jagt der Königin zwar fürchterliche Angst ein, aber es kann die junge Mutter nicht einschüchtern. Im Gegenteil: Anders als zu Beginn der Geschichte, als die Müllerstochter noch angepasst und willig versucht, Unmögliches möglich zu machen, wehrt sie sich als Königin nun gegen die unmenschlichen Ansprüche. Sie krempelt sozusagen innerlich die Ärmel hoch und bietet dem Männchen die Stirn. Als sie Stroh zu Gold spinnen sollte, fand sie diese Kraft noch nicht, nun aber, da es um mehr geht als um Gehorsam, Fleiß und Anpassung und sie verzweifelt erkennt, dass ihr Wertvollstes in Gefahr ist, wird sie aktiv. Sie besiegt ihre Angst und Verzweiflung und stellt sich mutig der Situation. Wie sie das tut, welche Strategien sie einsetzt, das ist beispielhaft auch für reale Frauen, die aufgrund ihrer Lebensumstände depressiv geworden sind oder glauben, depressionsgefährdet zu sein.

Es gibt eindrucksvolle Parallelen zwischen dem Märchen und der Realität, wenn es um die Frage geht »Wie werden Frauen depressiv?«. Ebenso lassen sich Parallelen finden, wenn eine Antwort gesucht wird auf die Frage »Wie können Frauen die Depression überwinden?« Denn die Wege ähneln sich, die im Märchen wie im wirklichen Leben aus der Depression herausführen.

1. Strategie: »Nun dachte die Königin an alle Namen, die sie je gehört hatte …« – Den Sinn der Depression erkennen

Das Männchen gibt sich kulant. Großzügig räumt es der Königin eine Gnadenfrist ein: Wenn es der Königin gelingt, in drei Tagen seinen Namen zu erraten, will es auf sein Pfand, das Kind, verzichten. Und die Königin grübelt, denkt nach, welche Namen sie kennt. Sie bemüht sich, die Aufgabe zu lösen.

Auch depressiv erkrankte Frauen haben eine Aufgabe zu lösen: Für sie geht es darum, einen Namen zu finden für die Situation, in die sie geraten sind. Und sie müssen herausbekommen, welcher Sinn, welche Botschaft für sie in dieser Situation enthalten ist.

Ähnlich wie die Königin verfallen auch reale Frauen zunächst in verzweifelte Grübeleien, ziehen sich zurück, scheinen handlungsunfähig, wenn sie einsehen müssen, dass sie mit ihrer Kraft und ihrer Weisheit am Ende sind. Häufig sind sie, nach dem ersten Erschrecken und der Abwehr, erleichtert, wenn sie von einem Arzt oder einer Therapeutin den Namen ihres Zustands erfahren: Depression. Einen Namen zu haben ist besser als dieses Nichtwissen. Aber die Erleichterung hält meist nicht lange an. Denn anders als Menschen, die ein gebrochenes Bein oder ein Magengeschwür als »Entschuldigung« präsentieren können, wissen depressive Frauen, dass sie mit ihrer Diagnose höchstens auf Mitleid, ganz sicher aber nicht auf viel Verständnis stoßen. Denn mit der Depression verbinden sich im Allgemeinen nur negative Vorstellungen und viele Menschen wissen nicht, wie sie mit den Betroffenen umgehen sollen: Wie sollen sie sich verhalten? Was können sie von ihnen fordern? Depressive Frauen selbst wissen umgekehrt nicht, was sie ihren Mitmenschen zumuten dürfen, wie viel sie ihnen erzählen können, ohne sich selbst zu schaden. Depression gilt vielen Menschen als eine Abweichung von der Norm, ein Zustand des Außer-sich-Seins. Diese Verunsicherung, die mit der Diagnose und der Krankheit Depression verbunden ist, führt dazu, dass viele Betroffene – ebenso wie einige Mediziner und besorgte Familienangehörige – die Symptome am liebsten heute und nicht erst morgen loswerden wollen. Wie bei körperlichen Schmerzen hoffen sie, dass es ein Zaubermittel gibt, das ihnen die Last von der Seele zaubert und dafür sorgt, dass alles wieder wird wie zuvor. Tatsächlich gibt es Medikamente, die von der Pharmaindustrie gern als Zauberpillen angepriesen werden und die vor allem Frauen gerne und häufig verordnet werden. Die Verschreibungen von Antidepressiva sind in den letzten Jahrzehnten heftig gestiegen, über den Sinn dieser Medikamente streiten sich die Experten allerdings (siehe Anhang).

Dass eine Betroffene erleichtert ist, wenn sie den Namen ihrer Krankheit erfährt, ist verständlich. Wenn sie aber aus dieser Erleichterung heraus die Verantwortung für ihre Situation an Experten abgibt und hofft, dass dann alles schnell wieder gut wird, geht sie nicht angemessen mit der Depression um und riskiert, dass diese zu einer chronischen Erkrankung wird.

Was aber ist ein angemessener Umgang mit depressiven Stimmungen? Was soll eine Frau tun, wenn sie eine entsprechende Diagnose bekommen hat? Auf keinen Fall sollte sie Depression ausschließlich als Störung und als Behinderung betrachten, die ihr das Leben verdunkelt. Wenn sie die Depression verteufelt und zu viel Respekt davor hat, vergibt sie eine große Chance, die mit der depressiven Erkrankung verbunden ist. Dann gelingt es ihr nicht, die Botschaft der Depression zu entschlüsseln und sie für eine grundlegende Veränderung zum Positiven zu nutzen.

Der Analytiker Carl Gustav Jung riet Depressiven: »Die Depression ist gleich einer Dame in Schwarz. Tritt sie auf, so weise sie nicht weg, sondern bitte sie als Gast zu Tisch und höre, was sie zu sagen hat.« Beginnt eine Frau das Gespräch mit der »Dame in Schwarz«, bekommt sie mit der Zeit Verständnis für ihre depressive Reaktion und findet Antworten auf Fragen wie »Warum ist mir das passiert? Wie bin ich in diese schwierige Lebenssituation geraten?« Findet eine Frau den Mut zu diesem Dialog, kommt sie dem Sinn ihrer Depression auf die Spur. Möglicherweise erkennt sie dann, dass die depressive Erkrankung unter Umständen die nzige vernünftige Reaktion auf Verhältnisse ist, die nicht anrs als krankmachend eingestuft werden können.

Auf manche Situationen und Erfahrungen im Leben kann man nur mit Trauer, mit Wut, mit Rückzug und eben manchmal auch nur mit Depression reagieren. Hat eine Frau das Gefühl, nicht wahrgenommen, nicht gehört, nicht wertgeschätzt zu werden, wird sie von der Angst beherrscht, dass sie ihren Aufgaben nicht mehr gewachsen ist, ignoriert sie ständig ihre eigenen Grenzen, dann muss sie zwangsläufig irgendwann die Notbremse ziehen. Die Psychotherapeuten Nossrat Peseschkian und Udo Boessmann sind daher der Ansicht, dass Depressionen, ebenso wie Ängste, berechtigte und sinnvolle Reaktionsweisen sind, die nicht bekämpft werden sollten, sondern denen Achtsamkeit und Aufmerksamkeit gebührt. Die Depression schlägt Alarm, meinen Peseschkian und Boessmann, sie ist »ein Aufbegehren des Körpers und der Seele gegen reale Gefahren, ungelöste Konflikte, untragbare Belastungen, unerfüllte Bedürfnisse und ungenutzte Potenziale«.

Der Schweizer Psychiater Daniel Hell ist ebenfalls ein Vertreter der Sinnthese. Er sieht in der Depression eine »zweckvolle Vorkehrung des Organismus, um Schlimmeres zu verhüten und in bedrohten sozialen Beziehungen Schutz zu finden. Die Weisheit des Körpers diktiert Ruhe und Rückzug, damit eine Erholung stattfinden kann. So kann sich das gestresste System (Körper, Gehirn, Seele) erholen«.

Die Sichtweise, der Depression einen tieferen Sinn zuzusprechen, vertritt auch die Psychoanalyse. In ihrem Verständnis sind psychische Erkrankungen immer sinnhafte psychische Ausdrucksformen, wie die Psychoanalytikerin Marianne Leuzinger-Bohleber erklärt: »Psychoanalytiker verstehen die Depression, wie überhaupt psychische Erkrankungen, nicht als Störung, die beseitigt werden muss. Symptome haben eine Bedeutung, und diese Bedeutung gilt es zu entschlüsseln.«

Die Experten, die der Depression einen Sinn zusprechen, ignorieren das Leid der Betroffenen nicht. Und schon gar nicht wollen sie die Krankheit Depression verharmlosen oder gar beschönigen. Ganz gleichgültig, wie ausgeprägt der Schweregrad der Depression ist, sie muss ernst genommen werden. Dazu gehört aber auch, dass sie nicht ausschließlich auf hormonelle Veränderungen, biochemische Ungleichgewichte im Gehirn oder Erbfaktoren zurückgeführt und damit zu einem rein medizinischen Problem reduziert werden sollte. Wer die Depression wirklich ernst nimmt, muss nach dem Sinn, nach ihrer Botschaft fragen.

Depressive Frauen wird die Vorstellung, dass ihr Leiden einen Sinn haben soll, wahrscheinlich zunächst heftig irritieren. Ihre Verzweiflung ist zu groß, die Situation zu unerträglich, das Gefühl der Hilflosigkeit zu bedrückend, als dass sie etwas Positives darin erkennen könnten. Welchen Sinn sollen die schwarzen Gedanken, die Hilflosigkeit, die Verzweiflung, die Einsamkeit haben? Wie soll eine Frau es als nützlich ansehen, dass ihr jeder Handgriff schwer fällt, dass sie andere Menschen nicht mehr sehen will, dass sie sich die einfachsten Alltagshandlungen nicht mehr zutraut? Dass eine depressive Erkrankung eine normale und gesunde Reaktion – oftmals die einzig mögliche – auf unnormale, ungesunde Lebenssituationen sein kann, das ist für die Betroffenen verständlicherweise nur schwer nachvollziehbar.

Randolph M. Nesse, Professor für Psychiatrie an der Universität von Michigan in Ann Arbor, erklärt an einem Beispiel aus dem Tierreich, warum die Depression eine sinnvolle Anpassungsreaktion sein kann. »Wenn viel Schnee liegt und die Temperaturen niedrig sind, dann wird die Futtersuche für das Wild ungeheuer schwierig und aufwändig. Um nicht unnötig Energie zu verschwenden, bleibt es daher still stehen und wartet – auch wenn es hungrig ist.« Das Wild reagiert auf eine gefährliche Situation mit Stillstand; ähnlich kann auch die depressive Reaktion eines Menschen die einzig vernünftige Antwort auf eine ihm gefährlich werdende Lebenssituation sein. »Depression stellt sicher, dass wir unsere Energie nicht an Dinge verschwenden, die es nicht wert sind«, so Nesse.

Dass depressives Verhalten eine wichtige Funktion haben kann, belegen auch Affenstudien der Verhaltensbiologin Carol Shively von der Wake Forest University School of Medicine in North Carolina. Wie sie berichtet, leben die Affen in Gruppen mit fünf bis zwanzig Mitgliedern, und es gibt eine Hackordnung. Ein untergeordnetes Männchen, das Zugang zum Fressen haben will oder sich mit einem Weibchen paaren möchte, muss viele Kämpfe mit dem dominanten Affenmännchen ausfechten. Es riskiert, dabei verletzt oder gar getötet zu werden. Zusätzlich ist es auch noch Feindseligkeiten vom Rest der Gruppe ausgesetzt. Untergeordnete Affen haben also ein äußerst stressiges Leben. Das zeigt auch die hohe Konzentration des Stresshormons Kortisol in ihrem Blut. Doch einige der sozial schwächeren Tiere scheinen ein Heilmittel gegen den Dauerstress gefunden zu haben: Sie ziehen sich zurück. Diese Affen verbringen viel Zeit alleine und haben keinen körperlichen Kontakt mit anderen Affen. Eine kluge Entscheidung, denn durch ihren Rückzug schützen sich die schwächeren Affen nicht nur vor Angriffen, sie behalten auch ihren Platz in der Gruppe, und sie haben eine, wenn auch kleine Chance, sich fortpflanzen zu können. Ihre Situation ist zwar nicht optimal, doch ihr Rückzug sichert ihnen das Überleben. Und da Affengruppen sich ständig verändern, besteht noch die Aussicht, irgendwann eine andere, bessere Position im sozialen Gefüge einer neuen Gruppe zu ergattern.

Kann das Verhalten von Tieren wirklich auf den Menschen übertragen werden? Durchaus, meint Carol Shively. Sie sieht im Rückzug der untergeordneten Affen Ähnlichkeiten mit dem Verhalten depressiver Menschen. Auch im menschlichen Leben gibt es immer wieder Situationen, in denen es klüger ist, zunächst passiv abzuwarten und nicht zu handeln, etwa wenn ein wichtiger Lebensplan scheitert oder Hoffnungen begraben werden müssen. Gerade in solchen Situationen verfallen die Betroffenen oft in Aktionismus, sie strengen sich an, tun noch mehr desselben. Auf depressive Frauen angewandt, bedeutet das: Sie wollen noch perfekter, noch besser werden, sie sind noch freundlicher, netter, angepasster, um zu erreichen, was sie so dringend benötigen: Anerkennung, Zuwendung, Liebe. Doch irgendwann müssen sie erkennen, dass der verstärkte Energieaufwand ebenfalls nicht zum Ziel führt, sondern stattdessen die Erschöpfung und Verzweiflung zugenommen haben. Damit eine depressive Frau nicht weiter unnütz ihre Energie in falsche Projekte oder falsche Menschen investiert, ist es sinnvoll, wenn ihre Aktivität blockiert und sie ausgebremst wird.

Die Depression mit ihren lähmenden Symptomen übernimmt diese Aufgabe. Pessimismus, mangelndes Selbstvertrauen und Passivität können helfen, Schaden abzuwenden. So wie Angst ein Signal für Gefahr ist, so ist die Depression ein Signal, dass eine Frau sich vor vergeblichen Anstrengungen schützen sollte. Akzeptiert eine depressive Frau, dass ihr seelischer Zustand einen Sinn hat und nicht schnellstmöglich wegtherapiert werden sollte, dann ist sie bereit, die notwendige Depressionsarbeit zu leisten. Durch diese Arbeit kann sie den bis dahin unbewussten Ursachen der Erkrankung auf die Spur kommen, sie kann über Sinn und Unsinn bestimmter Verhaltensweisen und Ziele nachdenken. Sie kann herausfinden, warum sie sich in diesem Zustand der Verwirrung befindet und beispielsweise feststellen, dass sie sich ständig überfordert, dass sie dringend Unterstützung benötigt, dass sie in krankmachenden Beziehungen lebt oder dass sie sich selbst sträflich vernachlässigt hat. Kurz: Sie kann die Botschaft der Depression entschlüsseln und erkennen, dass sie nicht gestört ist, sondern dass sie schon viel zu lange unter gestörten Bedingungen lebt. Die Symptome der Depression, fehlende Motivation, Passivität, Erstarrung, machen Angst, doch sie sind absolut nützlich. Solange eine Frau nicht weiß, welchen Weg sie einschlagen könnte, ist es klug von ihr, nicht zu handeln, sich zurückzuziehen, nachzudenken. Nur so kann sie sich einen Zugang zu wichtigen Informationsquellen erschließen. Wenn sie beispielsweise nachts nicht schlafen kann, kann sie Gefühle der Trauer, der Enttäuschung, der Wut erst richtig wahrnehmen und ihren Ursachen auf die Spur kommen. Auch Träume, die eine betroffene Frau in dieser Phase hat, können zu neuen Einsichten verhelfen. Die depressive Erschöpfung zwingt zur Ruhe und gibt der betroffenen Frau die Möglichkeit, sich ihren freien Assoziationen hinzugeben – und zu warten auf das, was aus ihrem Unbewussten hochsteigt.

Die Depression ist eine Chance zum Innehalten und zum Reflektieren. Sind betroffene Frauen bereit, in ihre eigene Psyche hinunterzusteigen, können sie Antworten auf wichtige Fragen finden, wie die Psychoanalytikerin Verena Kast glaubt, zum Beispiel auf Fragen wie: Was ist mit mir los? Warum bin ich so mutlos? Warum bin ich verzweifelt? Warum fühle ich mich wertlos und hasse mich? Vor allem aber können sie die grundlegenden Fragen beantworten: Was bin ich mir selbst schuldig geblieben? Welche Seiten in mir blieben bislang ungelebt und wollen nun endlich Berücksichtigung finden? »Jung sagte sinngemäß, hinter einer Depression könne ein Leben stecken, das auch hätte anders gelebt werden können«, erklärt Verena Kast. »Die Depression verweist auf einen Mangelzustand. Sie zeigt, dass man die eigenen Emotionen zu sehr vernachlässigt hat. Sie enthält die Chance, wichtige Aspekte der eigenen Persönlichkeit, die vernachlässigt wurden, neu zu denken, sie wieder mitleben zu lassen.«

Steigt eine depressive Frau mutig in ihre eigene Seele hinab, dann wird sie früher oder später feststellen, dass sie ihr Leben ändern muss. Sie wird erkennen, dass es wenig sinnvoll ist, sich um Perfektion zu bemühen, dass der Versuch, es anderen unbedingt recht zu machen, zum Scheitern verurteilt ist, dass der Stress ihres Alltags das erträgliche Maß überschritten hat und sie die – von anderen und von sich selbst – auferlegten Pflichten nicht mehr erfüllen kann und will. Oder sie stellt fest, dass das Gefühl der Einsamkeit oder dass Diskriminierungen, emotionaler Missbrauch oder belastende soziale Umstände unerträglich und untragbar geworden sind. Die Depression bietet die Chance, den Nebel zu lichten und, wenn die Sicht klar ist, angemessen auf unzumutbare Zustände zu reagieren.

Die mit der Depression verbundenen Gefühle informieren die betroffene Frau schonungslos über ihr Verhältnis zu anderen Menschen. Sie öffnen ihr die Augen über Ungleichheit, Selbstausbeutung, über den Egoismus anderer, über Gleichgültigkeiten und Zumutungen. Und gleichzeitig ermöglichen sie ihr auch einen ungeschönten Blick auf sich selbst: auf ihre Bereitschaft zur Anpassung, auf ihre Bereitschaft, sich selbst nicht wichtig zu nehmen, auf ihre Bereitschaft, sich selbst auszubeuten.

Um eine Einladung an die Dame in Schwarz auszusprechen, braucht eine depressive Frau sicherlich Mut. Sie muss bereit sein, die Botschaft der Depression zu hören und sich der Wahrheit zu stellen. Der Wahrheit, die sie mühsam versucht hat, vor sich selbst zu verbergen und die sie auch vor anderen hinter der Fassade der Tüchtigen, der Freundlichen, der Perfekten verstecken wollte. Wenn sie der Dame in Schwarz wirklich zuhört, muss sie die von ihr selbst errichtete Fassade einreißen und sich Klarheit darüber verschaffen, wodurch ihr Leben aus dem Gleichgewicht geraten ist.

Das, was betroffene Frauen an der Depression zunächst schrecklich und furchterregend finden, stellt sich bei genauem Hinsehen als etwas Gutes heraus: Die Depression nimmt den von ihr Betroffenen jede Illusion – im positiven Sinne. Studien belegen, dass depressive Menschen ganz besonders realistische Menschen sind. Sie können sich selbst nichts vormachen, sie sehen die Dinge und die Menschen, wie sie sind, sie hören auf, sich selbst mit freundlichen Lügen zu beruhigen. Bevor die Depression in ihr Leben kam, redeten sie sich ein, es sei alles in Ordnung, sie gaukelten sich vor, dass sie all ihre Aufgaben schon schaffen werden, sie sagten sich, dass sie keinen Grund zur Klage hätten. Sie wollten nicht wirklich wissen, wie es ihnen geht. Doch wenn die Depression kommt, ist plötzlich nichts mehr, wie es war.

Eine Frau, die depressiv erkrankt, fällt sprichwörtlich »aus allen Wolken«, so die Schweizer Analytikerin Alice Holzhey. »Man fällt in die Depression im Sinne einer Desillusionierung. Zum Beispiel wenn ein Mensch glaubt: Wenn ich allen alles recht mache, wenn ich alles erfülle, was man von mir erwartet, dann werde ich irgendwann festen Boden unter den Füßen haben, dann wird mein Gefühl, wertlos zu sein, aufhören. Und dann erfährt dieser Mensch immer wieder, dass das nicht möglich ist; das ist dann der Absturz.« In diesem Absturz, so schrecklich er zunächst ist, liegt der Beginn der Gesundung. Denn dieser Absturz raubt einer Frau all ihre Illusionen und Hoffnungen – doch genau die sind es, die für ihre Erkrankung verantwortlich sind:

- die Hoffnung, dass die Orientierung an anderen, deren Bedürfnissen und Wünschen ihr Liebe und Anerkennung bringen,
- die Hoffnung, dass der Verzicht auf eigene Bedürfnisse und ein eigenes Leben ihnen Sicherheit bringen wird,
- die Hoffnung, dass andere Menschen sich ändern werden,
- die Hoffnung, dass die Enttäuschung über enge Beziehungen durch eigenen Einsatz und eigene Bemühungen verschwinden wird,

- die Hoffnung, dass andere schon noch erkennen, was sie braucht, und es ihr geben werden,
- die Hoffnung, dass andere Menschen ihr den eigenen Wert bestätigen und sie sich nicht mehr so klein, so unfähig, so ungeliebt fühlen muss.

In der Phase der Desillusionierung entdeckt die depressive Frau langsam ihre eigene Wahrheit. Sie spürt, dass ihre bisherige Lebenseinstellung und ihr Verhalten selbstschädigend sind. Allerdings ist die Gefahr groß, dass sie nun, da sie die Wahrheit erkennt, den Mut nicht aufbringt, sich der Trauer zu stellen, die mit der Wahrheit verbunden ist. »Die Depressiven sind nahe bei der Trauer, aber sie verweigern sich ihr auch. Hier gilt es, Mut zu machen, in die Trauer hineinzugehen, sie zu durchleben«, meint Alice Holzhey. Diesen Mut kann eine betroffene Frau in den meisten Fällen nicht alleine aufbringen. Sie benötigt Unterstützung. Jemanden, der ihr hilft, die auftauchenden Gefühle und Erkenntnisse aushalten und akzeptieren zu können (siehe 3. Strategie).

2. Strategie: »Drei Tage will ich dir Zeit lassen« – Selbst aktiv werden

Die Königin versinkt nicht in Untätigkeit. Sie wird aktiv. Kreativ denkt sie sich mögliche Namen aus. Wie könnte das Männchen wohl heißen? Sie lässt ihre Fantasie spielen: Hinz, Kunz, Schnürbein …?

Auch reale Frauen, die ihre Depression überwinden wollen, bilden Hypothesen und machen sich auf die Suche nach den Ursachen ihrer Depression. Ist die Depression eine körperliche

Krankheit, ist sie seelischer Natur? Was hat sie in diese Situation gebracht? In dieser Phase lernen sie viel Neues über sich. Sie bekommen eine Ahnung, was genau ihnen nicht gut tut, wo sie die Weichen anders stellen müssen. So wie die Königin verschiedene Namensvariationen erprobt, so experimentieren depressive Frauen mit sich und anderen. Sie stellen vielleicht fest, dass sie sich in Gegenwart bestimmter Menschen ganz besonders unwohl fühlen (»Wenn ich mit meinem Mann zusammen bin, bin ich sehr viel depressiver als ohne ihn«, »Immer, wenn ich meine Mutter besuche, geht es mir danach schlecht«). Oder sie merken, dass manche ihrer Freunde nur so lange Freunde sind, wie sie bekommen, was diese erwarten (»Immer muss ich anrufen«, »Meine Freundin erzählt mir all ihre Sorgen, aber sie fragt nicht, wie es mir geht.«) Und ganz bestimmt stellen sie fest, dass sie selbst unter einem »falschen Namen« auftreten und ein falsches Bild von sich vermitteln. So wie sie sich geben, so sind sie nicht. Eigentlich sind sie gar nicht so nett, so selbstlos, so geduldig. Ihr wahres Selbst sieht anders aus als das, was sie ihrer Umwelt präsentieren.

In der Experimentierphase achten die betroffenen Frauen nicht nur darauf, wann sie sich besonders niedergeschlagen und ungeliebt fühlen, sie achten ebenso darauf, wer und was ihnen dabei hilft, damit die Depression weniger intensiv spürbar ist. Möglicherweise stellen sie dann fest: Wenn ich Sport treibe, wenn ich mit dieser Freundin telefoniere, wenn ich ein gutes Buch lese, wenn ich Musik höre, wenn ich mich in meine Arbeit vertiefe, geht es mir besser. Sie erkennen, dass sie kein passives Opfer ihrer Depression sein müssen, sondern durchaus Einfluss auf sie nehmen können – zum Beispiel, indem sie sich in Bewegung setzen.

Inzwischen liegen zahlreiche Studien vor, die belegen, dass sportliche Betätigung ein hilfreiches Mittel ist, um Niedergeschlagenheit, Selbstzweifel und Sinnlosigkeitsgefühle zu vertreiben. So zeigten Wissenschaftler der Universität Amsterdam, dass es Depressiven, die über einen Zeitraum von drei Monaten regelmäßig joggten, ebenso gut ging wie ihren Leidensgenossen, die mit Psychopharmaka und Therapiegesprächen behandelt worden waren. Für die positive Wirkung körperlicher Bewegung bei Depressiven gibt es eine sehr plausible Erklärung: Wer es schafft, regelmäßig zu laufen, zu walken oder zu schwimmen, beweist sich selbst, dass er Kontrolle über sein Leben hat. Er spürt, dass er nicht der Spielball böser Mächte ist, sondern durch eigenes Handeln zu einer Verbesserung seiner Situation beitragen kann. Diese Erfolgserlebnisse stärken das Selbstvertrauen und erhöhen das Selbstwertgefühl. Kann sich eine Frau überwinden, in einer Phase, in der die Depression nicht allzu sehr auf ihr lastet, die Laufschuhe anzuziehen und sich in Bewegung zu setzen, dann hat bereits diese einfache Handlung eine therapeutische Wirkung. Denn diese Leistung hat sie selbst erbracht, für diese Leistung kann sie niemand anderen verantwortlich machen, und auch glückliche Umstände sind nicht daran schuld. Sie ganz allein ist aktiv geworden, sie ganz allein hat ihre Passivität wenigstens zeitweise überwunden und dafür gesorgt, dass es ihr besser geht.

Der Fantasie sind keine Grenzen gesetzt, wenn es darum geht, selbst aktiv zu werden. Da depressive Frauen häufig Schwierigkeiten haben, sich mit Worten selbst zu verteidigen, kann zum Beispiel auch ein Kurs in Selbstverteidigung sinnvoll sein. Eine Frau lernt dabei nicht nur, sich körperlich zu wehren, viel wichtiger ist, dass dadurch ihr Selbstwertgefühl gestärkt wird. Selbstverteidigung ist eine Mehrzweckwaffe, wie das Ergebnis einer amerikanischen Studie zeigte: 80 Frauen lernten sechs Wochen lang Selbstverteidigungsstrategien. Am Ende des Kurses konnten die Teilnehmerinnen nicht nur die Techniken gut anwenden, auch ihr Selbstwertgefühl war deutlich gestiegen. Das Wissen »Ich kann mich selbst beschützen« wirkt sich offensichtlich auch auf die seelische Stabilität aus. Ein Training in Selbstverteidigung kann daher durchaus eine Art Psychotherapie sein.

Allerdings darf der Selbsthilfeaspekt bei der Bekämpfung von Depression nicht überbewertet werden. Es ist wichtig, dass sich depressive Frauen als aktiv Handelnde erleben können und – wie die Königin – selbst ausprobieren, was ihnen gut tut und wie sie selbst Kontrolle über die Situation bekommen können. Aber Selbsthilfe hat ihre Grenzen, irgendwann kommt der Punkt, an dem eine depressive Frau sich eingestehen muss, dass sie Unterstützung braucht.

3. Strategie: »Da schickte sie einen Boten übers Land« – Hilfe annehmen

Die Müllerstochter kommt in ihrer schlaflosen Nacht und durch die Grübeleien zu einem Entschluss: Sie wird den Kampf gegen das Männchen nicht alleine aufnehmen – sie wird einen Boten ausschicken, damit er ihr hilft, den richtigen Namen zu finden.

Nehmen Frauen den Kampf gegen die Depression auf, müssen sie früher oder später zu einem ähnlichen Entschluss wie die Königin kommen. Im Märchen schickt diese einen Boten aus und verlässt sich auf dessen Loyalität und Unterstützung. Im realen Leben kann der Bote für betroffene Frauen ganz unterschiedliche Gestalt annehmen. Wie die interviewten depressiven Frauen in der bereits mehrfach erwähnten Studie von Rita Schreiber berichteten, war der Entschluss, andere Menschen zu Rate zu ziehen und sie in ihr Problem einzuweihen, unendlich erleichternd. Sie überwanden ihre Schamgefühle, glaubten nun nicht mehr, dass sie schuld an ihrer Situation waren, und suchten sich eine Person, der sie Vertrauen schenken konnten: eine Freundin, einen Verwandten, einen Psychologen und Psychotherapeuten, den Hausarzt. Interessant dabei: Keine einzige wählte ihren Partner oder die eigene Mutter als Gesprächspartner!

Die Rolle der Freundschaft

Auffällig am Grimmschen Märchen ist: Es kommt nur eine einzige weibliche Figur darin vor. Es gibt für das Mädchen kein weibliches Vorbild, keine weibliche Unterstützung, vor allem gibt es keine Mutter, die das Mädchen schützen könnte. Das Weibliche hat in diesem Märchen keinen Platz. Doch im realen Leben kann die Freundschaft zwischen Frauen eine hilfreiche Strategie gegen die Depression und auch ein stabiler Schutz vor ihr sein. Denn wie gezeigt, bleiben sich Männer und Frauen in ihren Beziehungen aufgrund ihrer Sozialisationsbedingungen immer in einem gewissen Maße fremd: Frauen suchen Bindung und Nähe, Männer brauchen die sichere Distanz. In manchen Beziehungen ist diese Fremdheit nicht sehr groß und leicht zu ertragen, in anderen kann sie zu einer Kälte führen, die für depressionsgefährdete Frauen unerträglich ist. Hier kann es sehr hilfreich sein, sich vom männlichen Part abzuwenden und sich eine weibliche Begleiterin zu suchen, mit der es kein Fremdheitsgefühl gibt, und mit der das Bedürfnis nach »in Beziehung sein« erfüllt werden kann.

Wie schon im Kapitel »Stroh zu Gold spinnen – Der Stress der Frauen« gezeigt, ist es eine weibliche Anti-Stress-Strategie (»tend and befriend«), sich in schwierigen Zeiten mit Geschlechtsgenossinnen zu verbünden und gemeinsam mit ihnen den Stürmen zu trotzen. Frauen, die an Depression erkrankt sind oder an einem schweren Erschöpfungssyndrom leiden, können in einer Freundin eine hilfreiche Botin entdecken, die sie in ihrer Not nicht alleine lässt. Und auch die Tatsache, dass lesbische Frauen sich in ihren Beziehungen sicherer und aufgehobener fühlen als Frauen in heterosexuellen Partnerschaften, ist ein Hinweis darauf, dass Frauen sich gegenseitig viel Kraft und vor allem auch emotionale Unterstützung geben können.

Die Forschung bestätigt den enormen Wert von Frauenfreundschaften. Freundinnen sprechen miteinander über ihre intimsten Gedanke und Probleme, sie geben sich gegenseitig Unterstützung und fühlen sich dadurch seelisch gestärkt. Die Schweizer Psychotherapeutin Verena Kast fand den enormen Wert von Frauenfreundschaften in einer eigenen Befragung bestätigt: »Bei der besten Freundin spüren Frauen Nähe, Wärme, fühlen sich geborgen und sicher, auch wenn sie etwas machen, das die Freundin nicht versteht.«

Aber Freundinnen können einander nicht nur emotionale Unterstützung geben, sie können sich auch helfen, wenn es darum geht, alternative Denk- und Verhaltensweisen zu erproben. Im geschützten Rahmen der Freundschaft können sie es riskieren, sie selbst zu sein und auch neue Beziehungsmuster ausprobieren. Mit einer Freundin kann eine depressive Frau ausprobieren, wie es ist, Grenzen zu setzen und Nein zu sagen.

Hildegard war immer sehr bemüht, niemanden zu verletzen und Rücksicht auf andere zu nehmen – und sie wusste inzwischen, dass das eine wichtige Ursache für ihre depressive Verfassung war. Vor allem die Beziehung zu ihrem Freund Alex war dadurch in eine für sie ungute Schieflage geraten. Sie fühlte sich von ihm ausgenutzt und häufig auch ignoriert. Hildegard wollte ihr Verhalten ändern, aber es fiel ihr sehr schwer, aus dem vertrauten Muster auszusteigen. Vor allem bei ihrem Freund Alex geriet sie immer wieder in die Rolle der Versteherin und Unterstützerin. Um sich in Zukunft besser schützen zu können, bat sie ihre Freundin Ulrike um Hilfe. Sie vereinbarte mit ihr, sie vor jeder Aktion mit oder für Alex zu kontaktieren. Und das tat sie. Ehe sie für Alex einkaufen ging, ehe sie Alex anrief, um zu fragen, ob er was benötige oder ob sie bei ihm vorbeikommen dürfe, rief sie ihre Freundin an. Und im Gespräch mit dieser klärte sie, ob sie den Kontakt zu Alex wirklich wollte oder ob sie aus Schuldgefühlen heraus wieder schwach wurde.

Auch das Beispiel von Sonja zeigt, wie hilfreich Freundinnen im Prozess der Selbstfindung sein können.

Sonja hatte sich in der Vergangenheit immer sehr um ihren herzkranken Freund gekümmert. Sie wohnten nicht zusammen, und sie musste immer durch die halbe Stadt fahren, um zu ihm zu kommen. Für sie war das alles selbstverständlich, auch wenn sie nach jedem Besuch niedergeschlagen war. Niemals hatte er ein Wort des Dankes für sie, niemals fragte er sie, wie es ihr ginge. Es war für ihn selbstverständlich, dass sie zu ihm kam und für ihn da war. Als sie dann depressiv erkrankte und seine Hilfe gebraucht hätte, ließ er sich nicht bei ihr sehen. Und er besuchte sie auch nicht, als sie sich in einer psychosomatischen Klinik erholte. Im Laufe ihres Depressionsprozesses erkannte Sonja, dass die Beziehung einen großen Anteil an ihrer Erkrankung hatte. Sie nahm sich deshalb vor, ihren Freund nicht mehr zu besuchen und sich auch von seiner Herzkrankheit nicht mehr länger erpressen zu lassen. Doch das war nicht leicht: Sobald sie hörte, dass es ihm wieder schlechter ging, war sie in großer Versuchung, ins Auto zu steigen und zu ihm zu fahren. Ihre Freundinnen waren ihr in dieser Phase eine große Hilfe. Wann immer sich der Hilfeimpuls bei ihr meldete, rief sie zuerst eine der Freundinnen an und diese erinnerte sie dann an ihren Entschluss. Diese Gespräche halfen ihr, das alte Muster zu durchbrechen.

Auch die Frauen in Rita Schreibers Studie sagten, am meisten hätten ihnen Freundschaften geholfen. Da war wenigstens eine Person, die für sie da war, die zuhörte, die sich für ihr Erleben und ihre Erfahrungen interessierte und – ganz wichtig –, die sie in ihren Wahrnehmungen bestätigte. Denn vor allem das kann Frauen in die Depression stürzen: wenn sie das Gefühl haben, dass das, was sie spüren und sehen, von anderen Menschen ignoriert oder gar abgestritten wird. Äußerungen von wichtigen Anderen wie »Ich weiß nicht, was du hast, ich kümmere mich doch um alles«, »Nie kann man es dir recht machen«, »Mit dir ist doch was nicht in Ordnung«, »Du bist zickig«, »Du erwartest zu viel« verunsichern sie in ihren Anliegen und Gefühlen und führen dazu, dass sie selbst irgendwann nicht mehr wissen, ob das, was sie wahrnehmen, richtig und wahr ist oder ob sie sich alles nur einbilden. Eine loyale Freundin kann den ins Wanken geratenden Boden wieder trittfester machen. Sie kann ein hilfreicher Bote sein, der eine Frau in ihren Gefühlen, ihren Wahrnehmungen und Gedanken bestätigt. Die Erfahrung, nicht auf sich allein gestellt zu sein, kann auf dem Weg aus der Depression so etwas wie ein Leitstern werden.

Die Rolle der Psychotherapie

Eine im Auftrag des US-amerikanischen National Institute of Mental Health durchgeführte Studie erbrachte ein interessantes Ergebnis: Eine rechtzeitige psychotherapeutische Behandlung kann seelisch Erkrankten nachhaltig helfen. Das Risiko, an weiteren Depressionen zu erkranken, wird dadurch deutlich gesenkt. Der richtige Psychotherapeut, die richtige Psychotherapeutin, kann also für depressiv Erkrankte ein äußerst wichtiger Begleiter und Helfer bei der Depressionsarbeit sein.

Professionelle Boten sind hilfreich, wenn eine depressive Frau die Botschaft der Dame in Schwarz entschlüsseln und erkennen will, wodurch sie in diese schwierige Situation geraten ist. Sie geben der betroffenen Frau die Resonanz, die ihr in ihrem Leben fehlt und helfen ihr, sich mit ihren eigenen Gefühlen vertraut zu machen und sich mit ihnen zu versöhnen. Ein guter Bote ist unter anderem daran zu erkennen, dass er sich in die depressive Frau einfühlen kann, sie versteht, sich durchaus parteiisch auf ihre Seite stellt, ihre Blickrichtung einnimmt – und auf diese Weise wirklich versteht, was sie beschäftigt, ängstigt, depressiv macht. Ein einfühlsamer Bote spürt auch, was die betroffene Frau selbst vielleicht noch nicht spüren kann: die Wut, die sie nicht zeigen darf, die Aggression, für die sie kein Ventil kennt, die un gelebten Seiten, für die bislang scheinbar kein Raum war. Durch seine Fähigkeit, sich in das Erleben und die Situation einer depressiven Frau einzufühlen und sich ganz bewusst an ihre Seite zu stellen, wird ein professioneller Bote für eine depressive Frau genau zu der Person, die sie in dieser schwierigen Lebenssituation braucht: ein wissender Mensch, der ihr das gibt, was sie möglicherweise bereits in ihrer Kindheit und dann im späteren Leben schmerzlich vermisst hat, nämlich bedingungslose Zuwendung und Akzeptanz. »Ein entscheidender Aspekt des Verstehens in der Psychotherapie ist, dass die im Psychotherapeuten durch den Patienten ausgelöste Resonanz mehr ist als eine simple Spiegelung dessen, was sich im Patienten gerade abspielt. Gerade weil Patienten typischerweise nicht in alle Bereiche ihres eigenen Inneren Einsicht haben und nicht über alles sprechen können, was sich in ihnen abspielt, kommt der ›ergänzenden Resonanz‹ des Therapeuten eine besondere Bedeutung zu«, schreibt der Psychotherapeut Joachim Bauer.

Es ist für eine depressive Frau also von enormer Wichtigkeit, jemanden zu finden, von dem sie sich verstanden fühlt und bei dem sie das Gefühl hat, so akzeptiert zu werden, wie sie ist. Dies ist von noch größerer Bedeutung als die Form der Therapie, die der Therapeut anbietet (siehe Anhang). Denn ausschlaggebend für den Therapieerfolg ist nicht in erster Linie die Methode, sondern die Beziehung, die zwischen dem Therapeuten und der ntsteht. Gibt es einen guten, vertrauensvollen Kontakt, thode zweitrangig.

4. Strategie: »Nun Frau Königin, wie heiße ich?« – Wenn ich nicht für mich bin, wer ist es dann?

Zunächst ist die Königin mit ihrer Namenssuche nicht erfolgreich. Doch sie verliert nicht den Mut, sie hat ihr Ziel klar vor Augen und gibt nicht auf. Sie weiß, dass sie sich um die Lösung kümmern muss. Vom König oder von ihrem Vater bekommt sie keine Unterstützung. Die Königin muss sich auf sich und ihren Boten verlassen. Sie weiß, wenn sie sich nicht kümmert, dann verliert sie ihr Kind.

»Ab morgen will ich besser für mich sorgen, denn mehr habe ich ja nicht und habe ich, scheint mir, nie gehabt.« Das schrieb Marilyn Monroe im Jahr 1958. 1962 starb sie an einer Medikamentenüberdosis.

Es ist ein Kennzeichen depressiver oder depressionsgefährdeter Frauen, dass sie für sich selbst nicht gut sorgen können. Anderen gegenüber fällt es ihnen leicht, geduldig, nachsichtig, hilfsbereit und mitfühlend zu sein. Doch für sich selbst bringen sie diese Nachsicht oft nicht auf. Sie schauen in den Spiegel, und ihnen gefällt nicht, was sie sehen. Sie machen einen Fehler und können ihn sich nicht verzeihen. Ihnen passiert etwas Peinliches, und sie quälen sich mit Selbstvorwürfen. Jemand verletzt sie mit beleidigenden Worten, und sie denken, sie hätten es nicht anders verdient. Niemanden behandeln Frauen, ganz besonders depressive Frauen, so schlecht wie sich selbst. Mit niemandem haben sie so wenig Mitgefühl wie mit sich selbst. Depressionsgefährdete Frauen neigen dazu, mit sich selbst ungeduldig zu sein und sich selbst zu kritisieren, sie beschuldigen sich für ihr Versagen und werfen sich vor, anderen Menschen Probleme zu bereiten. Wenn sie ihre eigenen hoch gesteckten Erwartungen nicht erfüllen, wenn sie glauben, dass sie im Vergleich zu anderen schlecht abschneiden oder wenn sie sich für fehlerhaft halten, ruft das ihren Unmut hervor – Unmut mit sich selbst.

Die Anwältin Christine ist seit zwei Jahren geschieden, ihre 14-jährige Tochter lebt bei ihr. Regelmäßig kommt es zu Streitigkeiten mit dem Ex-Partner, der ihr vorwirft, die Tochter von ihm zu entfremden und schuld am Scheitern der Ehe zu sein. Und er erzählt der Tochter, wie glücklich er mit seiner neuen Partnerin sei, die um so vieles klüger und einfühlsamer sei als seine Exfrau. Diese stürzt nach Gesprächen mit ihm oder wenn sie hört, was er Böses über sie erzählt, seelisch regelmäßig ab. Sie glaubt, was sie hört. Sie fühlt sich verantwortlich für das Scheitern der Beziehung, dafür, dass die Kinder nun zwischen Mutter und Vater zerrissen sind, dass es die Familie nicht mehr gibt, dass sie nicht so klug ist wie die neue Partnerin ihres Exmannes. Ihre Selbstzweifel gehen so weit, dass sie vor Terminen mit Mandanten zunehmend Ängste entwickelt, weil sie glaubt, auch den beruflichen Anforderungen nicht mehr gewachsen zu sein.

Wie so viele Frauen, hat auch Christine keinerlei Mitgefühl mit sich selbst. Sie sieht nicht, dass der Ex-Partner voller Rachegelüste steckt, dass er sich weigert, seinen Anteil am Ende der Ehe zu sehen. Sie sieht nicht, dass Tochter und Sohn die Trennung der Eltern ganz gut verkraften – und dass das ihr Verdienst ist, weil sie den Vater nicht schlechtmacht, sondern die Besuche bei diesem fördert. Sie sieht nicht, dass sie nun als alleinerziehende Mutter und berufstätige Frau kaum noch Zeit für sich selbst hat und längst am Ende ihrer Kräfte ist. Würde Christine sich als eine Person wahrnehmen, der viel Unglück und Leid widerfahren ist und die das Beste aus der Situation zu machen versucht, würde sie nicht so selbstkritisch mit sich sein, sondern hätte Mitgefühl mit einem Menschen, der in eine schwierige Lage geraten ist, Mitgefühl für sich selbst.

Von dem Rabbiner Rabbi Hillel, der in der Zeit 30 v. Chr. bis etwa 9 n. Chr. gelebt hat, stammt dieser Ausspruch: »Wenn ich nicht für mich bin, wer ist dann für mich? Solange ich aber nur für mich selber bin, was bin ich? Und wenn nicht jetzt, wann sonst?«

Die erste Frage ist besonders für depressive oder depressionsgefährdete Frauen von Bedeutung. Gerade sie denken meist, dass Eigeninteresse und Selbstsorge egoistisch und damit verwerflich sind. Sie wollen auf gar keinen Fall egozentrisch und selbstbezogen erscheinen, denn sie selbst leiden ja gerade unter der Tatsache, dass andere wichtige Menschen – allen voran der eigene Partner – zu viel an sich, aber zu wenig an andere denken. Doch Selbstfürsorge und Selbstinteresse bedeuten nicht Egomanie. Im Gegenteil: Es gibt bestimmte Dinge, die man nur selbst für sich tun kann, die man an niemanden delegieren und auch nicht von anderen Menschen erwarten kann. Niemand als man selbst kann dafür sorgen, dass der eigene Körper fit bleibt, niemand kann bestimmen, wie man sich gut ernähren kann, niemand kann einem vorschreiben, was man denken und fühlen soll. Und niemand kann feststellen, wie viel Energie man zur Verfügung hat und wofür man sie sinnvollerweise einsetzt. Vieles, was einen selbst angeht, kann man nur selbst entscheiden; man kann nicht erwarten, dass andere sich darum kümmern. Erst wenn man zu sich selbst eine gute, fürsorgliche Beziehung aufgebaut hat, kann man sich anderen zuwenden.

Das meint Rabbi Hillel, wenn er die zweite Frage stellt: »Solange ich aber nur für mich selber bin, was bin ich?« Die Gefahr, nur für sich selbst zu sein, besteht bei den meisten Frauen nicht, chon gar nicht bei depressiven. Sie müssen lernen, für sich zu sein, und sie sollten möglichst gleich damit anfangen: »Wenn nicht jetzt, wann sonst?«

Für sich selbst zu sorgen, an sich ebenso zu denken wie an andere, das fällt Frauen grundsätzlich schwer. Viele Frauen haben eine instinktive Abneigung gegen Selbstmitgefühl. Das hat verschiedene Gründe.

Ein Grund ist in den ersten Lebensjahren zu finden. Wenn die wichtigen Bezugspersonen in der frühen Kindheit häufig und heftig Kritik übten, um ihrem Kind Unheil zu ersparen (»Sei nicht so unaufmerksam, pass doch auf …«) oder um ihm etwas beizubringen (»Aus dir wird nie was, wenn du dich in der Schule nicht anstrengst«), hat das zwei fatale Lerneffekte: Das Kind lernt, dass Kritik anscheinend notwendig und sinnvoll ist, um etwas zu erreichen. Und zudem geht ihm diese Kritik »in Fleisch und Blut« über. Das heißt, es verinnerlicht die mäkelnden Stimmen der Eltern, Lehrer, Geschwister oder anderer wichtiger Personen – sie werden zu seinem inneren Kritiker.

Ein weiterer Grund liegt in einer Verwechslung. Die meisten Frauen gehen deshalb nicht sonderlich freundlich mit sich um, weil sie fürchten als egoistisch zu erscheinen. Allein das Wort »Selbstmitgefühl« löst bei so mancher Frau Abwehr aus. Es klingt nach Selbstmitleid, und das hat – verdientermaßen – ein schlechtes Image. Denn selbstmitleidige Menschen kreisen oft egozentrisch nur noch um ihr Problem, neigen zur Dramatisierung ihrer Situation und kennen kaum ein anderes Thema als ihr Unglück. Selbstmitleid, so hat sich auch in wissenschaftlichen Studien herausgestellt, ist keine erfolgreiche Bewältigungsstrategie. Sie kann zu einer lähmenden Opferhaltung führen und im Extremfall selbstzerstörerische Züge annehmen. Wer selbstmitleidig ist, hat das Gefühl, dass ihm großes Unrecht geschieht, das andere für sein Elend verantwortlich sind und er selbst an dieser Situation nichts ändern kann.

Manche Frauen wollen deshalb kein Selbstmitgefühl entwickeln, weil sie gelernt haben, dass es unangemessen ist, sich selbst wichtig zu nehmen. Selbstmitgefühl weckt bei ihnen Assoziationen zu Selbstbezogenheit und Egoismus. Und ein Egoist, der sich selbst zu wichtig nimmt, wollen sie auf keinen Fall sein. Tatsächlich aber ist Altruismus ohne die Fähigkeit zur Selbstfreundlichkeit nicht möglich. Die Sorge für andere kann nur dann funktionieren, wenn man auch für sich selbst sorgen kann.

Selbstmitgefühl fällt Frauen auch deshalb so schwer, weil sie sich darauf konzentrieren, was andere wohl von ihnen denken. Wenn sie glauben, in den Augen wichtiger Menschen nicht bestehen zu können, entstehen Schamgefühle, welche die Selbstkritik nähren. Sie haben eine klare Vorstellung davon, wie sie sein wollen – und wie sie definitiv nicht sein wollen. Durch die Kluft zwischen dem idealen Selbst und dem tatsächlichen Selbst sind sie von sich selbst enttäuscht. Je weiter weg sie sich von ihrem Idealselbst befinden, umso größer ist ihre Enttäuschung und umso anfälliger sind sie für Schamgefühle. Der Wert ihrer Person ist dann in einem zu hohen Ausmaß von der Zustimmung anderer Menschen abhängig.

Wenn Frauen es überhaupt wagen, an sich zu denken, dann betonen sie meist, dass sie natürlich darüber andere nicht vernachlässigen. Manche Frauen sorgen beispielsweise dafür, dass ihre Freizeitinteressen den familiären Ablauf nicht stören. Sie gehen morgens ganz früh joggen, damit sie nach ihrer Rückkehr mit der Familie frühstücken können, lassen ihre Yogastunde ausfallen, wenn jemand aus der Familie etwas von ihnen will, oder telefonieren mit ihren Freundinnen, weil ein Treffen zu viel Zeit in Anspruch nehmen würde. Bevor sie etwas für sich tun, achten Frauen darauf, dass erst alle anderen versorgt sind.

Wie Christine aus dem Beispiel oben fällt es den meisten Frauen grundsätzlich sehr schwer, etwas für sich zu tun. Wenn ihr Lebensschiff in unruhige Gewässer gerät, zeigen sie in der Regel wenig Selbstmitgefühl, sondern wollen möglichst schnell das Ruder herumreißen, um wieder ruhigere Fahrt aufnehmen zu können. In der Regel versuchen sie das, indem sie sich für ihre Unaufmerksamkeit, ihre Ungeschicklichkeit, ihre Fehlerhaftigkeit kritisieren und sich antreiben. Kommt die Selbstfürsorge dauerhaft zu kurz, dann kann das auch zu einem Stressfaktor werden, der in die Depression führen kann.

Wie die amerikanische Psychotherapeutin Kristin Neff, deren Forschungsschwerpunkt das Selbstmitgefühl (»selfcompassion«) ist, festgestellt hat, antworten die meisten Frauen auf folgende Aussagen meist zustimmend – und zeigen damit, dass es ihnen an Selbstmitgefühl mangelt:

- »Wenn es um meine eigenen Fehler und Unzulänglichkeiten geht, bin ich missbilligend und beurteilend.«
- »Wenn ich mich schlecht fühle, tendiere ich dazu, nur die negativen Dinge zu sehen.«
- »Wenn die Dinge schlecht für mich laufen, betrachte ich das als Teil meines Lebens und denke, dass nur ich diese Probleme habe.«
- »Wenn ich an meine Unzulänglichkeiten denke, fühle ich mich allein und vom Rest der Welt abgeschnitten.«
- »Wenn das, was mir wichtig ist, nicht gelingt, werde ich von Gefühlen der Unzulänglichkeit überwältigt.«
- »Wenn ich niedergeschlagen bin, sehe ich nicht, dass es vielen Menschen auf der Welt genauso geht wie mir.«
- »Wenn die Zeiten wirklich schwierig sind, neige ich dazu, hart mit mir zu sein.«

- »Wenn ich mich niedergeschlagen fühle, stelle ich mir vor, dass andere Menschen wahrscheinlich glücklicher sind als ich.«
- »Wenn ich am Strampeln bin, kommt es mir vor als ob andere es leichter haben als ich.«
- »Wenn ich leide, kann ich ziemlich kaltherzig mir gegenüber sein.«

Frauen, die wenig Verständnis für sich selbst aufbringen können, haben meist einen starken inneren Kritiker, der ihr Denken und Handeln beeinflusst. Ein solcher innerer Kritiker hält das Selbstwertgefühl niedrig, indem er der Frau immer die Schuld gibt, gleichgültig, was schief läuft, indem er sie mit anderen vergleicht, die alles viel besser können, ihr hohe, nicht erreichbare Maßstäbe setzt, ihr einflüstert, dass sie perfekt sein muss, sich alles merkt, was falsch läuft, aber ihre Erfolge und Leistungen ignoriert. Vor allem Frauen, die depressiv oder depressionsgefährdet sind, lassen sich von diesem inneren Kritiker extrem beeinflussen.

Selbstmitgefühl statt Aufopferung

Was aber bedeutet es konkret, mit sich selbst Mitgefühl zu haben? Kristin Neff nennt drei Merkmale der »Selfcompassion«.

Selbstfreundlichkeit: Frauen mit einer großen Fähigkeit zu Selbstmitgefühl haben Verständnis für sich, wenn es mal in ihrem Leben nicht so rund läuft. Sie erwarten kein Allzeithoch, und sie wertschätzen sich auch dann, wenn sie gerade mal nicht so glänzend dastehen oder mit dem Schicksal hadern. Schon die antiken Philosophen sprachen von der »Selbstfreundschaft« als Element der Lebenskunst. Beispielsweise beschrieb Seneca die wichtige Fähigkeit, »Freund zu sein für mich selbst« (»amicus esse mihi«).

Er meinte damit, so erklärt der Philosoph Wilhelm Schmid, »nicht gleichgültig gegen sich zu sein, sondern sich um sich zu kümmern, für sich da zu sein, sich der Sorge für sich zu befleißigen und auf diese Weise nie allein zu sein, da das Selbst mit sich zusammenleben kann.«

Verbundenheitsgefühl mit anderen: Auch in schwierigen Zeiten denken selbstfreundliche Frauen nicht, dass nur sie zu den Pechvögeln gehören und alle anderen das Glück gepachtet haben. Sie wissen, dass Scheitern und Niederlagen zum Leben gehören und irgendwann jeden Menschen treffen. Sie stellen ihre eigene momentane Situation in einen größeren Zusammenhang, indem sie akzeptieren, dass Belastungen und Leid zu jedem Leben dazugehören.

Achtsamkeit: Gelingt es einer Frau, in Krisenzeiten möglichst schnell zum Normalzustand zurückzukehren, und unterdrückt sie ihre Gefühle und Gedanken, weil sie fürchtet, dass diese sie am Funktionieren hindern könnten, zeigt sie wenig Selbstmitgefühl. Die Achtsamkeit dem eigenen Erleben gegenüber ist eine wichtige Voraussetzung dafür: Denn wer nicht spüren darf, wie es ihm wirklich geht, der kann auch kein Selbstmitgefühl entwickeln.

*

Die psychologische Forschung belegt den unschätzbaren Wert der Ich-Fürsorge: Menschen mit ausgeprägtem Selbstmitgefühl leiden seltener unter Depressionen und Ängsten, erholen sich von Schicksalsschlägen besser und sind optimistischer als Personen, die sich selbst eher kritisch begegnen. Auch die Neigung zum Grübeln verringert sich, Schamgefühle sind seltener, Stresssituationen lassen sich besser bewältigen. Menschen mit der Fähigkeit zu Selbstmitgefühl zeigen auch eine höhere Selbstwirksamkeit, das heißt, sie haben großes Vertrauen in ihre Fähigkeit, Dinge zum Positiven beeinflussen zu können. Und sie gehen auch bereitwilliger Risiken ein, weil Scheitern für sie kein tabuisiertes Thema ist: Sie wissen, dass sie Niederlagen verkraften können.

Wie sind diese positiven Auswirkungen des Selbstmitgefühls zu erklären? Hierauf gibt eine weitere Studie eine Antwort: Ganz offensichtlich werden durch selbstfreundliche Handlungen und Gedanken Bereiche in unserem Gehirn aktiviert, die eine beruhigende Wirkung haben. In dieser Studie wurden Teilnehmer, während sie im Gehirnscan lagen, mit verschiedenen kritischen Situationen konfrontiert. Zum Beispiel sollten sie sich vorstellen, dass zum dritten Mal eine Absage auf eine Bewerbung im Briefkasten sei. Dann wurden sie aufgefordert, einen selbstkritischen Kommentar abzugeben und danach auf die Absage selbstfreundlich und verständnisvoll zu reagieren. Anhand des Gehirnscans stellten die Wissenschaftler fest, dass Selbstkritik die Bereiche im Gehirn aktivierte, die für Fehlersuche und Problemlösung zuständig sind. Selbstmitgefühl dagegen hinterließ Reaktionen in Gehirnarealen, die mit positiven Emotionen verbunden sind.

Selbstmitgefühl ist also eine unverzichtbare Voraussetzung für seelisches Gleichgewicht und kann eine wichtige Depressionsprophylaxe darstellen. Besonders wichtig ist Selbstmitgefühl für Frauen, die häufig für andere Menschen sorgen müssen: als Mutter, als pflegende Tochter oder Schwiegertochter, als Ehefrau, als Mitarbeiterin in helfenden Berufen. Frauen sind mehr als Männer gefährdet, durch den tagtäglichen Stress und die Zuwendung zu anderen sich selbst aus den Augen zu verlieren. Die Psychotherapeutin Kristin Neff weiß, wovon sie spricht: Als Mutter eines autistischen Kindes hat Selbstmitgefühl ihr über so manche Hürde hinweggeholfen. Ihr behinderter Sohn schrie oftmals ganz fürchterlich, ohne dass sie in der Lage gewesen wäre, ihn zu beruhigen. In der Öffentlichkeit erntete sie dafür vorwurfsvolle Blicke,

weil die Menschen dachten, sie hätte ihr Kind nicht im G
»Selbstmitgefühl half mir bei der Bewältigung solcher Situat
nen«, schreibt Neff, »und verhalf mir zu einem ausgeglichen
Gemütszustand, den ich brauchte, um mit den Herausforderungen fertig zu werden.«

Mehr Selbstfürsorge und weniger Selbstaufopferung – wenn einer depressiven Frau diese Veränderung in ihrem Leben gelingt, dann hat sie den wichtigsten Weg aus der Depression eingeschlagen. Denn von der Art und Weise, wie eine Frau über sich selbst denkt, wie sie mit sich selbst umgeht – vor allem in schwierigen Zeiten – hängen ihre seelische Ausgeglichenheit und Gesundheit ab. Kann sie sich selbst keine Freundin sein, wird sie von den Stürmen des Lebens und von dem Stress in ihrem Leben heftiger gebeutelt als notwendig, und sie kann den Alltag schlechter bewältigen. Besitzt sie jedoch die Fähigkeit zu Selbstmitgefühl und kann sie in schwierigen Lebenssituationen nachsichtig mit sich sein, gerät ihr seelisches Gleichgewicht nicht so schnell in Schieflage. Vor allem tritt sie rechtzeitig auf die Bremse und wehrt sich selbstverständlich gegen Zumutungen, Übergriffe und Anmaßungen. Kurz: Sie kann für sich selbst kämpfen und eintreten.

»Ich habe gelernt, dass ich nicht nur für andere sorgen kann, sondern erst mal mich um mich sorgen muss«, meinte eine Frau, die den Weg aus der Depression gefunden hat. Und eine andere erkannte, dass ihre Aufopferungsbereitschaft sie krank gemacht hat: »Ich habe andere nie um Hilfe gebeten, ich war nörgelnd und weinerlich. Aber meine Bedürfnisse wurden nicht erfüllt, weil ich nicht darüber sprach. So begann ich zu sagen, was ich wollte.« Was diese ehemals depressiven Frauen erkannt haben, zeigt den Weg für ihre Schicksalsgenossinnen: Sie müssen erkennen, dass ihr Leben nicht dadurch lebenswert wird, indem sie möglichst viel für andere leisten, sondern dass es vielmehr darauf ankommt, dass sie sich möglichst viel ersparen. Denn um gelassen zu werden, so meinte der Philosoph Seneca, sei es vor allem nötig, »dass wir uns selbst richtig einschätzen, denn oft meinen wir, mehr bewältigen zu können, als wir in Wirklichkeit imstande sind«.

5. Strategie: »Das hat dir der Teufel gesagt!« – Nett war gestern

Als sie Stroh zu Gold spinnen sollte, hatte die Müllerstochter noch nicht ausreichend innere Stärke und Ressourcen, um sich den Befehlen des Vaters und den Drohungen des Königs zu entziehen. Sie wollte nett sein, es den fordernden Männern recht machen. Sie dachte an die Pflicht, die ihr auferlegt worden war, aber sie verschwendete keinen Gedanken an sich selbst. Als Königin und Mutter entdeckt sie ihre kämpferischen Fähigkeiten. Sie will es niemandem mehr recht machen, weder dem König noch dem Männchen, jetzt hat sie nur noch ihr eigenes Glück und das ihres Kindes im Sinn. Sie ist zwar verzweifelt, aber nicht so verzweifelt, dass sie nicht mehr kämpfen könnte.

Frauen stehen vor einer ähnlichen Entscheidung: Wollen sie sich der Depression und dem, was sie ausgelöst hat, unterwerfen? Wollen sie klein beigeben und in ihrem Gefühl der Schwäche und Hilflosigkeit verharren? Oder wollen sie sich wie die Königin auf ihre Fähigkeiten und Möglichkeiten besinnen und den Kampf aufnehmen?

Die Müllerstochter ist vor allem ein nettes Mädchen. Die Königin aber ist, trotz aller Verzweiflung, eine starke, wütende, entschlossene Frau. Auch depressive Frauen sind häufig so. Doch diese Gefühle halten sie vor anderen und oftmals auch vor sich selbst verborgen. Statt den anderen zu sagen, was sie stört, wor[illegible] sie sich aufregen, was sie wütend macht, sind sie nett und freundlich. Der Psychoanalytiker Fritz Riemann schreibt über die Aggressionshemmung des depressiven Menschen: »Wie kann er aggressiv sein, sich behaupten und sich durchsetzen, wenn er voller Verlustangst ist, sich als abhängig erlebt und so auf Liebe angewiesen ist? Der Abhängige kann doch den nicht angreifen, von dem er abhängig ist, den er braucht. Das würde bedeuten, den Ast abzusägen, auf dem er sitzt.« Um dieses Risiko nicht einzugehen, versuchen depressive oder depressionsgefährdete Frauen ein nettes Mädchen zu sein. Das nette Mädchen schluckt böse Bemerkungen hinunter, es sagt Ja, obwohl es Nein meint, es setzt sich nicht zur Wehr.

Depressive Frauen werden sich in dieser Beschreibung des Analytikers Riemann wiedererkennen: »Wo man sich durchsetzen, sich auseinandersetzen sollte, wo man sich eigentlich wehren müsste, entschärft man die Situation, indem man sie umdeutet und verharmlost – der andere hat es ja gar nicht so gemeint; es lohnt sich doch nicht, wegen einer Kleinigkeit aggressiv zu werden, man vergibt sich damit nur etwas.«

Es ist nicht von der Hand zu weisen: Depressionsgefährdet sind vor allem Frauen, die sich sehr darum bemühen, immer gut, perfekt und nett zu sein, in der Hoffnung, dass ihre Anpassung an andere von diesen mit der gewünschten und dringend benötigten Nähe und Intimität belohnt wird. Das Zusammenwirken von chronischem Stress und der Zurückstellung und Ignorierung eigener Bedürfnisse führt, wie gezeigt, langfristig in die Depression.

Depressive Frauen machen keinen Ärger, sie sind nett und verständnisvoll, unterlassen möglichst alles, was andere reizen könnte, sie schweigen lieber, um nicht alles schlimmer zu machen, sie lächeln, obwohl ihnen nach Weinen zumute ist, entschuldigen sich, obwohl es gar nichts zu entschuldigen gibt. Der Grad der Anpassung, den depressive Frauen leisten, ist hoch.

Vielen ergeht es wie Ja'ara, der Protagonistin in Zeruya Shalevs Roman *Liebesleben*: »Ich versuchte ihm zuzulächeln, aber es wurde ein schiefes Lächeln wie das von Frauen, deren Ehemänner spät nach Hause kommen, und sie wollen Selbstachtung demonstrieren, ohne dass es ihnen wirklich gelingt … Als er mich anschaute, wandte er sich gegen mich, und ich fühlte die Last seiner schlechten Laune mit meinem ganzen Körper, als wäre ich schuld an dem Missgeschick … Und ich wusste nicht, was ich tun sollte, wie ich seinen Zorn besänftigen konnte. Ich versuchte, ruhig zu sein, mich nicht aufzuregen, aber in meinen Ohren hörte ich das Pfeifen der Angst, wie das Pfeifen einer Lokomotive, die immer näher kommt, während man weiß, dass die Schranke nicht funktioniert und ein Unfall nicht mehr zu vermeiden ist und nur noch die Frage bleibt, wie groß die Katastrophe sein wird.«

Weil sie die Katastrophe fürchten, verhalten sich depressive Frauen in ihren Beziehungen anspruchslos. Sie dulden. Sie schweigen. Sie wiegeln ab. Sie zeigen Verständnis. Sie nehmen hin, was scheinbar nicht zu ändern ist. Damit bringen sie sich um die Chance zu erleben, was passieren würde, wenn sie sich zur Wehr setzen, wenn sie den Ton lauter drehen und sich Gehör verschaffen würden. Dann würden sie nämlich feststellen: Es passiert … nichts! Jedenfalls nichts Schlimmes. »Die reife Form der Aggressionsverarbeitung kann man nur dadurch erwerben, dass man Erfahrungen mit seiner Aggression macht«, sagt Fritz Riemann. Amerikanische Psychologen konnten belegen: Beziehungen sind nur dann gleichwertig, wenn verletzendes, demütigendes, ignorierendes Verhalten nicht geduldet wird. Werden Gereiztheiten, Schimpfworte, Desinteresse, Ausbeutung oder gar Gewalt sofort und eindeutig abgewehrt, dann ist die Chance groß, dass dieses unangemessene Verhalten nicht wieder auftritt.

Vorbildcharakter hat in diesem Zusammenhang eine Szene aus dem Film *Pretty Woman*. Er handelt von dem Callgirl Vivian

Ward (verkörpert von Julia Roberts), das sich in den reichen, aussehenden Freier Edward Lewis (Richard Gere) verliebt. N dem er sie mit einem angemessenen Outfit ausstaffiert hat, darf sie ihn eine Woche durch sein Leben begleiten. Edward verrät bei einem Treffen seinem Freund und Anwalt den wahren Beruf von Vivian, woraufhin dieser nichts Besseres zu tun hat, als sich der jungen Frau anzüglich zu nähern. Obwohl sie das Leben an Edwards Seite genießt, und obwohl sie sich längst in ihn verliebt hat, setzt sie sich zur Wehr und nimmt in Kauf, dass ihr Märchen sofort endet. Tatsächlich kommt es zu einem heftigen Streit, in dessen Verlauf Vivian ihre Sachen packt und Edward verlassen will. Als dieser merkt, dass es ihr wirklich ernst ist, entschuldigt er sich und bittet sie, zu bleiben. Daraufhin spricht sie zwei Sätze, die sich jede Frau, der Unrecht getan wird, merken sollte: »Du hast mich verletzt! Tu das nie wieder!«

»Wut ist ein Gefühl. Sie hat immer Gründe und verdient immer unsere Aufmerksamkeit«, schreibt die Psychologin Harriet Lerner. Und fügt hinzu: »Wir alle haben das Recht auf alles, was wir fühlen – und dabei ist unsere Wut mit Sicherheit keine Ausnahme. Doch depressive Frauen sprechen sich selbst dieses Recht ab. Sie fürchten einen Beziehungsabbruch, wenn sie es wagen, negative Gefühle zu zeigen. Sie halten deshalb oftmals über lange Zeit hinweg ihre Ärgergefühle, ihre Aggressionen, ihre Wut zurück. Doch Ärger ist weder ein positives noch ein negatives Gefühl – er ist ein angemessenes Gefühl, das eine Frau auf negative Entwicklungen aufmerksam machen will.

Ärger hat wichtige Funktionen: Er signalisiert einer Frau, dass wichtige Bedürfnisse und Wünsche zu kurz kommen. Er macht darauf aufmerksam, dass es einen Konflikt gibt, der gelöst werden muss. Er ermutigt sie, sich zu verteidigen, eine Grenze zu ziehen, Nein zu sagen. Er motiviert sie zu Veränderungen.

Um ihrem Ärger Ausdruck verleihen zu können, müssen depressive Frauen lernen, den Ton lauter zu stellen. Dazu müssen sie sich vor allem ihren Ängsten stellen, die mit ihren Ärgergefühlen verbunden sind, und sich fragen, wie angemessen diese Ängste sind: die Angst vor Strafe und Vergeltung, die Angst vor Zurückweisung und Liebesentzug, die Angst, anderen weh zu tun. Wenn eine Frau diese Ängste gegenüber ihrem Partner oder anderen wichtigen Menschen in ihrem Leben hat, dann agiert und empfindet sie so, wie sie sich vielleicht früher als Kind den Eltern gegenüber gefühlt hat. Damals war sie in der Tat hilflos und konnte nicht riskieren, den Ärger der Erwachsenen auf sich zu ziehen. Wenn sie heute als erwachsene Frau aus einem Kind-Zustand mit anderen kommuniziert, wird sie kaum als gleichwertige Partnerin wahrgenommen. Das ergibt eine schiefe Kommunikationsebene.

Im Leben depressiver Frauen gibt es häufig solche schiefen Ebenen. Deren Merkmal ist, dass eine Frau sich nicht verstanden fühlt, nicht wahrgenommen, nicht gehört. Das aber liegt nicht unbedingt immer nur an den anderen, sondern eben häufig auch daran, dass sie im übertragenen Sinn zu leise spricht (oder gar nicht), dass sie aus dem Kind-Status spricht und nicht als erwachsene Frau. Eine Frau, die die Erwachsenenposition einnimmt, weiß ganz genau, dass nett und lieb sein keine Garantie dafür ist, dass die anderen sie ihrerseits nett und lieb behandeln. Sie weiß sehr genau, dass sie nur dann bekommt, was sie will, wenn sie laut und deutlich für sich selbst spricht, wenn sie Nein sagen kann, nicht freundlich lächelt, wenn ihr nicht danach ist. Eine Frau, die die Erwachsenenposition einnimmt, versteckt ihren Ärger nicht hinter Nörgeleien, hinter Kopfschmerzen oder stiller Verweigerung. Und sie hat keine Angst, dass sie sich im Ton vergreift, weil sie ihren Ärger nicht zurückhält, sondern sofort zeigt, wenn er auftritt. Damit schützt sie sich vor Irrationalitäten und heftigen Gefühlsausbrüchen.

»Die gesunde und gekonnte Aggressivität ist ein wesent Bestandteil unseres Selbstwertgefühls, des Gefühls für die W unserer Persönlichkeit und für einen gesunden Stolz. Das ger Selbstwertgefühl Depressiver hat eine wichtige Wurzel in ihrer nicht gewagten, nicht gekonnten Aggressivität«, schreibt Riemann. Eine Frau, die ihre Würde zurückgewinnen möchte, kommt nicht umhin, das nette Mädchen in ihr zum Verstummen zu bringen, und der erwachsenen Frau zu erlauben, die Stimme zu erheben. Damit ihr das gelingt, muss sie Folgendes tun:

- Sie muss sich immer wieder klar machen, dass sie sich selbst seelisch schwächt, wenn sie darauf verzichtet, von anderen Respekt und einen angemessenen Umgangston zu verlangen. Wenn andere mit ihr machen können, was sie wollen, dann kommen Gefühle von Hilflosigkeit und Lähmung auf. Diese Gefühle können ihr die Lebensfreude und Energie rauben.
- Sie muss lernen, auf ihr Gefühl zu hören. Selbstzweifel sind darauf zurückzuführen, dass sie von ihrer Umwelt nicht ausreichend Aufmerksamkeit und Resonanz bekommt. Dann traut sie ihrer eigenen Wahrnehmung nicht. Nicht depressive Frauen kennen solche Zweifel nicht. Sie wissen: »Wenn mir mein Gefühl signalisiert ›Das ist nicht richtig, was der andere sagt oder tut‹ oder wenn mir in Gegenwart eines bestimmten Menschen unbehaglich ist, muss ich nicht abwarten, bis mir jemand mein Gefühl bestätigt. Ich darf, ich muss handeln, mir zuliebe.«

Eine Frau, die jahrelang die Zornesausbrüche ihres Mannes tapfer ertragen hatte, um ihn nicht noch unnötig zu reizen, erkannte eines Tages, dass sie nicht mehr bereit war, diesen Stress auszuhalten. Sie fing an, sich gegen seine Schimpfereien und Aggressionen zur Wehr zu setzen. Sie erklärte ihm, dass sein Verhalten eine Art seelische Umweltverschmutzung sei und sie das nicht mehr ertragen könne. Sie werde ab sofort den Raum verlassen, wenn er seinem Zorn wieder freien Lauf lasse. Zunächst steigerte sich dadurch die Wut des Ehemannes. Doch als sie konsequent immer das Zimmer verließ, wenn er loslegte, wurden seine Tobsuchtsanfälle seltener.

Die Depression ist ein Signal dafür, dass eine Frau in der Vergangenheit sich selbst zum Schweigen gebracht hat. Sie ist ein Signal dafür, dass es zu viel Aufmerksamkeit für andere Menschen gab, zu viel folgsame Anpassung und zu wenig Auflehnung gegen Zumutungen und zu wenig Respekt für Eigenes. Der Schweizer Depressionsexperte Daniel Hell beschreibt Depression als einen Zustand, in dem ein Mensch um ein verlorenes Gleichgewicht kämpft. »Es ist kein Zufall«, so Hell, »dass manche von einem Nervenzusammenbruch sprechen, viele andere von einem Gefühl der Ohnmacht, der psychischen Lähmung, des Schwindels oder davon, dass ihr gewohntes Leben durcheinander geraten ist, nicht mehr selbstverständlich ist und sie nicht mehr ein noch aus wissen. Mit solchen Bildern drücken sehr viele depressive Menschen aus, dass sie ein für sie früher selbstverständliches oder mühsam gehaltenes Gleichgewicht verloren haben.«

Das Gleichgewicht, das depressive Frauen verloren haben, war auch vor der Erkrankung nicht wirklich stabil und oftmals nur eine Illusion. Der Depression ist es zu verdanken, wenn diese Illusion aufgedeckt und die Instabilität des Lebens endlich bewusst erlebbar wird. Erst wenn eine Frau erkennt, was in ihrem Leben nicht im Lot ist, kann sie ihr inneres Gleichgewicht finden. Dazu muss sie ihrem wahren Selbst eine Chance geben und ihm eine Stimme verleihen. Sie darf nicht mehr länger schweigen, wenn sie etwas zu sagen hat. Sie darf nicht mehr so tun, als könne sie [illegible]lich Stroh zu Gold spinnen. Sie darf nicht mehr länger so tun, als wären die Bedürfnisse anderer immer wichtiger als ihre eigenen.

Ist eine Frau bereit, den Dialog mit der Dame in Schwarz aufzunehmen, braucht sie Mut und Ausdauer. Sie sollte Geduld mit sich haben und sich Zeit lassen – die Königin brauchte schließlich auch drei Anläufe, bis sie die Lösung fand. Seelische Veränderungen geschehen nicht rasch.

Beschäftigt sich eine Frau mit der Depression, darf sie sich nicht von ihren Gefühlen der Hilf- und Hoffnungslosigkeit einschüchtern lassen, sie muss trotz der scheinbaren Handlungsunfähigkeit versuchen, aktiv zu werden, und sie braucht all ihr Wissen, ihre Kreativität und Fantasie, um sich den Forderungen des Männchens nicht kampflos zu unterwerfen. Nur so kann sie erkennen, warum sie depressiv geworden ist, und was sie selbst dagegen tun kann. Sie wird merken, dass sie sich zum Schweigen gebracht hat, und dass es nun an der Zeit ist, die Stimme zu erheben und den Ton lauter zu drehen.

Frauen, die den Kampf gegen die Depression aufnehmen, müssen – wie die Königin – zwei Dinge in Angriff nehmen, um die beiden größten Depressionsquellen in ihrem Leben, den Stress und unerfüllte Bindungswünsche, langsam zum Versiegen zu bringen:

- Sie sollten lernen, sich selbst wichtiger zu nehmen, als sie es in der Vergangenheit getan haben. Sie können den vielfältigen Stress in ihrem Leben nur dann angemessen bewältigen und dafür sorgen, dass sie nicht unter ihren Pflichten und Aufgaben zusammenbrechen, wenn sie lernen, sich selbst in die erste Reihe zu stellen. Das Zitat »Wenn ich nicht für mich bin, wer ist es dann?«, sollte zu ihrem Lebensmotto werden.
- Frauen, die ihre Depression überwinden wollen, müsse[n] ihre Rolle als nettes Mädchen aufgeben. *Nett ist die kleine Sch*

von Scheiße lautet der Titel eines Buches – und auch wenn man es weniger drastisch ausdrücken will, kommt man nicht um die Feststellung: Nettsein ist eine Einbahnstraße. Wer nett ist, ist beliebt, aber er wird ausgenutzt und bekommt nicht, was er sich wünscht, nämlich Anerkennung und eine Gegenleistung für das Nettsein. Lernen depressive Frauen, weniger nett zu sein, dafür aber auf gute Weise fordernder zu werden, wird ihr Gefühl, nicht gesehen und nicht ernst genommen zu werden, langsam verschwinden.

Wer bin ich ohne dich? Ich!

Der Psychotherapeut Wolfgang Schmidbauer beschreibt depressive Menschen als »besonders angenehm, scheinbar belastbar und begabt« – eine Charakterisierung, die ohne Zweifel in besonderem Maße auf depressive oder depressionsgefährdete Frauen zutrifft:

- Sie sind überaus angenehm, einfühlsam und anderen Menschen zugewandt und deshalb bei anderen als Gesprächspartnerinnen gefragt – bis sie die Kraft dazu nicht mehr aufbringen. Dann ziehen sich andere oft schnell zurück. Zudem neigen sie nicht zur Selbstüberschätzung, schon gar nicht zum Egoismus und sind schon allein deshalb für andere oftmals eine angenehme Gesellschaft.
- Sie sind unendlich belastbar und leistungsfähig – bis sie zusammenbrechen.
- Begabt sind sie allemal, sonst könnten sie die vielen Herausforderungen in ihrem Leben nicht so diszipliniert und perfekt organisieren, wie sie es tun – solange sie die Krankheit noch nicht überwältigt hat.

Frauen, die depressiv erkranken, sind im Grunde starke Frauen. Leider haben sie kein Bewusstsein für ihre Stärke, ganz im Gegenteil: Ihr vorherrschendes Gefühl ist das Gefühl der Schwäche und der Unterlegenheit. Sie nutzen ihre Begabungen fast immer nur zur Selbstausbeutung, nicht zur Selbstentwicklung. Und zudem werden sie durch die vielfältigen chronischen Stressquellen und durch eine tiefgreifende Verlusterfahrung – sie müssen häufig feststellen, dass ihr Wunsch nach innigen Beziehungen nicht in Erfüllung geht – daran gehindert, ein Bewusstsein für ihre Stärke zu entwickeln. Eine Frau, die immer mit dem Gefühl der Unvollständigkeit kämpfen muss und das Gefühl hat, in ihrem Wesen nicht wahrgenommen zu werden, verliert das Vertrauen in ihre eigenen Möglichkeiten. Die Depression bietet die Chance, dieses Selbstvertrauen zurückzugewinnen.

Frauen, die sich der Depression stellen und sie bewältigen, sind starke Frauen. »Eigentlich war die Depression gut für mich. Ich fühle mich stärker, stimmiger als vorher«, meint eine ehemals depressive Frau. Wie sie erkennen viele Betroffene erst durch ihre Erkrankung ihre Stärken. Sie wissen nun, dass sie ganz besondere Eigenschaften und Talente besitzen, die ihnen, richtig eingesetzt, helfen können, das Leben nach ihren Vorstellungen zu meistern. Der zentrale Schlüssel zu dieser Bewusstseinsveränderung liegt in der Erkenntnis, welche die amerikanische Journalistin Allison Pearson, die selbst an Depression erkrankt war, so formulierte: »Vielleicht müssen wir akzeptieren, dass es absolut in Ordnung ist, wenn wir nicht die besten Mädchen sind, die es gibt.«

Wie Erfahrungen von ehemals depressiven Frauen zeigen, ist der Weg durch die Depression immer mit einem Wandlungsprozess verbunden. Wenn eine Frau in der Lage ist, die Krankheit als das zu erkennen, was sie ist – nämlich als ein Signal dafür, dass sie Wichtiges in ihrem Leben ändern muss, um sich nicht selbst zu verlieren –, vollzieht sich in ihr eine Revolution. Sie hat dann mit der Frau, die sie vor der Krankheit war, nicht mehr viel gemein. Sie ist eine andere geworden und wird sich möglicherweise in dieser Erfahrung einer ehemals depressiven Frau wiederfinden: »Der Schleier hat sich gelüftet, und ich habe zum ersten Mal in meinem Leben das Gefühl, dass ich Macht habe und Kontrolle über mein Leben. Ich lasse es nicht mehr zu, dass irgendjemand mir vorschreibt, wie ich mein Leben zu leben habe, was ich denken und fühlen soll. Ich achte mehr auf meine Bedürfnisse und sorge für mich besser als früher.«

In einer depressiven Frau kommt es in der Tat zu einer gewaltigen Veränderung, wenn sie nicht nur mit dem Verstand, sondern vor allem mit dem Herzen begreift, dass sie aufhören kann und muss, Unmögliches möglich zu machen oder für andere Menschen immer nur angenehm zu sein. Der Weg durch die Krankheit ist für die Betroffenen ein Wachstumsprozess, in dessen Verlauf sie ihre Fähigkeiten und Stärken (neu) entdecken oder bislang Verborgenes zum Leben erwecken. Am Ende einer bewussten und mutigen Auseinandersetzung mit der Depression herrscht Klarheit: So bin ich ich! So will ich sein! Aber auch: So bin ich nicht! So will ich nicht sein!

*

Lee Strasberg, Gründer des berühmten New Yorker Actors Studio und Schauspiellehrer von Marilyn Monroe, meinte einmal zu ihr: »Es tut mir leid für dich, dass du so viel aus der Angst heraus tust, du musst anfangen, aus der Kraft heraus zu agieren.« Bekanntlich fand Marilyn Monroe nicht den Zugang zu ihrer Kraft, sie scheiterte an ihren Selbstzweifeln. Eine Frau muss bereit sein, den schwierigen, oft schmerzhaften Weg durch die Depression zu gehen. Nur so kann sie ihre eigene Kraft für sich selbst nutzen. Sie erwirbt dann etwas, das in den Sozialwissenschaften »Empowerment« genannt wird und soviel heißt wie »Selbstbefähigung« oder auch »Stärkung von Autonomie und Eigenmacht«. Eine Frau, die Empowerment besitzt, ist der Überzeugung, Kontrolle über ihr Leben zu haben. Sie weiß, dass sie Einfluss nehmen kann und darf – auf das eigene Leben ebenso wie auf andere Menschen. Empowerment verhilft einer Frau zu der grundlegenden Überzeugung, dass sie so sein darf, wie sie ist, ohne ständig Angst haben zu müssen, dass andere sie fallen lassen.

Wenn eine Frau am Ende eines Depressionsprozesses Empowerment entwickelt hat, merkt sie das in verschiedenen Bereichen:

Sie setzt sich zur Wehr. Eine Frau, die Eigenmacht besitzt, weiß, dass es nur kurzfristig gut ist, Ärger hinunterzuschlucken, anderen bedingungslos zur Verfügung zu stehen und für sich selbst möglichst wenig zu verlangen. Gegen alltägliche Zumutungen und Übergriffe ebenso wie gegen Gewalttätigkeiten aller Art gibt es nur ein Wort: Nein! Marilyn Monroe hat dieses Nein nicht gewagt, wie sie selbst schrieb: »Ich bin rastlos und nervös – eben habe ich fast einen Silberteller geworfen – in eine dunkle Ecke vom Set – aber ich wusste, ich darf nichts 'rauslassen, was ich wirklich empfinde, das wage ich nicht, weil ich dabei vielleicht nicht haltmachen würde.« Diese Angst kennen fast alle depressiven Frauen: Sie ahnen, dass ihre unterdrückte Wut möglicherweise zu einem zerstörerischen Ausbruch werden könnte. Ein Nein, das in einer konkreten Situation geäußert wird, hat nicht dieses destruktive Potenzial.

Sie verabschiedet sich von der Vorstellung, gut sein zu müssen. »Nein« ist auch das Wort der Wahl, wenn es zu viele Stressquellen im Leben einer Frau gibt und sie versucht, allem und allen gerecht zu werden. Das Bemühen, perfekt zu sein, alles allein schaffen zu müssen, ist Nahrung für die Depression. Auch Marilyn Monroe war eine Perfektionistin, die glaubte, durch Anstrengung und Leistung ihre Dämonen austreiben zu können: »Mehr anstrengen und tun, muss Disziplin aufbringen für Folgendes –

zum Unterricht gehen – eigenen immer – ohne Ausnahme – möglichst oft Strasbergs andere Kurse besuchen – nicht die Stunden im Actors Studio versäumen – Augen offen halten – beobachten – nicht nur mich, sondern auch andere und alles.«

Sie wird egoistischer. Egoismus ist nicht per se etwas Schlechtes, sondern eine wichtige Voraussetzung für seelische Gesundheit. Eine Frau, die Empowerment besitzt, wird in einem guten Sinne egoistischer, das heißt, sie entwickelt Selbstmitgefühl für sich. Für andere da sein und für sie sorgen ist eine wunderbare weibliche Fähigkeit. Nutzt eine Frau diese Fähigkeit auch für sich selbst, ist ein gesundes Gleichgewicht geschaffen. Sie versucht nicht mehr, so zu sein, wie man es von ihr erwartet (oder sie es von sich selbst erwartet), sondern sie legt ihre überzogenen Erwartungen, eine perfekte Frau, eine perfekte Mutter, eine perfekte Tochter sein zu müssen ab und wagt es, sich so zu zeigen, wie sie ist.

Sie dreht den Ton lauter. Das bedeutet: Sie sagt, was sie denkt und was sie will. Sie sorgt dafür, dass ihre Bedürfnisse wahrgenommen und ihre Meinung gehört wird. Durch ihre Stimme positioniert sie sich in der Welt. Hat eine Frau die Botschaft der Depression verstanden, sagt sie nicht mehr ständig »Ich sollte«, »Ich müsste«, »Ich bin schuld«, »Ich bin nicht gut genug«. Stattdessen formuliert sie Sätze, die mit »Ich will«, »Ich denke«, »Ich möchte nicht« beginnen und sorgt dafür, dass sie gehört werden. Die Kluft zwischen dem Ideal, das eine Frau glaubt erfüllen zu müssen, und dem wahren Selbst ist dann nicht mehr so groß – und parallel mit der Verringerung dieser Kluft steigt das Selbstwertgefühl.

Sie bekennt sich zu ihrem »Selbst in Beziehung«. Empowerment bedeutet vor allem, dass sich eine Frau bewusst wird, wie wichtig

Beziehungen für sie sind, und dass dieses Bedürfnis nach Bezogenheit nichts mit kindlicher, unreifer Abhängigkeit oder Bedürftigkeit zu tun hat. Die amerikanische Psychologin Susan Nolen-Hoeksema spricht von einer starken »sozialen Identität«, die Frauen besitzen. »Die Identität von Frauen setzt sich nicht nur aus individuellen Charakterzügen oder Talenten und Interessen zusammen, auch ihre Beziehungen spielen dabei eine wichtige Rolle. Diese Neigung, sich selbst durch Beziehungen zu definieren und nicht nur durch Leistung, ist eine Quelle der Stärke für Frauen.«

*

Empowerment bedeutet also, dass Frauen es nicht negativ bewerten, wenn sie sich nach Innigkeit, nach Gesprächen, nach Heimat sehnen. Das weibliche »Selbst in Beziehung« ist in keiner Weise dem »autonomen Selbst« der Männer unterlegen oder gar minderwertig. Allerdings kann die soziale Identität zum Fallstrick für Frauen werden, wenn sie zu sehr im Mittelpunkt steht und es neben dieser sozialen Bezogenheit keine eigenständige, individuelle Identität mehr gibt. »Frauen verlieren sich dann im wahrsten Sinn des Wortes in ihrer Identität als Frau, Mutter oder Tochter«, sagt Nolen-Hoeksema. Sie müssen dann die Frage »Wer bin ich ohne dich?« mit einem beängstigenden »Nichts« beantworten. Aus dieser krankmachenden Verstrickung können sie sich nur befreien, wenn sie »ihre soziale Identität nähren, ohne sich selbst in den Schatten zu stellen«, wie Nolen-Hoeksema es beschreibt.

Diese Herausforderung können sie beispielsweise bewältigen, indem sie sich nicht nur auf einige wenige Menschen oder einige wenige Aufgaben konzentrieren. Eine Frau sollte möglichst viele Rollen in ihrem Leben ausfüllen. Denn wer verschiedene soziale Rollen, verschiedene soziale Kontakte und verschiedene Eigenschaften in sich vereinen kann, besitzt eine wichtige psychische

Ressource: Selbstkomplexität. Die Psychologin Patricia W. Linville wies bereits Mitte der 1980er Jahre darauf hin, dass »Selbstkomplexität« einen Menschen vor affektiven Schwankungen und vor Stressbelastungen schützen kann. Ist es einer Frau möglich, sich als manchmal abhängig und bedürftig, dann aber wieder stark und selbstständig zu fühlen, weiß sie, dass sie nicht nur Ehefrau und Mutter, sondern auch Freundin und Tante, Kollegin und Sportlerin ist, dann besitzt sie ein vielfältiges Bild von sich. Je mehr Facetten dieses Bild hat, desto größer ist der Schutz vor Depression. So konnte beispielsweise eine Langzeitstudie belegen, dass sich die Depressionswerte von Hausfrauen und Müttern verringerten, wenn sie berufstätig wurden: Je mehr Stunden sie außer Haus arbeiteten, desto stabiler war ihre psychische Verfassung. Diese positiven Auswirkungen der Berufstätigkeit lassen sich auch bei Müttern von Vorschulkindern beobachten. Umgekehrt berichteten Frauen, die ihre Berufstätigkeit reduzierten, über eine Zunahme an depressiven Verstimmungen.

Warum führen mehrere Rollen nicht automatisch nur zur Überlastung, sondern können im Gegenteil eine seelische Entlastung sein? Besitzt eine Frau mehrere Rollen, ist sie geschützt, wenn es in einem Bereich mal nicht so gut läuft. Misserfolge, Ärger und Stress können besser verkraftet werden, wenn man sich aus einem anderen Lebensbereich Kraft und Mut holen kann. Ein gutes Familienleben wirkt als Puffer gegen beruflichen Stress – und umgekehrt: Frauen bewältigen häuslichen Ärger und Sorgen besser, wenn sie sich im Beruf als erfolgreich und kompetent erleben. Ihr Selbstwertgefühl wird gestärkt, sie erfahren Lob und Anerkennung – was sich wiederum positiv auf ihre Zufriedenheit mit dem Familienleben auswirkt. Hinzu kommt: Zufriedene berufstätige Frauen hängen die unvermeidlichen familiären Krisen und Ärgernisse nicht so hoch. Geht zu Hause mal etwas schief, hat dies für sie keine so große Bedeutung wie für ihre nicht berufstätigen oder im Beruf unzufriedenen Geschlechtsgenossinnen. Multiple Rollen erleichtern es einer Frau, sich selbst auch außerhalb von Beziehungen als wertvoll und vollständig zu erleben: Der Gedanke »Das bin ich ohne dich!« stabilisiert sie.

Viele Rollen zu haben bedeutet auch, ein hohes Maß an sozialer Unterstützung zu genießen. Vor allem verheiratete berufstätige Mütter ziehen viel Kraft aus persönlichen Gesprächen mit Kolleginnen und Kollegen. Männer sind weniger auf gute persönliche Kontakte am Arbeitsplatz angewiesen. Für sie ist die soziale Unterstützung durch die Partnerin wichtig. Fehlt diese, wirkt sich das negativ auf ihre berufliche Zufriedenheit aus.

Die Erkenntnis, dass multiple Rollen für Frauen ein Schutz gegen Depressionen sein können, ist von großer Bedeutung, wenn man über die besonderen Stressbelastungen des weiblichen Geschlechts spricht. Es sind nicht die verschiedenen Rollen, die Frauen unter Druck setzen, sondern der Stress der Frauen ergibt sich in erster Linie aus einer Überbetonung ihrer sozialen Identität. Die im Kapitel »Stroh zu Gold spinnen – Der Stress der Frauen« genannten Stressfaktoren – chronische Überlastung, verheiratet sein, Mutterschaft, Beziehungsarbeit, Pflege oder Gewalterfahrungen – haben vor allem deshalb auf Dauer so verheerende Auswirkungen auf die Gesundheit von Frauen, weil sie ihre Beziehungsfähigkeit und Beziehungsorientierung nutzen (um nicht zu sagen: ausbeuten), ohne dass sie einen Ausgleich dafür bekämen. Dadurch entsteht ein Ungleichgewicht. Dies ist nicht der Fall, wenn eine Frau ein facettenreiches Selbst besitzt, das nicht allein von Beziehungen, vor allem nicht von der einzig wichtigen Beziehung zum Partner, abhängig ist. Hat sie zusätzliche Kraftquellen, die ihr Vertrauen in die eigene Kompetenz fördern, kann sie den Stressoren in ihrem Leben mehr Widerstand leisten und ist vor allem den unvermeidlichen Beziehungsenttäuschungen nicht schutzlos ausgeliefert.

Die Königin im Märchen, die angesichts der Bedrohung nicht hilflos und passiv in scheinbar auswegloser Lage verharrt, sondern sich auf ihre Kompetenzen besinnt, ist hier ein Vorbild: Sie aktiviert ihre Kreativität (sie überlegt sich Namen), sie handelt (indem sie einen Boten ausschickt), sie geht schonend mit sich selbst um (sie macht sich keine Vorwürfe oder grübelt über ihr Schicksal), sie sucht keine Hilfe und keinen Trost bei König oder Vater (also nicht in der männlichen Welt). Aus der anfangs nur reagierenden hilflosen, weinenden Müllerstochter ist eine aktive, handelnde Frau geworden, die ihr Leben selbst in die Hand nimmt.

Auch wenn eine betroffene Frau den Depressionsprozess für sich zu einem guten Abschluss bringen und die Weisheit der Königin für sich nutzen kann, sollte sie eines unbedingt wissen: Depression ist keine Krankheit, von der sie vollständig geheilt werden kann. Sie wird immer wieder Situationen erleben, in denen sie Anzeichen einer depressiven Reaktion an sich bemerkt. Aber für Frauen, die durch den Depressionsprozess gegangen sind, wird das kein erschreckender Gedanke mehr sein. Denn sie haben erfahren, dass die Dame in Schwarz nur dann anklopft, wenn in ihrem Leben wieder mal etwas in eine Schieflage geraten ist. Möglicherweise haben alte Verhaltensmuster erneut überhandgenommen, möglicherweise ist der Stress wieder zu groß geworden, möglicherweise sind die eigenen Erwartungen an sich selbst wieder aus dem Ruder gelaufen, möglicherweise gibt es zu wenig »Ich« und zu viel »Du«. Frauen, die Freundschaft mit ihrer Depression geschlossen haben, wissen deren Warnzeichen zu schätzen.

Eine Frau, die ihre Depression bewusst durchlebt und nicht als etwas betrachtet, was sie möglichst schnell wieder loswerden muss, akzeptiert, dass depressive Phasen zu ihrem Leben gehören. Sie weiß, dass sie besonders gut auf sich aufpassen muss, wenn es viele Belastungen und viel Stress in ihrem Leben gibt. Sie weiß, dass Missstimmungen in der Partnerschaft, in der Familie, im Beruf oder mit Freunden für sie zwar schwer auszuhalten sind, dass sie aber keine Angst haben muss, von anderen verlassen zu werden, wenn sie für sich selbst einsteht. Sie achtet aufmerksamer auf ihre eigene Stimmung, analysiert, was sie fühlt, und handelt sofort und bewusst, um eine beginnende Depression abzuwehren. »Vielleicht drei oder vier Mal hatte ich das Gefühl, dass ich in eine Depression rutsche und ich dachte, oh je, was passiert hier ... Und ich wusste, ich habe die Fähigkeiten, mich davor zu bewahren beziehungsweise schnell wieder herauszufinden. Es wird nicht mehr so schlimm wie es war«, meinte eine Betroffene.

Zur Klarheit, die am Ende einer depressiven Erkrankung steht, gehört schließlich noch eine weitere Erkenntnis: Wenn Frauen sich auf den Weg machen, sich aus ihrer Depression zu befreien und ihr eigenes, wahres Selbst zu entdecken, dann müssen sie unter Umständen mit heftigen Reaktionen ihres sozialen Umfeldes rechnen. Denn von der Bereitschaft der Frau, aus Stroh Gold zu spinnen, profitiert so mancher. Kann also sein, dass eine Frau, die ihre Depression überwunden hat, hin und wieder auf ein wütendes Rumpelstilzchen stößt. Ist sie dann in der Lage, die Frage »Wer bin ich ohne dich?« selbstbewusst mit »Ich« zu beantworten, wird ihr schnell bewusst: »Das Rumpelstilzchen hat ein Problem – und dieses Problem ist nicht meines.«

Anhang

In der Versorgung depressiv Erkrankter gibt es »erhebliche diagnostische und therapeutische Defizite«, wie der Mediziner Hermann Spießl und seine Kollegen kritisieren. Insgesamt erfahren demnach nur zehn Prozent der depressiven Patienten eine adäquate Behandlung.

Was unter einer adäquaten Behandlung zu verstehen ist, steht inzwischen mehr denn je zur Diskussion. So viele Gesichter und Ausprägungen die Depression hat, so viele Therapiemöglichkeiten gibt es. Manche Experten schwören auf die Behandlung mit Psychopharmaka, andere halten Psychotherapien für die Methode der Wahl und wieder andere sehen das Heil in einer Kombination aus beidem. Zudem gibt es leider immer noch den Streit unter den Therapieschulen, von denen jede glaubt, die einzig wirksame Methode anzubieten.

Was hilft?

Ehe auf die einzelnen Therapiemöglichkeiten genauer eingegangen wird, soll vorneweg schon gesagt werden: Die einzig wahre Methode zur Behandlung von Depression gibt es nicht. Es geht für jede betroffene Frau darum, die für sie individuell richtige Therapie und – was noch wichtiger ist – den für sie richtigen Therapeuten beziehungsweise die richtige Therapeutin zu finden.

Medikamente sind vor allem bei schwereren, chronischen Depressionen unvermeidlich. Doch manchmal verschreiben Ärzte auch bei der unipolaren Depression, der Dysthymie (unter der vor allem Frauen leiden) ein Antidepressivum, wenn sich die Erkrankte in einer besonders krisenhaften Situation befindet. Am häufigsten kommen bei der Depressionstherapie die sogenannten trizyklischen Antidepressiva zum Einsatz. Man nimmt an, dass diese Medikamente auf jene Neurotransmitter im Gehirnstoffwechsel einwirken, die bei Depressiven in geringer Menge vorhanden sind – das heißt sie führen zu einer Vermehrung von Noradrenalin und Serotonin. Der Einsatz dieser Medikamente erfordert sehr viel Erfahrung. Oftmals dauert es lange, bis der Arzt das für die jeweilige Patientin richtige Medikament gefunden hat. Jedes muss individuell ausgewählt und angepasst werden.

Es gibt im Wesentlichen drei Gruppen von Antidepressiva:

- depressionslösende, stimmungsaufhellende Präparate,
- antriebssteigernde und aktivierende Antidepressiva,
- entspannende, angstdämpfende Antidepressiva.

Der behandelnde Arzt muss also eine sorgfältige Diagnose erstellen und herausfinden, welche Symptome bei einer Depression jeweils im Vordergrund stehen. Grundsätzlich müssen Patientinnen und Patienten, die mit Antidepressiva behandelt werden, sehr viel Geduld aufbringen. Nicht immer ist das erste Medikament gleich das richtige, manchmal ist es notwendig, verschiedene Präparate zu testen – jedenfalls war das bislang die gängige Lehrmeinung. Doch aktuelle Studien zeigen, dass der Wechsel von einem zu einem anderen Medikament oftmals nicht von Erfolg gekrönt ist. Manche Psychiater warnen daher, verschiedene

Medikamente bei einem Patienten auszutesten. Als gesichert aber gilt, dass sich eine Stimmungsverbesserung oft erst nach zwei bis drei Wochen einstellt.

Die Behandlungsdauer mit Antidepressiva richtet sich nach der Schwere der Depression. Sie schwankt zwischen vier bis zwölf Wochen bei leichteren Depressionsformen und kann etwa sechs Monate dauern, wenn es sich um eine sehr schwere Ausprägung der Krankheit handelt. Auch wenn eine Besserung eingetreten ist, sollten die Medikamente in der Regel noch weiter eingenommen werden, was den Erkrankten oft schwer fällt, denn Antidepressiva haben zum Teil sehr belastende Nebenwirkungen: Mundtrockenheit, Verstopfung, Schweißausbrüche, Gewichtszunahme, sexuelle Lustlosigkeit, Müdigkeit.

Häufig zum Einsatz kommen auch sogenannte Selektive Serotonin-Wiederaufnahmehemmer (SSRI). Sie machen rund 40 Prozent aller Verordnungen aus. Sie sorgen dafür, dass im Gehirn mehr von dem Botenstoff Serotonin vorhanden ist, denn ein Mangel an Serotonin kann depressive Symptome hervorrufen. Die Präparate dieser erst seit den 1980er Jahren auf dem Markt befindlichen Antidepressiva-Gruppe wurden mit großem Enthusiasmus gefeiert. Sie galten als »Glücksmedikamente«, die ohne Nebenwirkungen die Stimmung aufhellen. In den USA gab es einen regelrechten Run auf diese SSRI-Produkte. Vor allem ein unter dem Namen »Prozac« gehandeltes Medikament (in Deutschland heißt es »Fluctin«) machte Furore. Inzwischen aber ist der Hype abgeklungen. Studien belegen, dass die SSRIs den klassischen Antidepressiva nicht überlegen sind.

Überhaupt sind Zweifel an der Wirkung der Antidepressiva gestiegen. Für viele Ärzte sind die modernen Antidepressiva zwar die Behandlungsmethode der Wahl: Zwischen 1993 und 2006 haben sich die Verordnungen von Antidepressiva mehr als verdreifacht, von 2006 auf 2007 gab es einen weiteren Anstieg um 12

Prozent. Pro Tag werden in Deutschland allein für Versicherte der gesetzlichen Krankenkassen in der ambulanten Versorgung über zwei Millionen Tagesdosen Antidepressiva verordnet. Die Psychoanalytikerin Marianne Leuzinger-Bohleber stellt die Wirkung der Psychopharmaka nicht grundsätzlich infrage, ist aber skeptisch: »Die neuen Antidepressiva sind oft ein Segen. Allerdings reichen sie für einen seelischen Gesundungsprozess meist nicht aus. Das NIMH, das National Institute of Mental Health, hat festgestellt: 20 bis 30 Prozent der Depressionen reagieren nicht auf die Behandlung mit Medikamenten. Und die Rückfallquoten sind enorm hoch: Ein Drittel der Patienten, die eine solche Behandlung bekommen, erleidet innerhalb eines Jahres einen Rückfall, 75 Prozent innerhalb von fünf Jahren. Das heißt, dass eine rein pharmakologische Behandlung – die durchaus ihre Berechtigung als Krisenintervention hat, vor allem bei Suizidalität – den betroffenen Menschen nicht wirklich hilft. Vor allem dann nicht, wenn sie unter einer schweren chronischen Depression leiden.«

Auch der im Jahr 2005 verstorbene Berner Psychologieprofessor Klaus Grawe warnte eindringlich vor einer ausschließlichen Behandlung mit Psychopharmaka: Er hielt dies für »streng genommen unverantwortlich«. Denn diese Medikamente lindern zwar anfangs die Symptome, sie heilen aber nicht, wie die hohen Rückfallquoten zeigen. »Es stellte sich heraus, dass Antidepressiva die Depression zwar ›behoben‹, aber nur solange, wie die Betroffenen diese Medikamente einnahmen. Wenn sie damit aufhörten, kam die Depression zurück, wenn auch erst Monate später«, schränken Mark Williams, Professor für Klinische Psychologie an der Universität Oxford und seine Kollegen John Teasdale, Zindel Segal und Jon Kabat-Zinn die Wirkung der Medikamente ein. Obwohl viel zu dem Thema geforscht wird, ist die Ernüchterung unter Fachleuten inzwischen groß. So fällt Bruno Müller-Oerlinghausen, Professor für Psychopharmakologie und langjähriger Leiter der psychiatrischen Universitätsambulanz für depressive Patienten in Berlin, ein entmutigendes Urteil, wenn er sagt: »Die Wirksamkeit von Antidepressiva ist schwach.«

Und die Autorin Lisa Appignanesi berichtet, dass das British Royal College of Physicians ganz offen zugibt, dass es keine völlige Klarheit darüber gibt, wie Antidepressiva eigentlich wirken, »dass wir aber denken, dass Antidepressiva die Aktivität von bestimmten Neurotransmittern verstärken«. Für Furore sorgte auch vor einigen Jahren der englische Psychologieprofessor Irving Kirsch, der mit seinem Team 47 Studien zur Wirkung von neuen Antidepressiva unter die Lupe nahm und sie mit der Wirkung von Scheinmedikamenten (sogenannte Placebos) verglich. Sein irritierendes Ergebnis: Er konnte keine wesentlichen Unterschiede zwischen Medikament und Placebo feststellen, denn ein hoher Anteil der Erkrankten (30 bis 40 Prozent) reagierte auf das Mittel ohne jeglichen Wirkstoff positiv.

Die Ergebnisse zur Wirkung von Psychopharmaka sind also eher ernüchternd. Dennoch kann ihr Einsatz sinnvoll sein. Viele Patientinnen und Patienten sind erleichtert, wenn sie hoffen, dass die Medikamente ihre Leidenszeit beenden können. Und diese Hoffnung scheint für die Wirkungen des Medikaments hauptsächlich verantwortlich zu sein – womit auch der Erfolg von Placebos (Scheinmedikamenten) erklärt wäre. Vor allem bei sehr schweren Depressionen können Medikamente einen Anstoß geben, dass Patienten überhaupt aus ihrer Erstarrung herausfinden. Bei dieser Patientengruppe kann eine medikamentöse Behandlung durchaus hilfreich sein.

Psychotherapie

Psychotherapeutische Verfahren zur Behandlung von Depressionen bekommen in Wirkungsstudien positivere Noten als Behandlungen mit Antidepressiva. Diverse Studien belegen, dass psychotherapeutische Maßnahmen leichte bis mittelschwere Depressionen nachweislich lindern können. Vor allem wenn es um die langfristige positive Beeinflussung depressiver Symptome geht, ist die Psychotherapie der medikamentösen Therapie überlegen. Doch so wenig es ein Medikament gegen Depression gibt, so wenig gibt es die einzig wirksame Therapiemethode. Wie die Psychotherapieforschung herausgefunden hat, sind psychotherapeutische Behandlungen in 80 Prozent der Fälle hilfreich. Aber nicht jede Methode ist gleichermaßen für alle psychischen Probleme geeignet. Bei depressiven Erkrankungen werden vor allem die folgenden Verfahren empfohlen.

Kognitive Verhaltenstherapie: Die kognitive Therapie der Depression geht von der Beobachtung aus, dass das Denken depressiver Menschen charakteristisch verändert ist. Sie grübeln sich in ihre Schwierigkeiten hinein, indem sie alles negativ interpretieren. Dieses wesentliche Symptom der Depression hält der Begründer der kognitiven Therapie, Aaron Beck, für erlernt. Danach haben Erfahrungen in der Kindheit zu ganz bestimmten Denkmustern geführt, die eine Depression hervorrufen und aufrechterhalten können. Die Überzeugung, nichts wert zu sein, kann sich zum Beispiel früh in einem Kind festgesetzt haben und wird im Laufe des Lebens immer dann aktiviert, wenn der Betroffene wirkliche oder auch nur eingebildete Zurückweisung erfährt. Ein anderes, positives Denkmuster ist ihm nicht möglich, solange der das alte Muster nicht identifizieren und mit Hilfe der Therapie wieder verlernen kann. Die Grundannahme der Verhaltenstherapeuten lautet: Nicht die Ereignisse – seien sie noch so belastend – rufen eine depressive Reaktion hervor, sondern ihre subjektive Bewertung. Aus diesem Grund fordern kognitive Verhaltenstherapeuten und -therapeutinnen ihre Klienten auf, über einen gewissen

Zeitraum hinweg alle Erlebnisse aufzuschreiben und zusätzlich ihre Gedanken und Gefühle, die mit dem Erlebnis verbunden sind, zu notieren. Dann werden die Muster, die hinter diesen Bewertungen stecken, analysiert. Die wichtigsten dieser Muster sind:

- Schwarz-Weiß-Denken: Für Depressive gibt es nur ein Entweder-oder. Entweder sind sie perfekt oder sie sehen sich sofort als Versager.
- Übergeneralisation: Ein einziges Ereignis, etwa die Zurückweisung durch einen Menschen, wird auf alle übertragen (»Niemand mag mich.«).
- Negativer mentaler Filter: Depressive nehmen häufig nur die negativen Aspekte eines Ereignisses wahr. Zum Beispiel konzentrieren sie sich ausschließlich darauf, dass der Freund, den sie auf der Straße getroffen haben, so kurz angebunden war. Sie haben nicht registriert, dass er spontan Freude zeigte, als sie ihm so plötzlich gegenüberstanden.
- Disqualifizierung des Positiven: Positive Ereignisse werden nicht als solche wahrgenommen, oder sie werden uminterpretiert. Gelingt etwas, wird es als Zufall, Glück oder als wertlos dargestellt. Misserfolge dagegen legt sich der Betroffene immer selbst zur Last. Wie Studien zeigen, neigen vor allem Frauen zu dieser Disqualifizierung des Positiven: Sie machen sich für Misserfolge immer selbst verantwortlich, ihre Erfolge aber führen sie auf die günstigen Umstände zurück.
- Personalisierung: Man sieht sich selbst als Ursache negativer Ereignisse, selbst wenn man überhaupt nicht dafür verantwortlich ist. Die Folge davon sind Schuldgefühle, Selbstzweifel und selbstwertschädliche Grübeleien.

Nach der Theorie der kognitiven Verhaltenstherapie übernimmt ein depressiver Mensch zu viel Verantwortung für negative Ereignisse in seinem Leben. Wenn ihm etwas misslingt oder ihm ein Missgeschick passiert, hält er sich selbst für schuldig. Positive Ereignisse dagegen führt er auf Glück oder günstige Umstände zurück. In der Verhaltenstherapie lernen die Betroffenen, dass ihre negativen Gefühle durch ihre eigenen Gedanken entstehen und dass sie durch eine Veränderung der Gedanken auf ihre Gefühle positiv einwirken können.

Aber reicht es wirklich aus, depressive Menschen darin zu schulen, positiver und realistischer zu denken? Kann allein über die Veränderung der Denkstrukturen eine Depression gelindert oder gar geheilt werden? In jüngster Zeit wächst die Skepsis, was die Erfolge, vor allem die Langzeiterfolge, der weit verbreiteten verhaltenstherapeutischen Kurzzeitbehandlung angeht. Vor allem bei chronischen Depressionen, zu denen auch die Dysthymie zählt, an der vor allem Frauen erkranken, scheint diese Therapieform nicht die Methode der Wahl zu sein. Die Psychoanalytikerin Marianne Leuzinger-Bohleber gibt zu bedenken, dass nur relativ gesunde Menschen das eigene Denken zum Positiven verändern können. »Einem wirklich chronisch depressiven Menschen hilft das nicht. Meine Erfahrung ist: Chronisch Depressive kennen diese Verhaltens- und Denkanweisungen, sie versuchen sich daran zu halten, aber sie scheitern immer wieder. Und fühlen sich noch schlechter, weil sie es nicht schaffen. All diese verhaltenstherapeutischen Rezepte schlagen bei diesen Patienten fehl.«

Cognitive Behavioral Analysis System of Psychotherapy (CBASP): Selbst Verhaltenstherapeuten erkennen inzwischen die Begrenztheit ihrer Methode. Angesichts des bescheidenen Erfolgs existierender Kurztherapien bei Depressionen konstatiert beispielsweise

James McCullough, Professor für Psychologie und Psychiatrie an der Virginia Commonwealth University in Richmond, einen »klaren Bedarf an wirksameren Ansätzen«. Seiner Ansicht nach haben sich »die anderen Psychotherapieformen nicht sehr bewährt – die kognitive Therapie von Aaron Beck etwa oder die interpersonelle Psychotherapie von Gerald Klerman funktionieren einfach nicht gut.« Er fordert, was für tiefenpsychologisch oder psychoanalytisch arbeitende Therapeuten selbstverständlich ist: Eine effektive Therapie chronisch depressiver Menschen ist nur möglich, wenn die frühen Auslöser in der Kindheit und vorhandene Persönlichkeitsdefizite berücksichtigt werden. Auch die Tatsache, dass chronische Patienten häufig große Bindungsdefizite und Schwierigkeiten im sozialen Kontakt haben, dürfe in der psychotherapeutischen Arbeit nicht vernachlässigt werden.

Weil diese Aspekte von den herkömmlichen Kurztherapien nicht erfasst werden, hat James McCullough eine Behandlungsform speziell für hartnäckige Depressionen entwickelt, das Cognitive Behavioral Analysis System of Psychotherapy (etwa: gedanken- und verhaltensorientiertes Analysesystem der Psychotherapie), kurz CBASP.

Das CBASP erinnert in den Grundzügen stark an Elemente der Psychoanalyse: Zu Beginn der Therapie arbeiten Patient und Therapeut zusammen, um früh erworbene negative Beziehungsregeln des Patienten aufzudecken und zu erkennen, wie diese Regeln seine aktuellen Erfahrungen in der Beziehung zum Therapeuten beeinflussen. Im Laufe der Therapie lernt der Patient durch den Therapeuten oder die Therapeutin andere, positive Verhaltensweisen kennen und kann in Beziehungen wieder Vertrauen fassen.

Erste Untersuchungen zeigen, dass CBASP – vor allem in Kombination mit Medikamenten – erfolgreich ist. Allerdings liegen noch keine Studien über Langzeiterfolge vor.

Achtsamkeitstherapie: »Depressionen verursachen großes Leid. Sie sind der ›schwarze Vogel‹ in der Nacht, der Ihnen die Freude nimmt; der unruhige Geist, der Ihnen den Schlaf raubt. Sie sind der Dämon am Mittag, den nur sie allein sehen können; die Dunkelheit, die anderen verborgen bleibt.« Mit diesen Sätzen leiten die Autoren und Psychotherapeuten Mark Williams, John Teasdale, Zindel Segal und Jon Kabat-Zinn ihr Buch *Der achtsame Weg durch die Depression* ein. Darin beschreiben sie einen neuen Ansatz zur Behandlung der Depression: die achtsamkeitsbasierte kognitive Therapie (Mindfulness Based Cognitive Therapy, MBCT). Anders als die kognitive Verhaltenstherapie, arbeiten Achtsamkeitstherapeuten nicht mit dem Klienten daran, negative Gedanken durch positivere auszutauschen. »Wir helfen den Teilnehmenden nicht, die Inhalte ihres negativen Denkens zu verändern«, sagt Mark Williams. »Wir unterstützen sie vielmehr dabei, ihre Beziehung zu Gedanken, Gefühlen und Körperempfindungen generell zu verändern. So können sie entdecken, dass es sich nur um flüchtige Ereignisse des Verstandes und des Körpers handelt. Sie können selbst entscheiden, ob sie sich mit ihnen beschäftigen oder nicht.« In der Achtsamkeitstherapie sind nicht die Gedanken das Problem, sondern die Art und Weise, wie Menschen mit ihren Gedanken umgehen. Mark Williams: »Durch die wiederholte Übung im Wahrnehmen und interessierten Beobachten sowie in Mitgefühl und Teilnahme lernen die Teilnehmenden unserer Gruppen, ihre Gedanken, Gefühle und Körperwahrnehmungen als das zu sehen, was sie eigentlich sind, nämlich eben nur Gedanken, Gefühle und Körperempfindungen und nicht die ›Wahrheit‹ oder das ›Ich‹. Sie lernen, ihre Gedankenmuster klarer wahrzunehmen und schneller zu erkennen, wenn ihre Stimmung wieder schlechter wird. Gleichzeitig lernen sie die Stimmung nicht noch weiter zu verschlechtern, indem sie alles analysieren oder mit dem Grübeln beginnen. Es ist wie am Rande des Whirlpools zu stehen und das Sprudeln zu beobachten, anstatt hineinzuspringen. Das hilft, die alte Verbindung zwischen negativer Stimmung und negativem Denken zu durchbrechen, die normalerweise ausgelöst würde.«

Eine weitere Achtsamkeitsmethode, um die Macht der Gedanken zu entkräften, geht auf den Psychotherapeuten Steven C. Hayes zurück: Er schlägt vor, dass wir auf unsere Gedanken schauen, statt von diesen aus die Welt zu betrachten. Wir können lernen, die »Gedanken als Gedanken zu sehen, die hier und jetzt auftreten« und uns auf diese Weise von unseren eigenen Gedanken distanzieren. Ein kleines Beispiel verdeutlicht, was damit gemeint ist: Wenn man denkt: »Ich bin nicht liebenswert«, dann fühlt sich das mit Sicherheit anders an als der Gedanke »Ich habe gerade das Gefühl, dass ich nicht liebenswert bin«. In der zweiten Version ist es gelungen, einen Abstand zwischen dem Gedanken und sich selbst zu schaffen. »Entschmelzung« nennt Steven Hayes diesen Vorgang. »Mithilfe von kognitiven Entschmelzungstechniken können Sie den quälenden Glaubenssätzen, die Sie aus völlig nachvollziehbaren Gründen in Ihrer Kindheit erworben haben, den ihnen gebührenden Platz zuweisen: weit weg von Ihnen. Sie könnten zum Beispiel sagen ›Ach, da meldet sich wieder die Stimme aus der Vergangenheit. Und wieder hat sie mir nichts Neues zu erzählen.‹ Auf diese Weise ›entschmelzen‹ Sie Ihre Gedanken von Ihren Gefühlen.«

Wie aber können wir lernen, aus einer sicheren Distanz auf unsere Gedanken zu schauen und sie nicht mehr unsere Welt strukturieren zu lassen? Steven Hayes schlägt einige originelle Entschmelzungstechniken vor, zum Beispiel die »Radio«-Technik: Stellen Sie sich vor, Sie hätten das Radio eingeschaltet und ein Sprecher sagt: »Sie hören jetzt eine Sendung nur mit schlechten Nachrichten. X (hier sollten Sie Ihren Namen einfügen) ist ein schlechter Mensch. Sie glaubt, dass niemand sie lieben kann.

Ausführlichere Nachrichten dazu jeweils zur vollen Stunde.« Hayes empfiehlt, alle auftauchenden Gedanken in Nachrichtenform zu gießen: »Heute ist Montag, der 1. Dezember 2012. X glaubt auch heute, Sie könne nichts auf die Reihe bringen. Sie schiebt deshalb die vor ihr liegenden Aufgaben ständig auf und verstärkt dadurch ihr Gefühl, dass sie nichts auf die Reihe bringt.«

Wenn ein Glaubenssatz wieder auftaucht, kann man sich fragen: »Wie alt ist dieser Gedanke eigentlich? Ist das typisch für mich?« Auch auf diese Weise entsteht Distanz zum Gedanken. Wenn es gelingt, die Existenz eines Gedankens einfach zu akzeptieren und ihn fernzuhalten, bekommt man Handlungsfreiheit. Man erkennt dann, dass es nur ein Gedanke ist, der früher einmal von Bedeutung war, es aber heute nicht mehr ist. Man kann ihn zur Kenntnis nehmen – und ihn dann ziehen lassen. Ganz nach einer alten chinesischen Weisheit: »Du kannst nicht verhindern, dass die Vögel der Besorgnis über deinen Kopf fliegen. Aber du kannst verhindern, dass sie sich in deinem Kopf ein Nest bauen.«

Mark Williams rät Betroffenen: »Denken Sie daran, negative Gedanken sind ein ganz normaler Teil der Depression, genauso wie eine erhöhte Körpertemperatur zu einer Grippe dazugehört. Solche Gedanken sagen nicht wirklich etwas über Sie aus, wenn Sie niedergeschlagen sind, selbst wenn sich die Inhalte wahr anfühlen. Verstehen Sie sie als Zeichen, dass Sie Ihren Geist und Ihren Körper mit viel Mitgefühl und Behutsamkeit behandeln sollten, bis dieses Unwetter des Geistes wieder abklingt.« Durch Meditation und Achtsamkeitsübungen sollen depressive Menschen lernen, bewusster den Augenblick wahrzunehmen und weniger zu grübeln. Inzwischen liegen Studien vor, welche die Wirkung dieser Methode bei Depressionen belegen.

Akzeptanz- und Commitment-Therapie (ACT): Diese Therapie »ist ein kognitiv-verhaltenstherapeutischer Ansatz, der darauf abzielt,

Menschen beizubringen, emotionalen Problemen mit Achtsamkeit und Mitgefühl zu begegnen und gleichzeitig in ihrem Leben das zu verfolgen, was ihnen wirklich am Herzen liegt«, schreibt der Psychologieprofessor Georg H. Eifert. Diese Therapie strebt keine schnelle Freiheit von Symptomen an. Ziel ist vielmehr, den Betroffenen langfristig zu einem besseren, sinnvolleren Leben zu verhelfen. Ausgehend von der Annahme, dass Depressionen (oder andere psychische Probleme) entstehen, wenn Menschen vor schwierigen Erlebnissen davonlaufen, Opfer ihrer eigenen Gedanken werden und deshalb daran gehindert werden, ihre Lebensvorstellungen umzusetzen, basiert die Akzeptanz- und Commitment-Therapie auf drei Bausteinen:

A = accept: Die Depression soll nicht bekämpft, sondern akzeptiert werden. Rigide, unflexible Versuche, den depressiven Stimmungen auszuweichen und alles zu tun, um sie zu vermeiden, sind keine Lösung. Vielmehr nähren sie die Angst davor und vergrößern sie. Die Idee dahinter: Depressive Menschen meiden ihre emotionalen Erfahrungen und wollen sie kontrollieren. Das ist jedoch nicht möglich. Akzeptanz bedeutet in diesem therapeutischen Konzept nicht resigniertes Aufgeben, sondern der Betroffene soll »kreative Hoffnungslosigkeit« entwickeln. Das heißt, der Klient soll die Aussichtslosigkeit seiner bisherigen Bemühungen erkennen. Er soll seine Aufmerksamkeit darauf richten, wie er mit seiner Depression umgeht. Und er soll erkunden, wie gut das funktioniert, was er bisher dagegen unternommen hat. In dieser Phase soll der Klient auch bisherige Überzeugungen infrage stellen wie: »Wenn ich keine Depression mehr habe, werde ich endlich eine bessere Ehe führen können.« Mithilfe von Achtsamkeitsübungen lernen Depressive im Rahmen der Therapie, alle Gedanken und Gefühle zuzulassen und ihre eigenen Reaktionen darauf bewusst wahrzunehmen. Sie sollen aber nicht dagegen argumentieren und ankämpfen und sie auch nicht als gut oder schlecht bewerten.

C = choose: Die Betroffenen werden darin unterstützt, die richtige Richtung für ihr Leben zu wählen. Sie sollen herausfinden, was ihnen wirklich wichtig ist. Folgende Fragen sollen dabei helfen: »Was ist mit Ihrem Leben geschehen? Haben sich durch die Depression Ihre Möglichkeiten verbessert, oder hat sich Ihr Lebensraum verringert? Was würden Sie mit Ihrer Zeit anfangen, wenn Sie nicht mit Ihrer Depression beschäftigt wären?«

Zusätzlich wird der Klient gebeten, einen Fragebogen auszufüllen, um herauszufinden, wie wichtig ihm bestimmte Lebensbereiche sind: Familie, Partnerschaft, Arbeit/Karriere, Freunde, Weiterbildung, Erholung, Spiritualität, Gesundheit, soziales Engagement. Die so gefundenen Werte sollen als eine Art Lebenskompass dienen.

T = take action: Der Klient soll aktiv werden. Er soll Schritte in die gewünschte Richtung unternehmen und sich dabei nicht von seinen Ängsten abhalten lassen. Er wird konfrontiert mit Fragen wie: »Was hatten Ihre Handlungen in der letzten Woche mit Ihren Werten und Lebenszielen zu tun? Wie aktiv haben Sie für Ihre wichtigen Vorstellungen gearbeitet? Welche Fortschritte in die von Ihnen gewünschte Richtung haben Sie gemacht? Was hält Sie davon ab, ihr Leben zu ändern?« Wie Georg Eifert erklärt, helfen ACT-Therapeuten ihren Klienten, »sich immer wieder erneut zu verpflichten (Commitment), das zu verändern, was sie ändern können: ihr Verhalten«. Wichtig ist, dass Depressive erkennen: Sie können sofort damit beginnen, ihr Leben neu auszurichten. Sie müssen nicht damit warten, bis die Depression verschwunden ist. Denn je erfüllter das eigene Leben wird, umso weniger Zeit und Energie kann und will man der Bewältigung und Vermeidung von Ängsten widmen.

Systemische Psychotherapie: Die systemische Therapie betrachtet Probleme und Symptome nicht als Krankheit eines Menschen, sondern als Rollendefinition und Rollenfestschreibung durch ein soziales System (Familie, Paar, Gruppe, Team und so weiter). Deshalb ist nicht der isolierte Mensch das Objekt der Betrachtung, sondern das ganze System, in dem er sich bewegt (zum Beispiel die Familie, das Arbeitsteam). Das ist vor allem bei der Behandlung der Depression sinnvoll. »Schlecht funktionierende Partnerschaften zeigen eine höhere Häufigkeit, Stärke und Rückfallwahrscheinlichkeit depressiver Episoden«, schreiben die systemischen Psychotherapeuten Jochen Schweitzer und Arist von Schlippe. Eine systemische Paartherapie ist daher oftmals sinnvoller als eine Einzeltherapie. Geht man davon aus, dass weibliche Depression auch eine Beziehungsstörung ist und dass gegenseitiges Verständnis in den unterschiedlichen Sozialisations- und Erziehungsbedingungen eine wesentliche Hilfe zur Überwindung der Depression darstellt, kann die systemische Therapie gerade für depressive Frauen und ihre Partner eine wichtige Hilfestellung sein.

Systemische Therapeuten und Therapeutinnen sehen in der Depression einen Lösungsversuch. Sie fragen nach dem Sinn, den eine depressive Erkrankung für den betroffenen Menschen haben kann. Die Heidelberger Therapeutin Andrea Ebbecke-Nohlen ist im Rahmen ihrer Tätigkeit dabei auf »viele sinnstiftende Elemente« gestoßen: »sich eine Ruhepause nehmen, die Verantwortung für andere abgeben, die anderen mit dem depressiven Verhalten einladen, die Anforderungen an einen selbst zu reduzieren, sich Aufmunterung und Trost abholen«. Systemische Therapeuten halten daher, ähnlich wie Psychoanalytiker, die Depression nicht für eine Störung, die möglichst schnell verschwinden soll, sondern sie betonen die Sinnhaftigkeit, die im Leiden liegt. Schweitzer und von Schlippe empfehlen daher, die Depression als »Warnlampe oder Leibwächter wertzuschätzen, der dafür sorgt, dass etwas sichergestellt wird, zum Beispiel ›dass ich mich nicht ständig überfordere‹, ›dass ich nicht zu übermütig werde‹«. Die Depression wird in der systemischen Sicht als berechtigt und wertvoll angesehen, weil es mit ihrer Hilfe möglich wird, auf bislang nicht wertgeschätzte und unterdrückte Bedürfnisse aufmerksam zu machen.

Interpersonelle Psychotherapie: Die interpersonelle Psychotherapie scheint besonders geeignet zur Behandlung depressiver Frauen zu sein, stellt sie doch die Beziehungen, mit und in denen Depressive leben, in den Mittelpunkt. Vertreter dieser Therapieform gehen davon aus, dass sich seelische Erkrankungen im zwischenmenschlichen Kontext entwickeln. »Das Verstehen und Bearbeiten dieses Kontextes wird als entscheidend für die Heilung der Depression und die Vorbeugung von Rückfällen angesehen«, schreibt die Psychotherapeutin und Psychotherapieforscherin Elisabeth Schramm, die als bekannteste Vertreterin der interpersonellen Psychotherapie in Deutschland gilt.

Die Depression, so Schramm, beeinträchtigt »zwangsläufig die zwischenmenschlichen Beziehungen und sozialen Rollen des Betroffenen. Der Depressive leidet also nicht alleine. Umgekehrt haben Beziehungskonflikte und Schwierigkeiten, Rollenerwartungen zu entsprechen, einen entscheidenden Einfluss auf den psychischen Zustand eines Menschen. So entstehen negative Rückkoppelungen zwischen depressivem Verhalten und sozialen Interaktionen«.

Interpersonelle Psychotherapeuten interessieren sich daher für die aktuellen Lebensbedingungen eines Klienten und fragen danach, in welchem Zusammenhang sie mit der depressiven Erkrankung stehen könnten. Gibt es Konflikte in der Partnerschaft? Hat sich durch die Geburt eines Kindes die Beziehung verändert? Muss ein schmerzlicher Verlust bewältigt werden (Trennung, Scheidung, Tod)? Ist die Depression eventuell durch die Betreuung eines pflegebedürftigen Angehörigen hervorgerufen worden? Die therapeutische Arbeit konzentriert sich auf die Gegenwart, die Ereignisse in der frühen Kindheit werden nicht thematisiert. Es geht darum, die aktuellen Beziehungsprobleme zu identifizieren, sie emotional zu bearbeiten und neue soziale Fertigkeiten im Umgang mit den wichtigen Menschen im Leben zu entwickeln. Weil Partnerschaften und eine gute Beziehungsqualität für Frauen von ganz besonderer Bedeutung sind, glauben Experten, dass die Interpersonelle Therapie gerade für die weibliche Depression eine geeignete Behandlung darstellt. Wenn sich die Beziehungsqualität verbessert und die depressiv erkrankte Frau das Gefühl hat, wieder mehr Kontrolle in ihren Beziehungen zu wichtigen Menschen in ihrem Leben zu haben, sollte sich die depressive Symptomatik verringern.

Die Psychologin Elisabeth Schramm hat in einer eigenen Studie zwei Patientengruppen verglichen: Eine bekam in den fünf Wochen des Klinikaufenthalts eine Standardbehandlung, eine zweite erhielt zusätzlich noch mehrmals wöchentlich eine Psychotherapie. Das Ergebnis des Vergleichs war eindeutig: Jene Patienten, die mit dem Verfahren der Interpersonellen Psychotherapie behandelt wurden, waren am Ende der Behandlung und auch noch fünf Jahre nach der Entlassung deutlich weniger depressiv als die Vergleichsgruppe.

Psychoanalyse: Die Dysthymie, also jene Depressionsform, an der vor allem Frauen erkranken, entwickelt sich in vielen Fällen zu einer chronischen Krankheit. Das heißt, sie kommt immer wieder oder beeinflusst das Leben der Betroffenen viele Monate oder gar Jahre. Bei solchen chronischen Depressionen sind oftmals kurzfristige Behandlungen wie die bisher genannten nicht ausreichend. Sie mögen für den Moment Erleichterung bringen, doch ob sie langfristig Depressionen lindern helfen, konnte bislang von der Therapiewirkungsforschung nicht nachgewiesen werden. Chronischen Depressionen ist nur mit einer langfristigen Behandlung beizukommen, wie Ergebnisse von Langzeitstudien belegen. »Für viele ersterkrankte depressive Patienten können Kurztherapien eine wirkliche Hilfe sein. Chronisch Depressive aber profitieren von Kurztherapien nicht und finden sich oft resigniert mit ihrem Zustand ab. Solche Leidenswege könnten diesen Patienten erspart werden, wenn sie rechtzeitig eine psychoanalytische Langzeittherapie bekämen«, meint Marianne Leuzinger-Bohleber. Sie verweist auf eine große Studie, welche die Deutsche Psychoanalytische Vereinigung mit 401 psychisch schwer depressiv Erkrankten durchgeführt hat. Eine große Gruppe dieser Patienten litt schon jahrelang unter Depressionen, und viele hatten bereits erfolglose Kurzzeittherapien hinter sich. Über 6,5 Jahre wurden diese Personen nun psychoanalytisch behandelt. In dieser Studie kamen verschiedene Methoden zum Einsatz: Verglichen wurden zum Beispiel objektive Daten wie Arbeitsfehltage und Krankenhausaufenthalte vor und nach der Behandlung, zudem wurden Klienten und Therapeuten ausführlich befragt. Experten, die keiner bestimmten Schule angehörten, beurteilten dann den Behandlungserfolg. Das Ergebnis: Über 80 Prozent der ehemaligen Patienten hatten weniger depressive Symptome und waren deutlich zufriedener mit ihrem Leben. Ihre Arbeits- und Beziehungsfähigkeit hatte zugenommen, und ihre körperliche Gesundheit war stabiler. Die Arbeitsfehltage und die Krankenhaustage waren ebenfalls gesunken.

Zu ähnlichen Ergebnissen kommen auch andere Studien, zum

Beispiel eine Therapiestudie in Stockholm. Dort wurden mehr als 700 Patienten untersucht, die entweder vier- oder fünfmal pro Woche psychoanalytisch behandelt wurden oder eine psychodynamische Therapie mit nur einer Sitzung pro Woche erhielten. Die Ergebnisse waren umso stabiler, je mehr Therapiestunden pro Woche die Patienten erhielten. Das heißt: Hochfrequente, längerfristige Therapien führen bei chronischen Depressionen zu stabileren Therapieerfolgen als Kurzzeittherapien – sie sind dann im Endeffekt auch für die Krankenkassen billiger.

Wie kommt es zu diesen Langzeiteffekten? Was machen Psychoanalytiker anders als zum Beispiel Verhaltenstherapeuten? Nach Meinung von Marianne Leuzinger-Bohleber brauchen depressiv Erkrankte »zuallererst das Gehaltenwerden in der therapeutischen Beziehung. Die Erfahrung, dass man sie aushält, obwohl sie depressiv sind und obwohl sie keine Stehaufmännchen sind, sondern dass da jemand ist, der ihnen Zeit lässt und bereit ist, mit ihnen den Weg zu gehen. Wichtig ist, dass der Depressive sich angenommen fühlt in seinem Leid.« Wichtiger Unterschied zu Kurztherapien ist auch, dass Psychoanalytiker die Depression, wie überhaupt psychische Erkrankungen, nicht als Störung betrachten, die beseitigt werden muss, so Leuzinger-Bohleber. »Symptome haben eine Bedeutung, und diese Bedeutung gilt es zu entschlüsseln. Psychoanalytiker betrachten den seelischen Zustand der Gegenwart immer in einer historischen Perspektive. Und sie halten Depressionen für Fehlentwicklungen oder Fehlanpassungen, mit deren Hilfe der kranke Mensch versucht, seine Probleme zu bewältigen.«

*

Bei der Diskussion der verschiedenen Therapiemethoden darf natürlich nicht vernachlässigt werden, dass trotz empirischer Absicherung der Argumente immer auch Eigeninteressen der Vertreter der jeweiligen Therapierichtungen eine Rolle spielen. Es geht um Einfluss und Macht innerhalb des Gesundheitssystems. Deshalb soll noch einmal betont werden: Wenn eine depressive Frau nach einem geeigneten »Boten« oder einer »Botin« Ausschau hält, sollte sie weniger auf die Therapiemethoden achten, sondern viel Aufmerksamkeit auf diese Punkte legen:

- Ist mir die Therapeutin/der Therapeut sympathisch?
- Würde ich ihr oder ihm unter normalen Umständen mein Herz ausschütten?
- Fühle ich mich verstanden?
- Wirkt sie/er auf mich vertrauensvoll?
- Welche Lebenserfahrung hat sie/er?
- Ist die Therapeutin/der Therapeut zu Selbstkritik fähig?

Nicht gut aufgehoben ist eine depressiv erkrankte Frau, wenn

- der Therapeut/die Therapeutin von sich selbst und seinen/ihren Erfahrungen redet,
- sie oder er klare Ratschläge gibt, was die Klientin tun oder lassen soll,
- sich die Situation dauerhaft verschlechtert (eine anfängliche oder phasenweise Verschlechterung ist ein normaler Vorgang im Rahmen eines Therapieprozesses),
- der Therapeut/die Therapeutin Grenzen überschreitet (dazu gehören körperliche Berührungen oder sexuelle Annäherung).

Literatur

M. E. Addis: *Invisible Men. Men's inner lives and the consequences of silence.* New York 2011

J. Aldenhoff: »Überlegungen zur Psychobiologie der Depression.« In: *Nervenarzt* 68, 1997

N. Allen: unveröffentlichtes Interview vom 17.5.2011 mit Wolfgang Streitbörger

D. M. Almeida, M. C. Horn: »Is daily life more stressful during middle adulthood?« In: O.G. Brim et al (Eds.): *How healthy are we? A national study of well-being in midlife.* Chicago 2004

L. Appignanesi: *Mad, bad and sad. A history of women and the mind doctors from 1800 to the present.* London 2011

E. Badinter: »Das Bild der guten Mutter ist der größte Feind der Fortpflanzung.« In: *Psychologie Heute* 10/2010

J. Bauer: *Prinzip Menschlichkeit. Warum wir von Natur aus kooperieren.* Hamburg 2008

Ders.: »Was Spiegelneuronen leisten.« In: *Psychologie Heute* 11/2011

R. F. Baumeister, M. R. Leary: »The need to belong: Desire for interpersonal attachments as a fundamental human motivation.« In: *Psychological Bulletin* 117/3, 1995, 497–529

A. Beck: *Kognitive Therapie der Depression.* Weinheim 2001

O. Benkert: *StressDepression. Warum macht Stress depressiv?* München 2009 (2. Auflage)

W. Betcher, W. Pollack: *Die Ferse des Achilles. Vom antiken Heldenmythos zum neuen Männerbild.* München 1993

S. J. Blatt: »Polarities of experience. Relatedness and self-definition in personality development, psychopathology and the therapeutic process.« APA, Washington 2008

G. Bodenmann: *Depression und Partnerschaft.* Bern 2009

P. Bourdieu: *Die männliche Herrschaft.* Frankfurt a. M. 2005

J. Bowlby: *Verlust. Trauer und Depression.* München/Basel 2006

L. Brown, C. Gilligan: *Die verlorene Stimme. Wendepunkte in der Entwicklung von Mädchen.* Frankfurt a. M. 2000

R. M. Calogero, Stacey Tantleff-Dunn, J. Kevin Thomson: *Self-Objectification in Women.* American Psychological Association, 2010

A. Ehrenberg: *Das erschöpfte Selbst. Depression in Gesellschaft und Gegenwart.* Frankfurt a. M. 2004

G.H. Eifert: *Akzeptanz- und Commitment-Therapie (ACT).* Göttingen 2011

K.L. Falco: *Lesbische Frauen. Lebenswelt, Beziehungen, Therapie.* Mainz 1993

S. Freud: *Trauer und Melancholie (1917/1915). Studienausgabe Band III: Psychologie des Unbewussten.* Frankfurt a. M. 1982

V. J. Freysinger, D. Flannery: »Women's leisure: Affiliation, self-determination, empowerment and resistance?« In: *Society and Leisure* 15/1, 1992, 303 – 322

J. Frossard: »Paartherapien: Lesbische Frauen.« In: U. Rauchfleisch u. a.: *Gleich und doch anders. Psychotherapie und Beratung von Lesben, Schwulen, Bisexuellen und ihren Angehörigen.* Stuttgart 2002, 141 – 151

M. Furtwängler: »Wir Frauen hadern oft zu viel.« In: *Zeit Magazin* 12/2010

W. Genazino: »Männer haben stärker ihre Tage als Frauen.« In: *Süddeutsche Zeitung Magazin* 44, 4.11.2011

K. Gröning u.a.: *Pflegegeschichten. Pflegende Angehörige schildern ihre Erfahrungen.* Frankfurt a. M. 2004

Ders.: *In guten wie in schlechten Tagen. Konfliktfelder in der häuslichen Pflege.* Frankfurt a. M. 2004

S. C. Hayes, S. Smith: *Im Abstand zur inneren Wortmaschine.* Tübingen 2007

D. Hell: *Welchen Sinn macht Depression? Ein integrativer Ansatz.* Reinbek 2006 (aktualisierte Ausgabe)

Ders.: *Depression als Störung des Gleichgewichts. Wie eine personenbezogene Depressionstherapie gelingen kann.* Stuttgart 2012

I. Heuser: *Glücklichmacher. So kommen Frauen entspannt durch die Lebensmitte.* Berlin 2007

A. Holzhey: »Wer dem Unmöglichen nicht mehr nachrennt, wird frei für das Mögliche.« In: *Psychologie Heute* 1/2008

S. A. Hurst: »Legacy of Betrayal: A grounded theory of becoming demoralized from the perspective of women who have been depressed.« In: *Canadian Psychology* 40, 2/1999

D. Crowley Jack: *Silencing the self. Women and Depression.* New York 1993

T. Joiner, J. C. Coyne: *The interactional nature of depression.* Washington 1999

E. Jürgens, R. Jäger: »Auf der Suche nach männlich und weiblich. Welche Informationen finden Vorschulkinder heute im Bilderbuch?« In: *Verhaltenstherapie und psychosoziale Praxis* 42/4, 2010, 1045–1059

V. Kast: »Die Depression ist das Ende einer langen Anpassungsphase.« In: *Psychologie Heute compact* 23/2009

A. Komter: »*Hidden power in marriage*«. In: *Gender & Society*, 3, 2/1989

M. N. Lafrance: *Women and Depression. Recovery and Resistance.* New York 2009

I. Laitinen, E. Ettorre: »Showing one's sadness in a visual context: Providing a sense of community and support for depressed women through video interviews.« In: Iffat Hussain (Ed.): *Women and Depression.* Cambridge Scholars Publishing, Newcastle upon Tyne 2010

H. Lerner: *Wohin mit meiner Wut? Neue Beziehungsmuster für Frauen.* Frankfurt a. M. 2008

M. Leonhardt: *Als meine Seele dunkel wurde. Geschichte einer Depression.* München 2011

M. Leuzinger-Bohleber: »Depressive müssen sich angenommen fühlen in ihrem Leid.« *Psychologie Heute* 12/2008

P. W. Linville: »Self-complexity and affective extremity.« In: *Social Cognition* 2/1985, 94–120

J. McCabe u. a.: »Gender in twentieth-century children's books: Patterns of disparity in Titles and central characters.« In: *Gender & Society* 25, 2011, 197–226

J. P. McCullough: *Treatment for chronic depression. Cognitive behavioural analysis system of psychotherapy.* New York/London 2000

E. McGrath u. a.: *Frauen und Depression. Risikofaktoren und Behandlungsfragen.* Lamprechtshausen 1993

J. McNulty: »The dark side of forgiveness.« In: *Personality and Social Psychology Bulletin* 6/2011, 770–783

B. Mika: *Die Feigheit der Frauen. Rollenverhalten und Geiselmentalität.* München 2011

J. B. Miller, I. P. Stiver: *The Healing Connection.* Boston 1997

M. Monroe: *Tapfer lieben. Ihre persönlichen Aufzeichnungen und Briefe.* Frankfurt a. M. 2010

T. C. Morison: *Outlines of lectures on the nature, causes and treatment of insanity.* London 1848. Zit. nach J. M. Ussher: *The madness of women.* London/New York 2011

K. Neff: *Self-Compassion: Stop Beating Yourself Up and Leave Insecurity Behind.* New York 2011

R. Nesse: »Is depression an adaption?« In: *Archives of General Psychiatry* 57, 1/2000

R. Niazi-Shahabi: *Nett ist die kleine Schwester von Scheiße: Danebenbenehmen und trotzdem gut ankommen.* München 2011

U. Nuber: *Depression. Die verkannte Krankheit.* München 2006 (aktualisierte Ausgabe)

Dies.: *Lass die Kindheit hinter dir.* Frankfurt a. M. 2009

S. Nolen-Hoeksema: *Warum Frauen zu viel denken. Wege aus der Grübelfalle.* München 2006

N. Peseschkian, U. Boessmann: *Angst und Depression im Alltag.* Frankfurt a. M. 1999

U. Preuss-Lausitz: »Arme Kerle!« In: *Psychologie Heute* 11/2006

T. Real: *Mir geht's doch gut. Männliche Depressionen – warum sie so oft verborgen bleiben, woran man sie erkennt und wie man sie heilen kann.* Frankfurt a. M. 2001

F. Riemann: *Grundformen der Angst.* München 2011 (40. Auflage)

L. P. Riso, J. P. McCullough, J. Blandino: »The cognitive behavioural analysis system of psychotherapy. A promising treatment for chronic depression.« In: *The Scientific Review of Mental Health Practice*, Bd. 2/1, 2003

B. Röwekamp: *Frauenspezifische Aspekte der Pflege aus Sicht von pflegenden Angehörigen.* Vortrag veröffentlicht im Internet: www.frauenbildungsnetz.de/gaf/Download/Redemanuskript.pdf

E.D. Rothblum: »Depression among lesbians: An invisible and unresearched phenomenon.« In: *Journal of Gay & Lesbian Psychotherapy* 1/3, 1990

Z. Shalev: *Liebesleben.* Berlin 2005

C. A. Shively et al: »Behavioral adaptation to social rank change in adult female macaca fascicularis.« In: *Am J Primatol* 70, 2008

W. Schmidbauer: »Burnout: Depression der Erfolgreichen.« In: *Psychotherapeutenjournal* 4/2011

D. Schnarch: *Die Psychologie sexueller Leidenschaft.* München 2009

E. Schramm: *Interpersonelle Psychotherapie.* Stuttgart 2010

R. Schreiber: »(Re-)defining my self: Women's process of recovery from depression.« *Quality Health Research* 6, 4/1996, 469-491

M. Schröttle u. a.: *Gewalt gegen Frauen in Paarbeziehungen. Ein Forschungsprojekt des Interdisziplinären Zentrums für Frauen- und Geschlechterforschung (IFF) der Universität Bielefeld. Im Auftrag des Bundesministeriums für Familie, Senioren, Frauen und Jugend*, November 2008. Internet: www.bmfsfj.de

H. Schwan: *Die Frau an seiner Seite.* München 2011

J. Schweitzer, A.v. Schlippe: *Lehrbuch der systemischen Therapie und Beratung II.* Göttingen 2006

M. Seligman: *Erlernte Hilflosigkeit.* Weinheim 2000

O. Silverstein, B. Rashbaum: *The courage to raise good men.* London 1994

O.V.: »Einer für alles. Warum Frauen immer noch zu viel von Männern erwarten«. In: *Der Spiegel* 45, 8.11.10

H. Spießl, B.Hübner-Liebermann, G. Hajak: »Volkskrankheit Depression.« In: *Deutsche Medizinische Wochenschrift*, Bd. 131, 1/2, 2005

M. Stroebe/H. Schut: »A dual process model of copint with bereavement: A decade on.« In: *Omega* 61, 4/2010

S. E. Taylor: »Tend and befriend. Biobehavioral bases of affiliation under stress.« In: *Current Directions in Psychological Science*, 15/6, 2006

W. Ury: *Nein sagen und trotzdem erfolgreich verhandeln.* Frankfurt/New York 2009

J. M. Ussher: *The madness of women.* Routledge, London/New York 2011

R. Valtin, zit. in: B. Kerber: »Typisch Mädchen? Typisch Jungs?« In: *Psychologie Heute* 6/2011

G. Waser: »Affektive Störungen (Depression und Manie).« In: U. Rauchfleisch u. a.: *Gleich und doch anders. Psychotherapie und Beratung von Lesben, Schwulen, Bisexuellen und ihren Angehörigen.* Stuttgart 2002, 192–195

V. W. Whiffen, J. A. Aube: »Personality, interpersonal context and depression in couples.« In: *Journal of Social and Personal Relationships* 16/3, 1999

M. Williams, J. Teasdale, Z. Segal und J. Kabat-Zinn: *Der achtsame Weg durch die Depression.* Freiburg 2009

Register

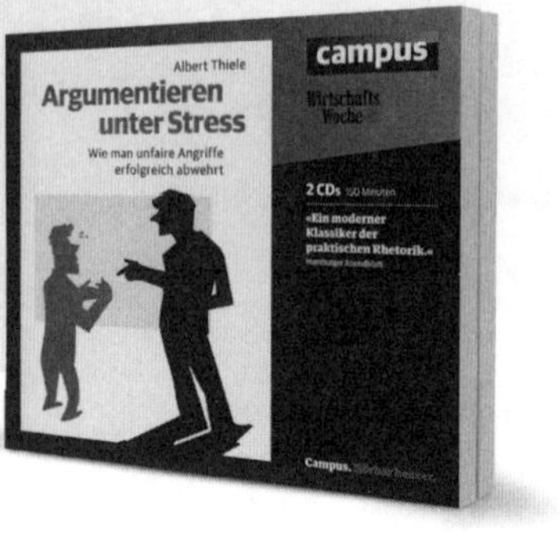
Albert Thiele
Argumentieren unter Stress
Wie man unfaire Angriffe erfolgreich abwehrt
campus
2 CDs
»Ein moderner Klassiker der praktischen Rhetorik.«

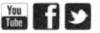